포에버
스트롱

FOREVER

평생 건강을 위한 근육 혁명

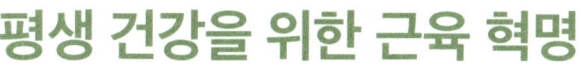

포에버
스트롱

가브리엘 라이언 지음 · 장혜인 옮김

근육중심의학으로 제시하는 새로운 건강 전략

STRONG™

상상스퀘어

절친한 친구이자 평생 멘토인
도널드 레이먼Donald Layman 박사에게 바칩니다.

들어가며

지금부터 읽게 될 내용으로 인생이 달라질 수 있다. 이 책과 내가 진행한 근육중심의학Muscle-Centric Medicine® 연구의 목표는 건강의 기초에 관한 통념을 뒤집는 것이다. 체력의 근원을 파헤쳐 독자 여러분이 더 강하고 멋진 모습으로 오래도록 살아갈 효율적인 단계를 신속히 밟게끔 도우려고 한다.

오래 살려면 잘 먹고 운동하고 스트레스를 줄여야 한다는 말을 많이 들어봤을 것이다. 그런데도 건강한 삶으로 나아가는 기초적인 약속을 왜 그토록 지키기 어려울까? 모름지기 건강이란 '마음'이라는 가장 중요한 근육에서 나온다.

나는 의대를 마치고 2년 동안 정신의학을 공부하며 사람들을 더 나은 모습으로 만드는 것이 무엇인지 연구했다. 그때 공부한 사고 패턴과 뇌 병리학은 나중에 건강을 회복하고 최대한 잠재력을 발휘하도록 환자들을 돕는 연구에 귀중한 자산이 되었다. 가정의학으로 방향을 튼 다음에는 한창 때인데도 벌써 제2형 당뇨병, 심혈관 질환, 비만 등의 징후를 보이는 환자들이 나를 찾아왔다.

하지만 평범한 권고 외에 질병을 예방할 방법으로 이야기해줄 게 거의 없었고, 그 효과도 제한적이었다. 레지던트 시절에는 비만과 체중 관리를 중심으로 환자들에게 영양 상담을 했다. 이 과정에서 생활 방식이 무너진 환자들이 겪는 뼈아픈 결과를 곁에서 지켜보았다. 좌절의 악순환에서 허우적대는 환자가 너무 많았고, 나 역시 주류 의학의 한계에 부딪혀 좌절했다.

나는 레지던트 과정을 마치고 워싱턴대학교에서 노인의학 및 영양과학 통합 연구전임의 과정을 밟았다. 비만과 제2형 당뇨병의 임상·대사 연구로 잘 알려진 샘 클라인Sam Klein 박사의 연구실에서 차세대 영양 연구에도 참여했다. 2년간 비만 클리닉을 운영하며 체중 때문에 고통받는 연구 참가자를 많이 만났다. 열심히 노력해도 결국 살 빼는 데 실패한 사람들의 고통을 가까이서 보느라 내내 괴로웠다. 왜 과학적 지식이 그토록 많이 쌓여가는 데도 여전히 비만을 해결하지 못하는 것일까?

이러한 질문은 특히 선진 노인 치료를 제공하는 노인의학 전임의로서 환자를 돌보는 동안 시급하게 느껴졌다. 치매라는 질병으로 환자와 그들의 가족이 피폐해지는 모습을 날마다 지켜보았다. 노인 환자를 보는 내내 괴로웠지만, 나는 비만 환자와 노인 환자라는 두 집단을 연구하며 감을 잡았다. 두 집단을 치료하며 잘못된 영양·운동 지침 사이에서 허둥대다 옳지 않은 선택을 할 때 어떤 결과가 발생하는지 잘 보아왔다. 그리고 비만 환자 집단도 노인 환자 집단도 공통으로 '체중 문제'가 아닌 근육 문제를 안고 있다는 사실을 발견했다.

나는 체중과 뇌 기능의 연관성을 조사하며 허리둘레가 클수록 뇌 용량은 작다는 상관관계를 발견했다. 비만해지면 뇌에서 인슐린 저항성, 즉 일종의 '제3형 당뇨병' 문제가 발생하여 치매로 이어질 수 있다는 가정이 연구의 전제였다. 연구 결과 비만인은 충동 조절, 작업 전환, 기타 정신적 과제 수행을 어려워하는 등 전반적인 인지 반응 문제를 겪는 경우가 많았다.[1]

나는 연구 참가자들에게 큰 관심을 기울였는데, 특히 베시라는 여성이 눈길을 끌었다. 베시는 세 자녀의 엄마인 50대 초반 여성으로, 가족이나 주변 사람을 먼저 생각하는 사람이었다. 그는 첫 출산 뒤에 7~9킬로그램이나 쪄버린 살을 빼기 위해 오랫동안 고군분투했다. 하지만 그는 살을 빼야 한다고만 강조하는 조언을 받아들이지 말아야 했다. 살을 빼야 할 것이 아니라 근육을 더해야 할 것으로 보아야 했는데 그러지 못한 것이 진짜 문제였다.

베시의 뇌 영상에서 알츠하이머병에 걸린 사람의 뇌와 같은 모습을 확인할 수 있었다. 앞으로 수십 년 안에 그에게 어떤 일이 일어날지 예상할 수 있어서 마음이 무너졌다. 나나 주류 의료계, 사회 모두 그를 돕지 못했다는 데 자책감이 들었다. 베시는 지금까지 내가 만난 같은 처지의 수많은 사람과 다름없었다. 그러다 한 가지 사실이 번뜩 떠올랐다.

이들에게는 근육량이 적거나 근육이 다소 망가져 있다는 공통점이 있었다. 근력이 부족해 기본적인 동작도 하지 못했고(이에 대해서는 8장에서 자세히 살펴볼 것이다), 혈액 지표로 보아도 근육이 건강하지 않고 몸도 탄탄하지 않았다. 드디어 깨달았다. 문제는 체지방이 아니었다. 건강한 근육 조직이 부족하다는 사실이 진짜 문제였다.

지금까지 의료계와 사회는 살을 빼야 한다는 메시지를 끊임없이 전해왔다. 하지만 베시와 비슷한 많은 사람은 지방에만 주목하느라 아무리 노력해도 건강을 되찾지 못했다. 나는 잘못된 이야기가 수많은 이의 삶에 치명타를 입혔다는 사실을 깨달았다.

의료계가 저지른 큰 실수를 바로잡아야 했다. 그래서 나는 '근육중심의학®'을 내 사명으로 삼았다. 나이가 어떻든 건강하게 오래 산다는 목표에 혁명을 일으킬 놀라운 과학을 독자 여러분께

전할 수 있어 감사한 마음이다.

식욕이 멈추지 않고 힘이 없고 혈당 수치가 높으며, 무엇을 먹고 어떻게 운동해야 할지, 왜 그래야 할지 몰라 곤란한가? 당신만 그런 것은 아니다. 나도 어렸을 때 음식 조절과 체중 관리에 열을 올렸다. 늘 배고팠고, 식욕을 주체할 수 없었다. 제철 마크로비오틱 식단, 완전 유기농 식단, 새싹 채소, 채식 등 유행하는 식단이란 식단은 모두 따라 했다. 돌이켜보면 건강에 관해 잘 몰랐던 그때 내 식단은 탄수화물에 불균형하게 치우쳐 있었다. 현미, 보리, 기장, 귀리, 옥수수처럼 흔히 건강에 좋다고 알려진 통곡물을 주로 먹었지만 말이다. 지역에서 난 채소, 콩이나 콩으로 만든 식품(두부, 된장, 템페 등), 해조류(미역, 김, 한천 등)도 먹었다. 활력, 건강, 신체 능력 모두 나아지기를 기대했지만, 나름 신중하게 짠 식단은 전부 잘못된 정보를 바탕으로 한 것이었다.

음식을 먹을 때마다 하나하나 '제대로' 먹는 데 집착하느라 날마다 많은 시간을 허비했다. 파티에도 가지 않았고 꼭 가야 한다면 간식을 직접 챙겼다. 일주일에 14시간쯤은 거뜬히 운동했다. 건강 기준을 맞추려면 음식과 운동에 그 정도는 공들여야 한다고 생각했기 때문이다. 음식과 운동을 챙기는 데 열을 올렸지만, 그러한 행동은 사실 전반적으로 건강에 좋지 않았다. 의도는 좋았지만, 잘못된 건강 지식에 바탕을 둔 행동 탓에 몸과 마음은 점점 황폐해졌다.

2년쯤 지나자 나는 완전히 나가떨어진 채 영양실조에 걸려버렸다. 무심코 내 몸에 필요한 영양소를 멀리했던 셈이다. 영양 결핍이 심각해지자 몸은 폭식으로 반응했다. 나는 배고픔을 조절하지 못하면서 점차 음식과 몹시 무질서한 관계를 맺게 되었다. 자연식품whole food(가공하거나 정제하지 않은 천연 식품-옮긴이)을 주로 먹었지만, 단백질은 완전히 뒷전이었다. 수년간 내가 진료한 사람들과 똑같았다. 날마다 유산소운동과 근력운동을 1시간씩 하는 강도 높은 훈련을 이어갔다. 그러면서도 단백질을 충분히 섭취하지 않은 탓에 몸에는 연료가 항상 부족했다. 탄수화물만 계속 먹으니 늘 배고팠고 끊임없이 요동치는 혈당에 휘둘렸다.

하지만 전략적으로 고품질 단백질을 먹기 시작하자 괴로움이 잦아들기 시작했다. 마침내 다시 배고픔을 조절할 수 있게 되었다. 영양을 제대로 섭취하자 운동한 다음에 몸이 회복되고 다시 성장할 수 있었다. 그간의 노력이 결실을 보았다. 근육이 붙었고 몸이 확 달라졌다. 관점도 달라졌고 결국 인생이 달라졌다. 나는 내 삶에서 음식과 운동을 빼는 대신 더하기 시작했다.

생리적 과정을 조절하는 데 어려움을 겪는 동안 나는 음식뿐만 아니라 지식도 고팠다. 탄수화물, 지방, 단백질 논쟁을 찬찬히 조사하자 영양이라는 분야가 얼마나 혼란스러운 격론의 장인지 금세 드러났다. 만나는 사람마다 식품과학에 관해 나름의 신념

　　　　　　　　　　　　　　　　　　　　포에버 스트롱

을 늘어놓았다. 스스로 영양 문제와 씨름하거나, 전반적으로 걱정스러운 식습관과의 관계를 그 어떤 연애 관계보다 더 오래 이어가는 사람도 있었다.

학계에서 답을 찾던 나는 같은 과 동기 중 상당수가 스스로 음식과 식단 문제에 좌절한 끝에 영양학 공부를 시작하게 되었다는 사실을 알게 되었다. 어쩌다 영양이 이렇게 민감한 주제가 되었을까? 사람들은 왜 특정 음식을 먹을까? 왜 어떤 사람들은 평생 체중과 음식 강박에 시달리면서도 별다른 진전을 보지 못할까?

나는 이러한 질문에서 시작해 이런 문제를 치료하는 것을 평생의 과업으로 삼았다. 이제 내가 발견한 사실을 모두 이 책에서 나누려 한다. 당신이 그토록 찾아 헤매던 자유를 발견하길 바란다. 수년 전 내가 그랬던 것처럼.

라이언 프로그램의 효과

라이언 프로그램Lyon Protocol(213쪽에서 더 자세히 살펴보자)을 뒷받침하는 원동력은 근육 건강 향상이다. 영양·운동 지침을 실행 단계별로 제시하는 라이언 프로그램은 체성분과 전반적인 건강을 실질적으로 꾸준히 개선하는 데 도움이 된다. 근육중심의학®과 이에 따른 단백질·근력운동 중심의 생활 방식을 따르면 인생이 완전히 달라진다. 내 환자들의 성공 사례에서 이처럼 장기적이고 꾸준한 전략이 얼마나 효과적인지 잘 알 수 있다.

라이언 프로그램을 따라 지방 중심 지식과 접근법을 근육 중심으로 바꾸면 한 달도 되지 않아 근육이 붙고 체지방이 빠지며 활력이 생긴다. 단백질을 중심으로 영양 계획을 짜고, 건강한 근육 조직 형성에 초점을 맞춰 훈련하고, 꾸준히 실천할 마인드셋 기준을 세우는 방법도 전하고자 한다. 몸이 금세 훨씬 나아질 것이다. 그 과정에서 삶의 질이 향상되고 수명이 느는 이점도 누릴 수 있다.

나는 환자들이 금세 활력을 되찾고 식탐을 조절하며 불안을 덜 느끼는 모습을 수없이 보았다. 라이언 프로그램을 일상에 끌어들이면 무엇보다 곧바로 내면의 자유를 얻게 된다. 나의 진료 경험으로 볼 때 일단 **골격근을 하나의 장기처럼 중요하게 여기게 된 환자들은 완전히 새로운 건강을 얻었다.**

내 목표는 독자 여러분이 놀랄 만큼 건강해지도록 돕는 것이다. 근육량을 유지하려면 각자의 나이나 활동 수준에 따라 다른 전략이 필요하지만, 생존하고 잘 살아갈 능력은 나이에 상관없이 근육 조직의 건강에 달려 있다. 근육을 장수의 핵심 장기로 보는 근육중심의학®은 건강의 미래다. 이제 당신이 인생을 바꾸고 미래를 다시 쓸 차례다.

미래를 내다보자

앞으로 이 책에서는 우리가 건강 전반을 위협하는 주요 영양학
적 사실을 무분별하게 받아들여온 이유를 밝힐 것이다. 영양학
적 원칙으로 널리 받아들여졌지만 많은 이의 건강을 해치는 잘
못된 '통념'에 깔린 미심쩍은 과학도 살펴본다. 여러 다량영양소
와 미량영양소 값을 결정하는 엄밀한 생물학적 수치를 상세히
살피고, 아주 건강해지려면 무엇을, 언제, 어떻게 먹고 운동해야
하는지도 전하려고 한다.

이와 함께 각자의 건강 지표(허리둘레, 혈중 중성지방triglyceride, TG,
고밀도 지단백질high-density lipoprotein, HDL, 공복 혈당 등)를 활용해 신진대
사를 최적화하고 체중을 관리하며 체성분을 교정할 간단하고
구체적인 방법도 살펴본다. 근육에 활력을 불어넣어 여분의 열
량을 자연스럽게 태우면서 염증이나 질병을 피할 방법도 함께
전하겠다.

이 책은 당신을 위한 책이다.

다음 중 '이건 딱 내 얘기'라고 할 만한 설명이 있는가?

1. 다이어트란 다이어트는 모두 해보았고, 다이어트 관련 책은 다 샀고, 다이어트에 관한 모든 계획을 신중하게 따랐는데도 살이 빠지지 않는가?

2. 의지가 넘치고 창의적이며 온갖 정보를 꿰고 있는데 너무 많은 정보 때문에 혼란스러워 어찌해야 할지 모르겠는가?

3. 해독주스는 모두 섭렵했고, 약국을 열어도 될 만큼 보충제를 쌓아두고 있는가?

4. 어느 날 아침에 일어났는데 문득 '내 몸 왜 이렇게 된 거야? 내 건강 어떻게 된 거지?'라는 생각이 드는가? 두 아이를 키우며 스트레스 넘치는 직장에 다니다 40대가 되고 보니 갑자기 거울에 비친 나도 알아보지 못할 지경이 되었는가?

5. 감정적 먹기emotional eating 때문에 괴로운가? 건강해진다는 목표를 향해 나아가지 못하고 계속 뒤로 미끄러지는가?

6. 건강에 좋지 않은 체성분을 바꾸기가 어려운가? ('난 원래 통뼈라서', '난 원래 대사가 느려', '유산소운동이나 근력운동 해봤자 달라지는 건 없어')

7. 나이 들어 거동이 불편해지신 부모님을 돌보며 건강에 더 도움 될 방법을 알려드리지 못해 힘이 빠진 적이 있는가?
8. 의사에게서 비만, 골다공증, 위장 문제, 인지 기능 저하, 당뇨병, 암, 심지어 알츠하이머 같은 질병에 걸릴 위험이 있다는 말을 들어 걱정스러운가? 부모님이 겪는 문제가 앞으로 내 미래일 것 같고, 더 나은 해결 방법이 있지 않을까 생각하는가?
9. 주변 사람들이나 일상을 돌보느라 너무 바빠 자신에게 꼭 필요한 건강을 뒷전으로 미루는가?
10. 더 좋아질 수 있는데 지금 이대로도 나쁘지 않다고 스스로 위안하며 주저앉아 있지는 않은가?

체중과 능력을 최상의 상태로 끌어올리고 건강하게 나이 들고 싶다면, 이 책을 읽으며 당신의 몸과 인생을 실질적으로 바꾸기 위해 무엇을, 언제, 왜 해야 하는지 알아보자.

건강을 위해 근육을 '빼야 할 것이 아닌
더해야 할 목표'로 집중하면 긍정적인 추진력을 얻을 수 있다.

먼저 행동을 이끄는 '추진력'을 이해하는 데 도움이 될 만한 이야기를 해야겠다.

가장 중요한 단계는 건강과 웰니스에 관한 생각을 뒤집는 것이다. 당신은 사고방식이 유연하지 못한가? 아니면 성장 지향적인가? 심리학자 캐럴 드웩Carol Dweck 박사는 그가 널리 퍼트린 '성장 마인드셋Growth Mindset'이라는 용어를 통해, 자신의 정신이 유연한지 살피고 잠재력을 최대한 발휘하기 위해 시간과 노력을 들여야 한다는 것을 보여준다. 드웩은 믿음을 견고하게 지녔더라도 "그 믿음은 그저 마음속에 있을 뿐이고, 우리는 그 마음을 바꿀 수 있다."라고 설명한다.[2] 자기 마음을 이해하면 근육 중심 생활 방식을 받아들인다는 새로운 도전을 시작하는 데 도움이 된다. 어려움을 기꺼이 받아들이겠다고 생각하면 한 단계 높은 운동 계획과 영양 계획도 성공적으로 완수할 수 있다. 성장 지향적인 생각의 틀은 발전을 이끄는 원동력이기 때문이다.

틀에 박힌 생각을 고수하는 사람은 흔히 자신의 성격이 변하지 않는다는 본질주의적 관념에 빠져 있다. ('난 운동선수도 아닌걸.', '건강한 음식 따위는 별로야.', '헬스장에 가긴 너무 싫어.', '운동 계획 제대로 실천한 적은 한 번도 없어.') 그러면서 변화 가능성에 눈감는다. 하지만 성장 마인드셋으로 전환하면 누구에게나 새로운 기술을 배우고 새로운 삶의 방식을 따를 잠재력이 있다는 사실을 깨닫게 된다. 드웩의 주장에 따르면 노력은 그 자체로 목적이 아니라 "학습과 개선이라는 (…) 목표로 나아가는 수단이다."

'난 못해.'

'이거 너무 힘들어.'

'나 이거 잘 못하는데.'

'새로운 거 하기엔 나는 나이가 너무 많지 않아?'

위의 말을 다음과 같이 바꾸면 어떤 일이 일어날지 상상해보자.

'시간과 노력이 좀 필요할 것 같은데.'
'아직 배우는 중이니까, 계속해보자.'
'다른 전략을 써볼까.'
'연습하면 더 나아지겠지.'

아이가 신발 끈을 묶으려고 낑낑대거나 혼자 겉옷을 입으려고 애쓰다 '못 하겠어요.'라며 금세 포기한다면 그대로 내버려두겠는가? 그럴 리는 없다. 아마 신발 끈을 토끼 귀 모양으로 묶는 방법을 가르쳐주거나, 겉옷을 먼저 바닥에 펼쳐놓고 휙 뒤집어 입는 비결을 알려주며 계속해보라고 격려할 것이다. 살면서 끈기 있게 노력하면 할 수 있는 일이 얼마나 많은지 잘 알면서도 우리는 왜 쉽게 단념할까?

성장 마인드셋과 내면의 원칙을 결합하자. 나는 이 두 가지를 합쳐 성장 지향적 생각의 틀growth-focused mental framework이라 부른다. 이러한 생각의 틀을 지니면 건강에 좋은 기술을 배우는 일을 고대하고 그 과정을 즐기게 된다. 그러한 일이 쉬워서가 아니다. 오히려 그 반대로 쉽지 않기 때문이다. 어려움에 도전하면 정신적·신체적으로 자신을 가다듬고 의미 있는 삶으로 나아갈 수 있다. 이제 '쉬운' 인생이란 이루지 못한 꿈과 자기만족으로 가득한 망상일 뿐이라는 사실을 깨닫자. '쉬운' 길을 택하면 결국 인생은 어렵게 끝난다. 어려운 길을 택하면 인생은 쉽게 흘러간다. 그 방법을 전하고자 한다.

"인생을 살아갈 궁극의 비법은 바로 노력이다."

-개브리엘 라이언 박사

차 례

3부

이제 행동하자 210

1
부

무엇을 잃고
무엇을 얻을 것인가

"학습과 성장 비결입니다.

자기가 누구인지 이해하고 자기 능력과 한계를 알아야 합니다.

그러면 계속 연습하고 훈련하고 또다시 시도할 수 있습니다.

날마다 훈련하고 도전하며 연습하면 '내 사전에 실패는 없다.'라는

마인드셋이 장착되어 더욱 빠르게 나아갈 수 있습니다."

-전前 네이비실Navy SEAL 사령관 마크 디바인Mark Divine

01

지방 중심
패러다임을 바꾸자

나의 환자 라일라는 평생 다이어트를 할 만큼 했다고 생각했다. 그녀는 46세의 요리사로 류머티즘성 관절염 때문에 피로와 통증을 호소했다. 나를 만나 치료를 시작했을 때 그의 몸무게는 145 킬로그램에 육박했다. 면역계 치료제를 복용하며 살이 찌고 활력은 바닥났다. 그는 거의 포기하기 직전이었다.

라일라만 이렇게 고군분투하는 것은 아니다. 미국에서 비만은 아주 흔하다. 오늘날 미국인 10명 중 7명이 과체중이고 이 중 40퍼센트는 생명을 위협할 정도로 심각한 과체중이다! 미국 질병통제예방센터Centers for Disease Control, CDC는 잘못된 식습관을 고치고 자주 운동하고 금연하고 푹 자는 등 생활 방식만 바로잡아도 심장병, 뇌졸중, 제2형 당뇨병 문제 대부분을 해결하는 데 도움이 되리라고 추정한다. 이렇게 생활 방식을 개선하면 일부 암에 걸릴 위험도 최대 40퍼센트까지 줄어든다.

잘 먹고 운동해야 한다는 사실은 누구나 아는데, 그렇게 하는 것은 왜 그토록 어려운 것일까?

미국인의 75퍼센트는 연방정부가 권하는 주당 최소 150분의 중강도 운동(또는 최소 75분의 격렬한 운동)을 하지 않는다. 미국 스포츠의학회American College of Sports Medicine, ACSM에서 권하는 주 2회 이상의 전신 근력운동은 말할 것도 없다.[1] 운동이 어려운 데는 심리적·생리적·사회적·종교적 원인도 있다. 앞으로 이러한 요인을 자세히 살펴볼 것이다. 우리는 지쳐서 어쩔 줄 모르고 스스로 달라질 능력을 과소평가한 나머지 장기적인 건강과 장수의 토대가 될 변화를 시도하지 못한다. 하루를 마치고 고작 소파에 파묻혀 폭식하거나, 맥 앤드 치즈mac and cheese를 퍼먹거나, 와인 한 잔 마시거나, 달콤한 디저트를 즐기는 게 스스로 할 수 있는 최선이라고 여긴다면 다른 방법을 권한다.

내가 설정한 라일라의 첫 번째 목표는 먼저 체중계 바늘을 움직이는 것이었다. 이 목표를 빨리 달성하려면 일단 몸을 움직여야 했다. 라일라는 점심시간에 짬짬이 걸었고 하루 세 번 10분씩 걸었다. 다음으로 근육은 그대로 둔 채 지방 조직만 건강하게 빼는 저항운동resistance exercise을 시작했다(이에 관해서는 9장에서 자세히 살펴볼 것이다).

일단 몸을 움직인 다음에는 영양에 집중했다. 하루의 첫 식사와 마지막 식사는 단백질로 채우고 간식은 전부 끊었다.

7개월 만에 대략 27킬로그램이 빠졌다. 그렇게 살이 빠지는 일은 흔치 않아 몹시 놀라웠지만, 라일라가 거둔 가장 큰 성취는 체중 감량이 아니었다. 그는 체성분이 개선되어 건강이 좋아진 일을 훨씬 자랑스러워했다. 관절 통증이 줄어 관절염 약도 줄였다. 공복 인슐린, 혈당, 중성지방, 관상동맥 질환 위험도를 나타내는 고감도 C-반응성 단백high sensitivity C reactive protein, hs-CRP 같은 혈액 지표도 모두 좋아졌다.

하지만 라일라의 이야기에서 가장 고무적인 부분은 라일라 스스로 '더 강해지고 싶다'라는 사실을 깨달았다는 점이다. 그는 자기가 이룬 성공에 깜짝 놀랐고, 배고픔을 덜 느끼게 되었고, 용기를 얻었다. 몸이 가뿐하다고 느끼는 게 얼마나 쉬운지 믿을 수 없을 정도였다. 나는 라이언 프로그램에서 제안하는 영양·운동 지침에 따라 달라지는 환자를 수없이 보았다. 그들은 이 프로그램을 시작하며 **몸 안팎에 스스로 힘을 얻을 수 있다**는 사실을 즉시 깨달았다.

이 책은 혼돈 속에서 명확한 것을 찾을 기회를 준다. 자신의 힘으로 건강해질 수 있다. 인간은 늙기 마련이지만 무엇으로 자신을 무장하면 온갖 어려움에 맞서 평생 건강해질 수 있을지 다음 장에 정확히 나타난다.

미래로 가는 길 열기

건강과 웰니스, 장수 등으로 나아갈 다른 접근법이 필요하다. 근육 건강이 나빠지면 앞서 언급한 질환 외에도 알츠하이머, 근감소증, 골다공증, 인지 기능 저하, 다낭성난소증후군polycystic ovary syndrome, PCOS, 피로, 면역력 저하, 심지어 암이 발생할 수 있다. 하지만 서로 모순되는 건강 정보들을 대할 때면 혼란스럽고 좌절하기 마련이다. 특히 그 지침이 식단 및 운동에 관련된다면 더욱 그렇다.

그 결과 정신적·신체적 스트레스의 악순환에 빠진다. 상충하는 조언 사이에서 헤매며 다이어트하거나 과도한 심혈관 운동을 계속하는 사람도 많다. 하지만 그러한 운동은 양질의 근육을 만들거나 보호하는 데 적합하지 않다. 저항운동을 할 시간을 줄이면서까지 지나치게 유산소운동에만 집중하고 근육 성장에 필요한 연료를 충분히 공급하지 않으면 결국 지쳐버리고 피곤해진다. 줌바댄스만 하고 근력운동을 건너뛰면 지방만 빠지는 것이 아니라 근육까지 빠진다. 이처럼 잘못된 접근법을 흔히 따르게 되는데, 이에 따라 동기가 저하되고 변화할 능력이 줄어들며, 노화와 질병에 맞서 자신을 무장하는 데 필요한 생명 유지 조직인 근육이 사라진다. 시기적절하게 저항운동을 해야(9장 참고) 체성분뿐만 아니라 대사 건강이 좋아져 일상 활동을 제대로 할 수 있다.

내 환자들은 그럭저럭 살을 빼는 데 성공하고서도 여전히 어려움을 겪었다. 살을 빼고 유지하는 게 매우 어려운 일이라는 건 통계에서도 드러난다. 몇 달 동안 열량 섭취를 줄여 가까스로 살을 뺐다 해도 그렇게 살을 빼는 것은 틀렸다. 열량 제한에만 초점을 맞춘 철 지난 체중 감량법을 따르면 흔히 근육이 손실되는 좋지 않은 결과가 이어지기 때문이다. 나중에 지방이라는 형태로 체중이 다시 돌아오면 전보다 더 실망할 것이 뻔하다. 최신 유행 다이어트를 하다 요요를 겪으면 나이 들수록 다시 얻기 어려워지는 소중한 근육 조직이 사라진다는 게 더 큰 문제다.

내가 치료하는 환자 중에는 합리적인 영양 균형을 무시한 채 걱정스러울 정도로 탄수화물만 잔뜩 먹는 채식 식단을 고집하는 사람도 있다. 이들은 흔히 소화 장애로 고생하고 피로를 달고 다닌다(자세한 내용은 82쪽을 참고하자).

지방에만 집착하고 신체 전반을 움직이는 내부 엔진인 골격근에 무관심한 사회적 인식 탓에 우리는 잘못된 길로 내몰린다.

나는 지난 10년간 잘못된 건강 접근법을 따르다 고통받는 환자를 많이 보아왔다. 이 중 많은 사람이 골격근을 피상적으로 생각한다. 골격근을 그저 겉모습, 이동성, 기능적 작동에 한정해 보는 것이다. 근력운동은 자기과시를 위한 것이거나 '남자끼리만 쑥덕이는 잘못된 건강 상식'이라고 낙인찍곤 하는데, 근육은 외모나 운동 능력 향상 이상으로 훨씬 중요한 역할을 한다. 근육은 체중의 약 40퍼센트를 차지하는 역동적인 조직이자 건강의 핵심 기관이다. 건강한 근육은 신체가 잘 기능하는 데 필수적이다. 따라서 몸을 달라지게 만들고 싶다면 먼저 손상된 근육을 회복하고 제지방 근육량lean muscle mass을 늘리는 것이 중요하다.

인생을 바꾸는 골격근의 힘

골격근(뼈를 움직여 움직임을 조절하는 근육)은 신체 구조를 구성할 뿐만 아니라 생리 기반에도 영향을 미친다. 근육은 지방을 태우고 대사를 촉진하며 질병을 예방하는 등 다양한 기능을 한다. 그런데도 우리는 근육을 너무 과소평가한다.

● 근육 건강이 좋아지면 거의 즉시(2주 이내에 측정할 수 있는 정

도로) 개선 효과가 나타난다. **혈당과 배고픔이 조절되고 운동 능력이 향상된다.**

- 장기적인 이점도 있다. **몸과 뼈가 튼튼해지고, 중성지방을 포함한 혈액 지표가 개선되며, 신진대사가 좋아지고, 거의 모든 질병에서 벗어나 생존할 가능성이 높아지며, 기분도 좋아진다.**
- 근육중심의학®을 따르면 이처럼 강력해진 몸을 활용해 **질병에서 벗어나고, 체성분을 개선하고, 활력을 증진하며, 이동성을 향상하고, 노화 관련 질환에 대처**할 수 있다.

골격근을 갑옷이라고 생각해보자. 라이언 프로그램은 바로 당신의 전술이다. 이 책은 '목표를 달성하기 위해' 당신이 해야 할 일과 마음을 훈련하는 방법을 알려줄 것이다. 영양을 조절하고, 생활 방식을 개선하고, 적절히 운동해서 근육 조직이 건강해지면 건강상 무한한 이점을 얻을 수 있고, 궁극적으로 사회가 강요하는 방식이 아닌 '당신이 원하는 방식대로' 나이 들 수 있게된다. 좋은 습관을 들이고 실행력을 향상할수록 살면서 더욱 큰 성과를 거둘 수 있다. 근육을 제대로 관리하면 놀라운 결과를 얻게 된다. 이제 그 방법을 살펴보자.

근육의 모든 것: 근육은 장수 기관이다

근육을 키우면 건강에 가장 중요한 안전장치를 얻는 셈이다. 근육은 능력을 최대한 발휘해 만족스러운 삶을 오래도록 누리게 돕는 신체 기관이기 때문이다.

여기서 핵심은 대사 건강이다. 건강한 근육이 많으면 신체 구조가 달라질 뿐만 아니라 섭취한 음식과 에너지를 사용할 방식도 지시할 수 있다. 운동을 하면 몸속 대부분의 세포에서 에너지를 생성하는 주요 단위인 근육 미토콘드리아의 밀도가 늘어난다. 그러면 몸은 탄수화물이나 지방 같은 영양소를 일상 활동에 필요한 에너지로 전환할 수 있다. 운동할 때 근육이 수축하면 아미노산으로 구성된 작은 분자인 펩타이드가 분비되어 면역 기능도 좋아진다. 주요 펩타이드는 몸에 신호를 보내 세균을 죽이고 염증을 줄인다.

반대로 건강하지 못한 근육은 약해서 대사물 저장고 기능을 효율적으로 하지 못한다. 무엇보다 근육은 건강의 '모든 면'에서 당신을 보호하는 신체 갑옷이다. 어떤 행동을 하고 어떻게 사는지, 특히 무엇을 먹고 어떻게 운동하는지는 장·단기적으로 근육이라는 기관에 큰 영향을 미친다. 목표를 정하고 특정 운동을 해서 근육이 건강한 방식으로 에너지를 처리하고 화학적 메시지를 전달하도록 도우면 말 그대로 운명이 달라진다.

(잠깐) 생물학 수업 복습하기

잠시 세포 기능을 자세히 살펴보고, 근육이 음식에서 얻은 영양을 활용하는 방법을 알아보자. 먼저 음식에서 얻는 주요 당은 포도당이라는 사실을 이해해야 한다. 포도당은 뇌, 심장, 소화 기능이 원활해지도록 돕고 건강한 시력과 피부를 유지하는 데 꼭 필요한 영양소다. 연구에 따르면 근육이 선호하는 대사 연료를 결정하는 주요 요인은 지방이나 단백질이 아니라 포도당이다.[2] 혈당 수치가 높은 상태가 너무 오랫동안 이어지면 포도당이 독성으로 작용한다. 그래서 몸은 지방이나 단백질보다 포도당을 먼저 태우고 저장한다. (**참고**: 무엇이든 몸에 너무 많이 들어오면 해롭다. 어떤 영향을 미칠지는 양에 따라 다를 뿐이다. 심지어 물을 너무 마셔도 해롭다!) 실제로 인슐린 저항성 상태와 당뇨병에서 볼 수 있듯 포도당 제거 능력이 저하되면 조직이 손상된다.

우리 몸은 다양한 메커니즘을 이용해 섭취한 여분의 포도당을 최대 2시간 이내에 처리한다. 이러한 과정이 제대로 진행되는지는 경구 내당능 검사oral glucose tolerance test(포도당 부하 검사, 당부하 검사, 포도당 견딤 검사라고도 한다-옮긴이)로 확인할 수 있다. 몸이 혈중 포도당을 제거하는 데 걸리는 시간을 확인하는 검사다. 처리 시간이 짧을수록 인슐린 감수성insulin sensitivity 혹은 내당능glucose tolerance이 높다고 할 수 있다.

이에 대해서는 나중에 자세히 살펴보겠지만, 여기서 알려드릴 핵심적인 건강 전략 중 하나는 끼니마다 탄수화물을 적당히 섭취해 포도당 반응이 출렁이지 않도록 조절하는 것이다. 탄수화물 듬뿍 든 간식에 손을 뻗는 행동이 다이어트와 대사 건강 최적화라는 두 가지 목표에 얼마나 해로운지 잠시 뒤에 더 알아보겠다. 대사 기능 장애는 우리 사회에 만연한 여러 질병의 주요 원인이다. 대사 기능에 문제가 생기면 마블링 있는 스테이크처럼 근육에 지방이 끼어 건강하지 못한 근육이 된다. 이렇게 되면 만성 피로가 이어지고 근력이 떨어지며 인슐린 저항성이 일어나고 일상 활동도 제한된다.

이러한 일을 막으려면 근육을 키워 미토콘드리아 생산 공장으로 바꿔야 한다. 근육량이 줄어 미토콘드리아도 줄면 포도당을 저장하고 태우는 능력도 줄어든다. 그러면 인슐린 시스템은 이 영양소를 처리할 곳을 찾기 위해 과로해야 하고, 그러면서 인슐린 시스템에 과부하가 걸린다. 지금 당장 알아야 할 가장 중요한 사실은 **건강한 근육을 키우고 유지해 대사 기능을 최적화하거나 회복하는 일이 분명 가능하다**는 점이다.

근육 조직은 포도당 처리를 촉진할 뿐만 아니라 지방산을 산화하는 큰 기관 중 하나다. 지방산은 포화지방산, 단일불포화지방산, 다가불포화지방산, 트랜스지방산이라는 네 가지 주요 군으로 구분된다. 근육은 우리가 쉴 때 지방산을 태워 주요 에너지원으로 활용한다.

오늘날 대사 기능이 저하되어 높아진 저밀도 지단백질low-density lipoprotein, LDL 콜레스테롤 수치를 낮추는 스타틴계statins 약물을 처방받는 미국인은 4000만 명이나 된다. 하지만 근육의 질과 양을 개선해 대사 건강을 최적화하는 방법을 알려주는 지침은 거의 없다. 지방과 포도당을 처리하는 건강한 근육 조직이 늘어나면 대사가 더 건강해질 수 있으며 약물에 의존하지 않아도 된다.

아미노산 저장고 역할을 하는 골격근은 음식을 먹지 못했을 때 몸에 기본 영양소를 공급한다. 이것이 바로 근육의 대사 기능

근육 중심 생활 방식의 이점

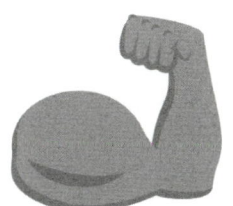

- 혈당이 균형을 찾는다
- 활력이 높아진다
- 정신이 맑아진다
- 체지방이 줄어든다
- 체성분이 개선된다
- 식탐이 줄어든다

이다. 몸은 우리가 아프거나 다쳤을 때 사용할 수 있는 근육 조직에서 아미노산을 가져다 스스로 복구하고 보호한다. 근육이 건강할수록 문제가 발생했을 때 생존 가능성이 커진다는 사실을 밝힌 연구가 많다. 흔히 암에 걸렸을 때 함께 발생해 기력을 소진하는 질환인 악액질cachexia에서 회복할 가능성은 총근육량과 직접 관련이 있다.

근육의 대사 능력

건강을 위해 근육을 목표로 삼으면 '빼야 할 것'이 아닌 '더해야 할 것'에 집중해 앞으로 나아갈 긍정적인 추진력을 얻을 수 있다. 근육에는 나이 들며 찾아오는 질병을 예방할 힘이 있다. 따라서 우리는 근육을 새로운 건강 목표점으로 삼아야 한다.

흔히 건강 검진을 받을 때는 혈압, 맥박, 체중 같은 활력 징후를 측정한다. 하지만 의사가 환자의 전반적인 건강을 더욱 정확히 파악하려면 해마다 검진 때 근력 평가 및 기타 검사를 실시해 근육량을 측정해야 한다. 이 결과를 바탕으로 근육 상태의 추이를 파악해 즉각적인 피드백을 주어 궁극적으로 환자의 건강 전반을 크게 개선할 수 있어야 한다. 의료 시스템이 이러한 과제를 향해 나아가기 전까지 우리는 스스로 장수를 책임져야 한다.

근육 건강에는 두 가지 중요한 요소가 있다. 첫째, 물리적 요소, 둘째, 대사적 요소다. 물리적 요소는 근력 및 근육량을 말하고, 대사적 요소는 인슐린 감수성, 포도당 조절 능력, 지방산 산화력, 미토콘드리아 건강을 말한다. 세포의 발전소인 미토콘드리아는 우리가 섭취한 음식을 세포에서 사용할 수 있는 에너지로 전환한다. 미토콘드리아가 건강하면 조직과 장기가 건강해지고, 미토콘드리아의 기능에 문제가 생기면 생명을 위협하는 질병이 발생한다.

근육이 어떻게 대사를 유도하는지, 그 효과가 왜 중요한지 이해하려면 다음과 같은 세 가지 핵심 개념을 알아야 한다.

- 포도당이 혈류에 너무 오래, 즉 2시간 이상 남아 있으면 몸에 해롭다(이 상태를 당뇨병이라고 한다).
- 인슐린은 몸속 혈류에서 포도당을 제거하는 주요 메커니즘이다.
- 비만 및 관련 질환(특히 제2형 당뇨병, 고혈압, 심혈관 질환, 난임)의 근본 원인은 인슐린 감수성이 저하된 인슐린 저항 상태다.

이제 운동을 살펴보자. **유산소운동이나 저항운동을 할 때 근육이 수축하면 '인슐린의 도움을 받지 않고도' 포도당 흡수가 촉**

진된다. 이처럼 인슐린과 관계없는 포도당 흡수 역시 혈액에서 여분의 포도당을 제거하는 효과적인 메커니즘이다. 운동에는 다른 이점도 있다. 운동, 특히 저항운동을 하면 인슐린 자극으로 발생하는 포도당 흡수도 늘어난다. 따라서 근육이 수축하며 일어나는 포도당 흡수라는 이점을 **운동 후 최대 이틀 동안** 누릴 수 있다. 운동 후 일정 기간 근육 세포막에 있는 포도당 수송체가 늘어나면 인슐린을 덜 사용하면서도 여분의 혈당을 계속 제거할 수 있다. 또 다른 이점도 있다. 근육 조직에 글리코겐 형태로 저장된 포도당은 짧고 격렬한 운동이나 장시간의 지구력 훈련에 연료가 되어준다. 운동할 때 영양을 적절히 섭취하면 운동한 다음 글리코겐이 재합성되어 **계속 운동하는 데 필요한 에너지를 되돌려주는 것**이다. 여기에서 알 수 있듯, 이 시스템은 피드백 순환이다. 운동은 혈당과 인슐린 수치를 적절히 조절하는 데 도움이 될 뿐만 아니라 근육을 준비 상태로 만든다. 운동하면 글리코겐(포도당)이 소모되므로 운동한 다음 근육 조직은 포도당을 흡수할 준비가 된 상태다. 이때 영양을 적절히 공급해 글리코겐 저장고를 다시 채우면 몸이 계속 운동할 때 필요한 에너지 수요를 채울 수 있고, 장기적으로 이러한 건강한 활력 순환에 힘이 실린다. 이러한 역학의 상호작용을 이해하면 평생 가는 해결책을 얻을 수 있다.[3]

이제 반대의 경우 어떤 일이 일어나는지 살펴보겠다. 근육이 제대로 작동하지 않으면 왜 몸 전체에서 운동의 긍정적인 효과가 나타나지 못하는지 알아보자.

수하물 위탁

근육을 여행용 가방이라고 생각해 보자. 나쁜 음식을 계속 밀어 넣으면 여행용 가방이 꽉 차서 내용물이 터져 나온다. 이때 쏟아져 나오는 것은 포도당, 지방산, 아미노산이다. 넘쳐나온 물질은 모두 다시 혈류로 흘러 들어간다. 몸에서는 어떻게든 이 여분의 물질을 처리해야 한다. 이렇게 질병이 시작된다. 비만, 당뇨병, 기타 질환 등의 문제에서 근본적인 병리는 같다. 주요 대사 기관인 근육에 과부하가 걸려 혼선이 생기면 지방이 쌓인다. 이 지방은 낮은 정도의 염증을 유발한다. 근육이 건강하지 않거나 제대로 먹지 않으면 식사할 때마다 식후 염증이 일어나 근육 대사 조절을 방해하고 다른 여러 문제도 일으킨다.[4]

골격근 건강 문제는 흔히 젊었을 때부터 시작된다. 건강에 아무런 문제가 없다고 느끼는 젊은 시절에는 주로 앉아서 생활하는 습관처럼 건강에 좋지 않은 습관도 그럭저럭 괜찮다고 생각한다. 옷 치수가 달라지지 않기 때문이다. 하지만 **'건강한'** 비활

동이란 없다. 우리가 흔히 노화 때문이라고 여기는 질병은 근육 손상에서 온다.

내가 근육을 일종의 장기로 보고 그 기능을 설명하며 제시하는 정보는 음식, 운동, 지방, 근육의 관계를 논하는 주류 관점을 완전히 뒤집는다. 이 요소들의 상호작용을 이해하면 필요한 도구를 모두 손에 쥐고 자신을 단단히 무장해, 살면서 어떤 결정을 내릴 때든 근육 건강을 최우선 순위에 놓도록 재조정할 수 있다. **근육을 최적화하면 인생이 최적화된다.**

근육 마법을 시작하는 5가지 방법

- 시간마다 10~20회 스쿼트를 하자.
- 책상 앞에 앉아 있지 말고 서 있자.
- 하루에 10번 이상 화장실이나 물 마시러 갈 때 빠르게 걸어가며 심박수를 높이자.
- 사무실에 탄력 밴드를 가져다 놓고 업무 사이사이 이두박근 운동인 바이셉 컬bicep curl을 10회씩 자주 하자.
- 가벼운 중량 조끼를 입고 작업하며 약간의 저항을 더하자.

인슐린 저항성 자세히 살펴보기

인슐린은 췌장에서 분비되는 펩타이드 호르몬으로, 포도당을 세포 내로 옮긴다. 인슐린이 너무 적으면 문제다. 하지만 너무 많아도 문제다. 인슐린 저항성이 생겨 몸에서 인슐린을 더 많이 요구하면 대사 질환과 혈중 지질 문제가 일어난다. 키트 피터슨Kitt Petersen의 중요한 논문에 따르면 근육 글리코겐 합성에 문제가 생겨(즉, 여행용 가방에 짐이 가득 차서) 골격근에서 인슐린 저항성이 생기면 중성지방과 LDL 콜레스테롤 수치가 높아지고 HDL 콜레스테롤 수치가 낮아진다.[5] 이러한 환자들은 복부비만 상태 변화와 관련 없이 인슐린 저항성을 나타냈다. 무슨 말인지 알겠는가? 복부 지방이 늘지 않았는데도 인슐린 저항성이 나타났다는 말은, 대사 증후군 초기 단계에서는 지방 조직과 비만이 인슐린 저항성을 유발하는 주요 인자는 아닐 수도 있다는 뜻이다!

간도 이러한 현상에 중요한 역할을 한다. 하지만 이처럼 건강을 갉아먹는 과정이 진행되지 않도록 막는 가장 현실적인 방법은 골격근을 만드는 것이다. 이유는 무엇일까? 간을 운동시킬 수는 없기 때문이다. 게다가 근육 조직은 양이 많으니 더 효과적으로 활동시킬 수 있기 때문이다.

연구 결과 골격근이 손상되면 몸의 다른 부위에서 인슐린 저항성이 일어나 제2형 당뇨병이 유발된다는 사실이 분명해졌다. 내가 즐겨 찾아보는 '골격근 인슐린 저항성이 제2형 당뇨병을 일으키는 주요 문제다Skeletal Muscle Insulin Resistance Is the Primary Defect in Type 2 Diabetes'라는 논문 제목에도 이러한 사실이 반영되어 있다.[6] 당뇨병의 핵심 원인인 췌장의 베타세포beta-cell 기능 문제로 공복혈당이 높아지기 10년도 전에 이미 골격근에서 인슐린 저항성이 나타날 수 있다.

따라서 인슐린 저항성을 해결하려면 당연히 몸에서 인슐린 저항성을 나타내는 가장 큰 부위에 집중하는 것이 맞다. 인슐린을 적절하게 조절하고 유지하려면 첫째, 포도당을 다 써서 저장고를 비우고 둘째, 골격근을 건강하게 유지해야 한다.

혈당을 안정화하는 기관인 근육

근육은 혈당 수치 상승을 예방할 뿐만 아니라 혈당 수치가 너무 낮아지지 않도록 기능한다. 탄수화물을 먹지 않으면 근육은 아미노산을 분비해 간에서 포도당을 합성한 다음 혈당 수치를 직접 안정화하도록 돕는다. 근육은 이러한 메커니즘을 통해 혈당을 안정시킨다.

대사를 조절한다는 목표를 달성하기 위해 단백질을 적당히 섭취하고 운동을 우선순위에 두면 노화에서 오는 영향을 줄일 수 있다. 예를 들어 근육 단백질 합성과 근육 성장을 촉진하는 한편 인슐린 저항성을 억제하는 테스토스테론testosterone 같은 천연 스테로이드, 즉 합성대사anabolic(동화) 호르몬이 줄어드는 현상을 조절할 수도 있다. 단백질을 많이 먹으면 조직 재생 능력이 보호되고 근육 조직에서 영양소를 감지하는 능력이 향상되어 섭취한 단백질을 효율적으로 사용할 수 있다. 이러한 요소는 모두 근육을 지키려는 노력에 도움이 된다. 방금 언급한 영양소 감지 능력을 좀 더 자세히 알아보자. 근육은 외부 영향에 민감하고 반응성이 좋다. 골격근이 어떻게 수축력(운동)에 반응해 생화학적으로 이로운 영향을 내는지 이미 살펴보았다. 근육은 다른 기관과 달리 영양소에 직접 반응하기도 한다. 근육은 우리가 섭취한 단백질을 감지한 다음 적절한 아미노산이 충분한지 살펴 이를 이용해 새로운 조직 성장을 촉진한다. 단백질의 구성요소인 아미노산은 신체를 구성하고 생명에 필요한 모든 대사 반응을 촉진하는 생체분자다.

너무 어려워도 걱정하지 말라! 5장에서 이런 여러 사실을 다양한 정보, 수치, 공식으로 현재 신체 상황과 앞으로의 신체 건강 목표에 따라 몸에 필요한 영양소 균형을 잡을 수 있도록 자세히 설명할 예정이다.

대사의 미스터리와 오해 풀기

흔히 신체가 열량을 사용하고 신진대사를 높이는 데 가장 큰 역할을 하는 것은 근육이라고 한다. 하지만 근육이 신진대사를 조절하는 데 큰 역할을 하는 것은 사실이지만 작동 원리는 좀 다르다.

지방을 제외한 체중인 제지방량lean body mass이 10킬로그램 늘면 하루에 약 100칼로리를 더 태울 수 있다고 일반적으로 알려졌다. 즉, **열심히 근육 1파운드(454그램)를 키우면 쉴 때 10칼로리** (제지방량의 40~50퍼센트가 근육이므로) **정도를 더 태울 수 있다는 뜻이다.** 지금 대다수는 이렇게 생각할 것이다. 고작 10칼로리를 더 태우려고 그렇게 애쓴다고? 그런데 근육 키우기의 주목적은 그 정도 열량을 더 태우는 것이 아니다.

운동하면 열량을 태우는 데 도움이 된다는 것은 널리 알려져 있다. 그리고 근육 조직을 제대로 단련하면 열량을 더 효율적이고 효과적으로 활용할 수 있다. 따라서 근육 조직이 건강하면 대사가 활성화된다. 근육은 단백질 전환에 에너지를 써서 대사를 촉진한다. **건강한 근육이 많을수록 몸은 항상성과 균형을 더욱 잘 유지한다.**

'섭취 열량 대 소모 열량 비율'에 따라 체중이 늘거나 줄어든다는 게 일반적인 사실로 알려져 있다. 이는 건강과 웰니스를 목표로 에너지 소비를 결정하는 주요 요소를 설명할 때 흔히 지표로 사용된다. 하지만 근육 중심 관점에서는 이 공식의 근본을 열역학 법칙을 적용하여 다시 살펴야 한다. 그러면 수십 년 동안 익숙해진 이 간단한 공식이 이분법적 사고에 바탕을 둔 것일 뿐이고, 문제를 해결할 중요한 단서를 가로막는다는 것을 알 수 있다.

내장 비만이 일으키는 문제와 노화가 근력에 어떤 영향을 미치는지는 이미 잘 알려져 있다.[7] 비만에 관해 널리 퍼진 잘못된 상식을 바로잡아보자. 여분의 지방은 지방 조직뿐만 아니라 근육을 포함한 다른 조직에도 저장된다. 실제 근력(최대 근력 생성)이나 대사 건강 면에서 좋지 않은 소식이다. 게다가 여분의 지방은 다른 원치 않는 결과를 다양하게 야기한다. 근육 내 지방 조직 IMAT: intramuscular adipose tissue 은 이동성과 대사에 치명적인 문제를 일으키는 한편 뇌졸중, 척수 손상, 당뇨병, 만성폐쇄성폐질환 chronic obstructive pulmonary disease, COPD 같은 질환을 예견하는 중요한 지표이기도 하다.

앞서 살펴본 내용은 그리 달갑지 않지만, 인간의 신체에는 근육 건강을 개선할 강력한 도구가 있어 다행스럽다. 신체는 근육 손상을 전부는 아니더라도 일부 되돌릴 수 있다. 식단과 운동으로 적절하게 자극하면 나이에 상관없이 근육 감소에서 근육 강화로 나아갈 수 있다.

마이오카인의 마법

갑상샘은 체중, 활력 수준, 체온을 조절하는 특정 호르몬을 분비한다. 이와 마찬가지로 근육 조직은 국소적·전신적으로 작용하는 마이오카인myokine이라는 작은 신호 단백질을 분비한다. 골격근은 이처럼 몸속을 순환하는 호르몬 비슷한 단백질을 분비하므로 **근육 조직을 내분비 기관으로** 볼 수 있다. 쉽게 말해 골격근은 운동성을 높일 뿐만 아니라, 혈류를 타고 이동해 다른 세포에 영향을 주는 물질을 분비해 여러 신체 기능을 조절한다. 운동 중 근육이 수축할 때 분비되는 마이오카인은 에너지 이용에 중요하다. 이 단백질은 모든 조직에서 대사를 조절하는 데 도움을 주고 면역 기능과 대사를 개선하며, 독특한 항염증 효과를 일으켜 신체 여러 조직이 건강을 유지하도록 돕는다.[8]

근육이 내분비 기관 역할을 한다는 것은 많은 의료인을 포함해 대다수 사람에게 아직 생소한 개념이다. 그러나 여러 연구에서 근육이 수축할 때 질병과 싸우는 사이토카인cytokine이 자극·생성·분비되어 대사에 영향을 미친다는 사실이 밝혀졌다.

이와 동시에 골격근을 내분비 기관으로 규정하는 완전히 새로운 패러다임도 열렸다. 사실 골격근은 몸에서 가장 큰 기관이다.[9] 그리고 골격근은 오늘날 신체의 건강 위기를 극복하고 건강을 회복하며 신체 능력을 극대화하는 데 가장 중요한 기관이다.

이와 같은 강력한 구성요소를 통해 근육의 중요한 기능에 깊은 인상을 받으면 음식과 운동에 관한 생각이 완전히 달라질 것이다. 근육을 연구하면 신체에 지방을 덜 저장하는 방식으로 음식을 섭취하고, 운동으로 강력한 대사 변화를 일으키는 게 얼마나 중요한지 알 수 있다. 삶의 질은 근육 건강과 직접 관련 있다. 근육이 건강하면 인생이 달라진다.

새로운 과학 연구 결과, 저항운동을 하면 앞서 언급한 이점 외에도 또 다른 중요한 건강 개선 효과를 얻을 수 있다는 점이 밝혀졌다. 바로 마이오카인의 생산과 분비가 늘어난다는 것이다. 마이오카인은 골격근이 수축할 때 혈류로 분비되는 작은 단백질과 펩타이드의 집합체로 신체에 화학적 신호로 작용하여 대사와 호르몬에 변화를 일으킨다. 따라서 마이오카인은 인슐린을 이용하지 않고도 혈류에서 포도당을 대사하는 데 도움이 된다. 이러한 효과는 누구에게나 도움이 되지만, 특히 인슐린 저항성이 있는 사람의 신체 대사를 상당히 교정하는 데 도움이 된다. 근육 조직을 활발히 움직이고 자극하면 호르몬을 조절할 수 있을 뿐만 아니라 혈당을 조절하고 체성분을 개선하는 데도 도움이 된다.

마이오카인은 웰빙과 학습 능력도 향상한다. 운동으로 인하여 뇌로 가는 혈류가 늘어 새로운 뇌세포가 발달하고 뇌의 독소가 제거된다는 연구 결과도 있다.[10] 운동하면 근육에서 카텝신

B$_{cathepsin B}$와 이리신$_{irisin}$이라는 마이오카인이 분비된다. 이 물질은 혈액 순환계로 들어가서 혈관-뇌 장벽$_{blood\text{-}brain\ barrier,\ BBB}$을 통과하여 뇌유래신경영양인자$_{brain\text{-}derived\ neurotrophic\ factor,\ BDNF}$ 생성을 자극한다. BDNF가 늘면 신경 생성, 즉 새로운 신경세포 형성이 촉진되어 학습과 기억이 자극된다.[11] BDNF 수치가 높을수록 기

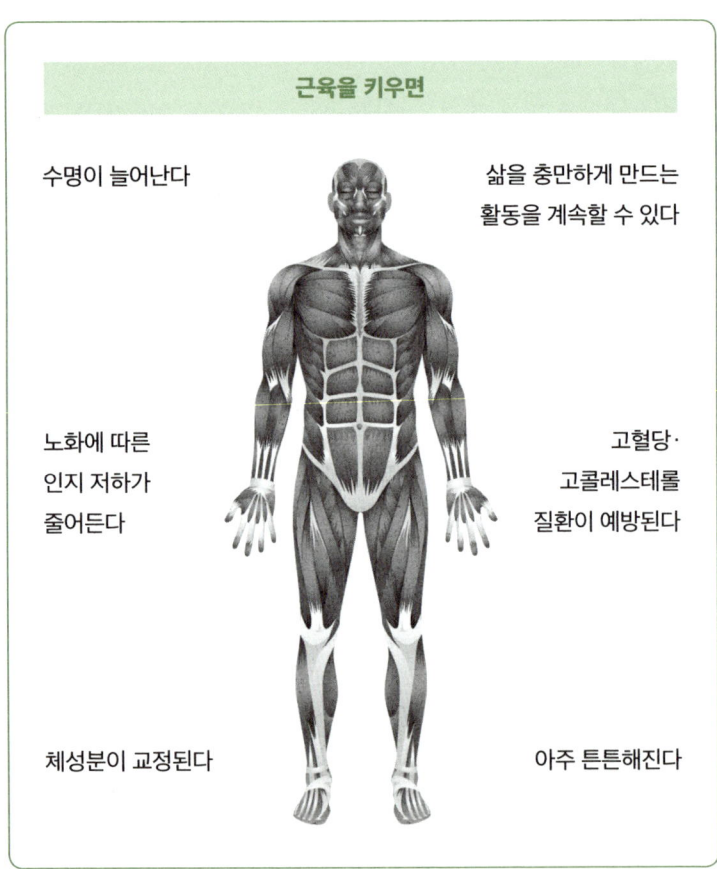

근육을 키우면

수명이 늘어난다

삶을 충만하게 만드는 활동을 계속할 수 있다

노화에 따른 인지 저하가 줄어든다

고혈당·고콜레스테롤 질환이 예방된다

체성분이 교정된다

아주 튼튼해진다

포에버 스트롱

분장애가 줄어든다. 유산소운동을 해서 BDNF가 늘면 학습, 기억, 공간 인식을 촉진하는 뇌 영역인 해마hippocampus 부피가 늘어난다.[12]

이 점을 알아두자. 오랫동안 질병으로 고생했거나 건강을 되돌릴 시기를 놓쳤다고 후회하더라도 당신에게는 키울 수 있는 근육이 여전히 많다. 그리고 근육이 당신의 생명을 구하는 데 얼마나 큰 역할을 하는지 안다면 아마 깜짝 놀랄 것이다. 이 책을 자세히 읽으며 그 방법을 알아보자!

헬스 코치나 개인 트레이너라면 근육중심의학®을 적용해 고객이 꾸준한 결과를 얻을 수 있도록 도울 수 있다.

| 마인드셋 리셋 | 생각 활용하기

고위 장교, 성과가 뛰어난 CEO, 큰 성공을 거둔 사람은 평범한 사람과 무엇이 다를까? 바로 생각의 틀이다. 이들은 잡념에 사로잡혀 목표에서 벗어나지 않는다. 이러한 사람이 활용하는 핵심 방법은 훈련을 통해 마음을 골칫거리가 아니라 자산으로 만드는 것이다. 내 오랜 멘토이자 친구인 전 네이비실 사령관 마크 디바인은 부정적인 자기암시를 버리고 사고 패턴을 활용하는 방법을 배울 수 있다고 말했다.

나는 환자들을 진료하며 운동선수, 임원, 부모, 네이비실 대원 등 인생에서 자신을 개선할 준비가 된 사람을 많이 만난다. 이들이 내 진료실로 찾아오는 이유는 웰니스가 주는 약속 때문이다. 하지만 그 약속은 우

리가 함께 가꿔나갈 더욱 의미 있는 내적 재구성으로 향하는 출발점일
뿐이다. 나는 의학이라는 도구를 사용해 사람들에게 더욱 성공적인 삶을
선사한다. 나는 나를 찾아오는 모든 환자에게 가장 먼저 단련해야 하는
근육은 양쪽 귀 사이에 있다고 말한다. 독자 여러분에게도 이렇게 전하
고 싶다. 지금까지 환자들을 성공으로 이끌며 얻은 경험을 모두 활용해
실질적이고 꾸준한 결과를 얻을 체계적인 틀을 구축하도록 돕고 싶다.

웰니스 목표를 달성하는 데에는 두 가지 핵심 요소가 있다. 먼저 '무
엇을' 해야 하는지 아는 것이다. 식단, 운동, 기타 생활 방식에서 내가 알
려주는 근거 기반 지침을 활용하자. 다음은 '어떻게' 해야 하는지 아는
것이다. 이 '어떻게'란 그저 식단을 계획하거나 운동 프로그램을 짜는 기
술적인 단계만은 아니다(7장과 9장, 그리고 내 유튜브 채널에서 이 두 가지 주
제를 자세히 다루기는 한다). 여기서 내가 말하는 '어떻게'는 모든 면에서 목
표를 달성하는 데 필요한 생각의 틀을 활용하는 것이다.

목표는 자신의 웰빙을 100퍼센트 통제하고 책임지는 것이다. 내가
통제할 수 있는 것은 내 생각뿐이다. 그러므로 여기에서 시작해야 한다.
다음은 배경에서 작용하는 무의식적인 정신적 요인을 깨닫는 것이다.

이 '어떻게'에는 자신의 정신적 풍경을 다스리는 방법도 포함된다. 널
뛰는 마음을 다스리는 법을 배우면 자신의 강점과 약점을 파악하고, 함
정을 피하고, 내적 흐름을 통제할 수 있다. 이 접근법을 활용하면 목표가
아니라, 보이지 않는 두려움에 맞서고 최상의 삶을 가로막는 방해꾼에
게서 자유로워지는 데 도움이 될 기준을 설정할 수 있다. 영양과 신체 훈
련에도 이러한 하향식 접근법을 적용하자. 정신력을 기르면 체력도 길
러지고 그 반대도 마찬가지다. 정신력과 체력은 모두 끈기와 회복력을
향상한다.

다음과 같은 사례를 떠올려 보자. 평소에는 자신을 긍정적으로 바라
보다가도 업무 회의에서 긴장하거나 배우자와 싸우면 자기 파괴적인 행
동을 하지 않는가? '나는 이 케이크를 먹을 자격 있어.' '힘든 하루를 보

냈으니 한잔해야지.' 같은 혼잣말을 하지는 않는가? 이러한 패턴은 체중 증가로 이어진다. 고쳐야 할 것은 당신의 계획이라는 사실을 모른 채 자신이 실패자라는 생각에 사로잡혀 있을지도 모른다. 수치심과 자책에 빠져 허우적대지 말고 이 경험에서 무엇을 배울지 생각해 보자. 함정을 조심하자. 안전망 어딘가에 구멍이 나 있지 않은가? 다음에는 어떤 가드레일을 세울까?

질병이라는
훼방꾼

살을 뺐다가 그만큼 다시 찌는 요요를 몇 번이나 겪었더라도 **대사와 근육 조직을 되돌릴 수 있다.** 이미 지방이 낀 조직도 가능할까? 물론이다! 213쪽에서 자세히 설명하겠지만 라이언 프로그램을 따르면 지금 지닌 근육을 튼튼하게 만들고 새 근육도 키울 수 있다.

대다수는 자신의 건강 상태를 평가할 때 지금 얼마나 건강하다고 느끼는지를 살핀다. 하지만 이러한 증상들이 이어져 장기적으로 어떤 악영향을 미치는지는 그다지 따져보지 않는다. 피로, 기억력, 기분, 혈당 조절 등을 예로 들어보자. 이 증상들의 공통점은 무엇일까? 바로 근육 조직이 좌우하는 주요 건강 지표 중 우리가 인지할 수 있는 일부에 불과하다는 점이다.

흔히 서양 의료계는 예방은 뒷전인 채 병의 원인을 주로 살핀다. 이러한 경향 때문에 많은 의사는 불균형을 바로잡을 수 있는 골격근은 뒤로 한 채 포도당과 지방에만 집중한다. 질병의 악순환을 끊지 않고 그저 꼬리만 잡으려 뒤쫓는 셈이다. 나는 근육의 중요성을 간과하는 이러한 관점에 맞서 장기적인 건강 면에서 중요한 근육의 역할을 강조하기 위해 **근육량 자체를 최종 목표, 즉 전반적인 건강을 나타내는 생물지표로 보아야 한다고 주장한다.**[1]

진정한 젊음의 샘

내 목표는 현대 의학을 뒤집어 젊음의 샘인 근육에 다시 주목하는 것이다. 현실에서는 근육을 환상적인 명약으로도, 기적의 치료법으로도 보지 않는다. 하지만 근육은 완전히 새로운 건강을 가져다주는 마법의 약이다. 게다가 다행히도 **근육은 스스로 통제할 수 있는 유일한 기관**이기도 하다. 이 작은 기적을 받아들인다면 지금 당장 건강을 살리는 실행 모드로 전환할 수 있다.

자극이 될 만한 명언을 하나 알려드리겠다. **건강한 근육이 많을수록 모든 원인에 의한 사망률과 이환율**morbidity**(병에 이환된, 즉 병에 걸린 상태를 나타내는 통계적 지표-옮긴이)이 줄어든다.**

일상적인 활동을 할 수 있는가? 하루 종일 여기저기 아픈가? 자신이 건강하다고 생각하는가? 좋아하는 일을 할 활력이 있는가? 이러한 질문은 자신의 건강을 평가하고 개선할 준비를 할 때 염두에 두어야 할 핵심이다. 스스로 강하고 젊다고 느낄 가장 확실한 방법은 앞으로 살펴볼 여러 흔한 질환을 예방하고 관리하는 것이다.

근감소증

우리 모두는 매일 조금씩 늙는다. 겉으로 노화의 영향이 나타나기 훨씬 전부터 우리 몸은 나도 모르는 새에 달라지고 있다. 근육을 지키려 애쓰지 않으면 근감소증sarcopenia이라는 큰 위험에 부딪힌다. 근감소증은 나이 들어 근육량이 점차 줄며 결국 근육 조직의 기능이 저하되는 질환이다.[2]

실제로 근감소증이 나타나는 모습은 누구나 본 적이 있을 것이다. 나이 드신 친척이 엇갈리는 건강 정보의 홍수 속에서 헤매거나 아예 포기해버린 채 해가 갈수록 체구가 줄어드는 모습을 보기도 한다.

자기 근육이 사라지는 일을 본 적도 있을 것이다. 다쳐서 깁스했다가 풀면 근육이 손실되어 깁스하기 전보다 크기가 훨씬 줄어 한 줌밖에 안 되는 허여멀겋고 약한 팔다리가 드러난다. 나는 어깨뼈가 골절되어 몇 주 동안 팔을 부목으로 고정하고 있던 적이 있다. 마침내 다시 팔을 움직일 수 있게 되었지만, 팔 힘과 크기가 너무 줄어서 깜짝 놀랐다. 이러한 사례를 보면 몸에서 조직을 제대로 복구하고 대체하지 못할 때 어떤 일이 일어나는지 알 수 있다.

흔히 몸이 허약해지는 일은 '노년'이 되어서야 찾아온다고 생각하지만, 근감소증은 30대에도 시작될 수 있다. 치매나 심장병과 마찬가지다. 노년기에 찾아오는 지방 증가와 근육 감소를 극복하려면 운동과 단백질 섭취가 부족할 때 어떤 문제가 일어나는지를 이해하고 이를 해결해야 한다.

지방 증가와 근육 감소 중 어느 쪽이 더 위험할까? 정답은 근육 감소다. 비만 남성 노인과 근감소증이 있는 남성 노인을 비교한 연구 결과에 따르면, 지방이 많은 노인보다 근육량이 적은 노인일수록 부상 위험이 더 크고 운동 능력도 좋지 않았다. 이러한 연구 결과는 장수에 근육이 중요하다는 근육 중심 관점을 뒷받침하는 한편, 나이 들며 근육을 키우는 일이 자신을 보호하는 데 중요하다는 사실을 보여준다.[3] 근육의 질이 떨어지면 근육이 주는 대사적 이점, 특히 힘, 근력, 미토콘드리아가 손실된다. 무엇보다 이러한 문제는 나이에 상관없이 근육 조직이 손실되면 언제든 발생할 수 있다.

근육을 장수의 핵심으로 여기고, 근육이 늘거나 줄어들 때 일어나는 일의 균형을 다시 맞추도록 적절히 조처하면 노화 과정을 늦출 수 있다. 나이 들면 몸에서 근육을 분해하는 분해대사 catabolism(이화)가 더욱 빨라진다. 이 상태를 방치하면 몸은 계속 쇠퇴로 향한다. 근육을 만드는 이로운 합성대사 anabolism(동화) 쪽으로 균형을 옮기면 가능한 한 분해대사를 늦출 수 있다. 이렇게 하면 살이 찔 때처럼 염증이 늘고, 대사 균형이 불균형해져 건강한 근육을 만들고 유지하기가 점점 더 어려워지면서 생기는 부정적인 결과를 피하는 데 도움이 된다.

사실 건강을 개선하고 유지하는 데 필요한 것은 바로 근육이다. 그런데 비만이면서 만성 저등급 염증이 있는 사람은 근육 키우기가 어렵다. 이유는 여러 가지다. 첫째, 만성적으로 염증이 있으면 운동을 해도 반응이 더디게 나타난다. 게다가 지방과 좌식 생활 때문에 근육이 손상되면 영양분을 제대로 감지하거나 운동에 효과적으로 반응하기 어렵고, 운동한 다음에도 제대로 회복하지 못한다. 근육 반응성이 저하되면 균형 상태로 돌아와 무엇보다 알츠하이머병, 심혈관 질환, 고혈압 등을 예방하기가 더욱 어려워진다. 하지만 전략적으로 조처하면 비만의 부작용을 극복할 수 있다.

식단과 운동에 변화를 주어(힌트: 라이언 프로그램을 따라) **근육에 마블링처럼 낀 지방을 녹이고 건강을 되찾기에 아직 늦지 않았다.**

근육량이 적은 사람은 거의 모든 질병에서 회복하기 어렵다. 감염, 신체적 외상, 암이 찾아오면 몸에서는 아미노산을 많이 요구한다. 몸은 자체 아미노산 저장고인 근육 조직에서 이러한 아미노산을 공급받는다. 아미노산을 끌어올 질 좋은 근육 조직이 많을수록 더 오래 살 수 있다.

극단적인 경우를 떠올려 보자. 나는 의대에 다닐 때 화상 재건술을 공부했다. 정상적으로 화상을 치유하려면 (상처 크기에 따라 다르지만) 단백질을 미국 농무부USDA 권장량의 3배쯤은 먹어야 한다.[4] 이 정도는 먹어야 단백질 합성 원료를 공급해 새로운 조직을 재건하고 구성할 수 있다. 치유가 가속되는 시기에는 아미노산과 글루타민glutamine에 크게 의존하는 간세포와 면역세포를 비롯해 조직 대부분에서 아미노산을 더 많이 요구한다.

화상 치료는 극단적인 사례처럼 보일 수 있지만, 사실 우리 몸은 여러 스트레스 상황에 대처하며 항상 스스로 치유하려 노력하고 있다. 단백질을 이용해 화상을 치료하는 사례는 몸 곳곳을 치유할 때 단백질이 많이 필요하다는 사실을 보여준다. 적절한 단백질, 이와 관련된 비타민·미네랄을 섭취하면 소중한 근육 조직을 보호하면서 더 빠르게 회복할 수 있다.

면역계의 기본

면역계는 선천면역계innate immunity와 적응면역계adaptive immunity로 나뉜다. 선천면역계는 여러 침입자에 맞서는 몸의 1차 방어선이다. 면역 장벽(예: 피부, 점막), 위산, 병원체를 비특이적으로 파괴하는 면역세포가 이에 해당한다. 반대로 적응면역계는 특정 병원체에 맞서 고유한 반응을 낸 다음, 이 반응을 기억해 두었다가 나중에 이 병원체와 마주칠 때를 대비한다.

세포와 기관은 힘을 합쳐 몸을 보호한다. 박테리아와 싸우는 호중구neutrophils를 포함한 백혈구의 일종인 식세포phagocytes는 마치 팩맨Pac-Man처럼 침입자 유기체를 잡아먹는다. 림프구lymphocytes는 몸에서 침입자를 기억하고 나중에 이들을 만났을 때 쉽게 파괴하도록 돕는다. B 림프구는 몸의 군사 정보 체계다. 이들은 CIA처럼 목표물을 찾아내어 방어군을 보낸다. 방어 체계인 T 림프구(또는 T 세포)는 적군을 무찌르기 위해 투입된 군인처럼 침입자를 추적해 무력화한다.

면역계는 B 림프구에 의존해 이물질인 항원antigens을 찾아내어 제거한다. 면역계는 몸이 보내는 경고를 받아 B 림프구에서 면역글로불린immunoglobulins이라고도 불리는 항체antibodies를 만들도록 유도한다. 이 단백질은 특정 항원을 찾아 무력화한다. 일단 만들어진 항체는 몸에 남아 나중에 침입자와 싸우도록 돕는다. 이게 다 근육과 무슨 관계가 있느냐고? 잠시 기다려 보라.

근육은 어떻게 면역계에 연료를 공급하는가

많은 연구에서는 몸이 장기적으로 감염에 맞설 능력을 기르려면 규칙적인 운동과 신체 활동이 중요하다고 강조한다. 우리는 신종 바이러스 팬데믹에 대응할 때는 물론, 기존의 다른 질병과 싸울 전략으로도 이러한 사실을 중요하게 여겨야 한다. 우리 몸은 골격근을 자발적으로 조절할 수 있다. 따라서 저항운동은 면역계를 강화하는 중요한 도구다.

골격근에서 분비되는 마이오카인은 선천면역계와 적응면역계 모두에 영향을 미친다. 특히 운동할 때 분비되는 두 가지 마이오카인인 인터류킨-6IL-6와 인터류킨-15IL-15는 면역력에 큰 영향을 미친다고 알려져 있다. 안정 상태steady-state(정상 상태라고도 하며 운동 중 호흡 및 순환 기능이 일정 수준을 유지하는 상태를 말함-옮긴이)의 유산소운동을 할 때는 근육 조직에서 IL-6가 분비되고, 저항운동과 일부 유산소운동을 할 때는 주로 IL-15가 분비된다.[5] 근육이 면역계에 미치는 영향은 흔히 눈에 잘 보이지 않지만, 혈액 검사로 이러한 과정을 살짝 엿볼 수 있다. 우리는 혈액 표지자를 분석해 골격근이 신체 기관에 미치는 효과를 연구한다. 특정 혈액 검사 결과를 이용하면 전반적인 근육 건강의 일부 측면을 살필 수 있을 뿐만 아니라, 다른 건강 표지자와 엮어 운동이 면역 기능에 미치는 구체적인 영향을 확인하고 정량화할 수 있다.[6]

새로운 연구 결과가 등장하며 운동을 운동량-반응dose-response 방식으로 바라볼 새로운 모델이 확립되었다. 총 백혈구wbc 수 증가는 관상동맥 심장질환 및 이로 인한 사망 위험 증가를 나타낸다. 유산소운동을 하면 총 백혈구 수가 낮아진다는 사실은 오랫동안 알려져 있었다. 하지만 최근까지도 유산소운동 *시간*amount이나 운동량dose(운동 시간과 강도를 조합한 개념-옮긴이)이 이러한 수치에 어떤 영향을 미치는지 조사한 적은 없다. 45~75세 여성의 운동량 반응을 살핀 DREWDose Response to Exercise in Women aged 45-75 years 연구에서는 주로 앉아서 생활하는 과체중 또는 비만한 완경 여성을 대상으로 6개월간 유산소운동 프로그램을 실시하며 그 효과를 연구했다. 참가자를 세 그룹으로 나누어 매주 필요한 운동량을 달리 지정했다. 한 그룹은 매주 운동으로 체중 1파운드(454그램)당 2칼로리, 두 번째 그룹은 4칼로리, 세 번째 그룹은 8칼로리를 태우도록 했다. 연구 결과 놀랍게도 운동량에 비례해 백혈구 수치가 줄었다. 운동하며 열량을 가장 많이 태운 여성이 가장 큰 혜택을 보았다. 이러한 결과는 활동량을 늘리면 심혈관 질환 이환율, 특히 낮은 정도의 전신 염증이 있는 여성에서 심혈관 질환 이환율이 크게 낮아진다는 2012년 무작위 임상시험 결과를 뒷받침한다.[7]

운동과 자가면역질환

미국 국립보건원National Institutes of Health, NIH에 따르면 80가지가 넘는 자가면역질환 중 일부를 안고 사는 미국인이 2500만 명이나 된다.[8] 몸이 자기 조직을 공격하는 자가면역 기능 장애가 특징인 자가면역질환은 환경 독소, 감염, 유전적 요인 때문에 일어난다. 특히 류머티즘성 관절염이나 루푸스 같은 질병은 환자의 삶에 큰 영향을 미친다. 통증, 만성 피로, 우울증처럼 신체적·정신적 웰니스에 영향을 미치는 흔한 임상 증상은 대체로 신체 활동이 부족할 때 일어나고 악화된다. 전체적으로 이러한 증상을 겪는 미국인이 최대 2350만 명이나 되며 연구에 따르면 그 수는 계속 늘고 있다.

자가면역질환 치료법을 잠깐 검색해 보면 처방 약과 긴 수술법 목록이 나온다. 현재 자가면역질환 표준 치료법은 스테로이드나 생물학적 제제 등 면역계를 억제하는 약물을 이용하는 방법이다. 글루코코르티코이드glucocorticoids와 면역억제제가 중심인 이러한 주류 치료법을 이용해도 보통 단기적으로만 증상이 완화되며, 골격근이 손상되는 등 심각한 부작용이 발생하기도 한다. 골격근은 바로 이러한 질병을 조절하는 데 도움이 되는 기관인데도 말이다. 이러한 약물을 오래 사용하면 뼈와 근육량이 줄고 심혈관 기능 장애가 발생한다. 건강하게 장수하는 삶이라는 우리의 목표와는 정반대다! 게다가 이러한 약물은 보호 기능을 하는 조직을 파괴하므로 질병의 진행을 효과적으로 막지 못한다.

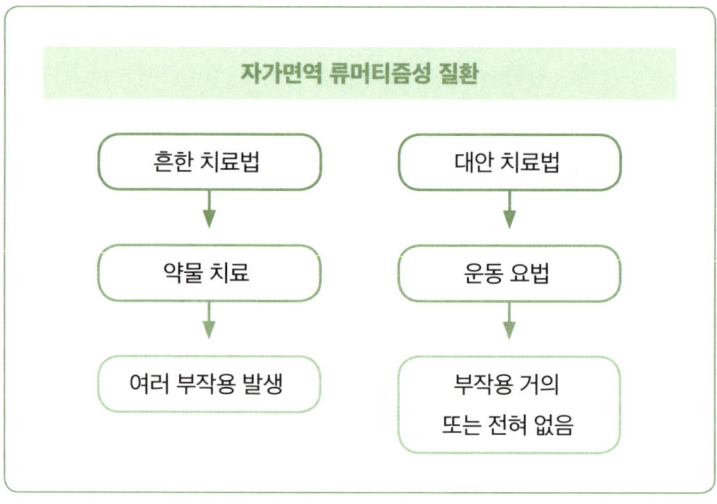

질병의 심각성에 따라 이러한 약물이 필요한 사람도 있겠지만, 대다수는 다음과 같이 기본적인 생활 방식만 개선해도 삶의 질이 크게 나아진다.

포에버 스트롱

- 바깥에서 산책하고,
- 근력운동을 하고,
- 몸을 움직이기만 해도 통증과 뻐근한 느낌이 나아진다.

운동하지 않는 사람이 자가면역질환에 더 흔하게 걸린다는 것은 과학적으로 분명한 사실이다. 연구 결과에서도 비슷한 사실이 드러난다. 건강한 근육을 지닌 사람이 운동하면 조절 T 세포regulatory T cells가 늘어나고, 면역 건강을 조절하는 데 도움이 되는 항염증 반응이 일어나 높은 치료 효과를 거둘 수 있다.[9] 자가면역질환의 원인 중 하나는 염증이 계속되어 몸의 방어 체계가 끊임없이 경계 태세를 취하는 상황이라는 점을 기억하자.

연구에 따르면 골격근이 면역 체계를 건강하게 조절하는 데 중요한 역할을 한다는 사실은 분명하다. 내 경험상 이러한 질병에 시달리며 우리 진료실에 찾아오는 환자는 거의 100퍼센트 약물치료보다 운동할 때 확실히 나아진다고 느낀다. 증상이 심하면 당연히 의사와 상담해야 한다. 하지만 운동 루틴을 시작해 몸에서 나오는 긍정적인 효과도 경험하자.

전반적으로 근육은 일종의 생체 시계 역할을 한다. 조직이 건강하지 않으면 병리 상태에 빠지게된다. 반대로 잘 유지된 좋은 근육은 생리적 해결책을 제시해준다. 다시 말해, **근육 조직의 상태에 따라 질병이 급속히 진전될 수도 있고, 반대로 대사와 눈에**

드러나지 않은 질환이 교정될 수도 있다. 자, 이제 병들기 전에 근육을 키우지 않겠는가?

암

암은 아무리 똑똑한 사람도 아직 완전히 이해하지 못한 복잡한 질병이다. 악성 종양malignancy을 일으키는 위험 요소 중에는 알려진 것도 있고 알려지지 않은 것도 있다. 누구나 어느 정도 DNA 손상을 겪기 때문에 여러 암에 걸릴 수 있다. 어떤 음식을 먹으면 암에 걸린다는 식의 잘못된 정보로 위험을 과장하는 것은 문제의 본질을 흐리고 상황을 더 복잡하게 만든다. 이러한 잘못된 식단에 관해서는 조금 뒤에 다시 살펴보겠다. 지금은 암의 기본 메커니즘에 관한 기초적인 이해를 바탕으로 세상에 널린 정보를 비판적으로 검토할 방법을 알아보자.

해마다 수천만 명이 암에 걸린다.[10] 미국 암협회American Cancer Society는 2040년까지 전 세계 암 신규 발병 건수가 2750만 건, 암으로 인한 사망자 수가 1630만 명에 이를 것으로 예상한다. 악성 종양은 흡연, 햇빛, 알코올, 기타 암을 일으키는 종양 유발 요인에 노출되어 유전적 변형이 발생하며 시작된다. 체지방이 스스로 조절할 수 있는 위험 요소라는 사실과 함께, 암과 비만이 관련 있다는 사실은 잘 알려져 있다. 이러한 한 가지 이유는 과다한 지방 조직에서 낮은 정도의 염증이 서서히 일어나 DNA를 망가뜨리기 때문이다. 내장지방 조직이 과다할 때 일어나는 여러 대사 장애도 또 다른 암 유발 요인이다. 특히 서구식 식단은 간암, 췌장암, 신장암 등과 밀접한 관련이 있다.

과체중이거나 비만한 사람은 체중이 적당한 사람보다 국소 염증과 관련된 만성 질환이나 장애를 앓을 가능성이 높다.[11] 이러한 위험 요소를 해결할 한 가지 방법은 건강한 근육을 만들고, 지키고, 최적화하는 것이다. 비만은 13가지 암 발생 위험 증가와 밀접한 관련이 있다. 그중 몇 가지만 알아보자.

- **자궁내막암**: 체중이 적당한 여성은 비만 또는 과체중 여성보다 자궁내막암(자궁 안쪽 벽에 생기는 암)에 걸릴 위험이 훨씬 적다. 성인에서 자궁내막암 발생 위험은 체중이 늘 때 함께 늘어난다.[12]
- **식도샘암**: 체중이 적당한 사람은 비만 또는 과체중인 사람보다 식도암의 일종인 식도샘암에 걸릴 확률이 2배 낮지만, 고도비만인 사람은 그 확률이 4배 이상 높다.[13]
- **분문부 위암**: 비만 또는 과체중인 사람은 체중이 적당한 사람보다 분문부 위암에 걸릴 위험이 약 2배 높다.[14]

- **췌장암**: 체중이 적당한 사람은 비만 또는 과체중인 사람보다 췌장암에 걸릴 확률이 약 1.5배 낮다.[15]
- **대장암**: 체질량지수body mass index, BMI가 높을수록 남성과 여성 모두에서 대장암과 직장암 위험이 늘어난다. 남성의 위험 증가 폭이 더 크다.[16]
- **담낭암**: 비만 또는 과체중인 사람은 체중이 적당한 사람보다 담낭암에 걸릴 위험이 크다. BMI가 5 늘어날 때마다 담낭암 위험이 5퍼센트 늘어난다.[17] 남성보다 여성에서 위험 증가 폭이 조금 더 크다.
- **유방암**: 많은 연구에 따르면 완경 여성의 경우 BMI가 높을수록 유방암 위험이 완만하게 늘어난다. 예를 들어, BMI가 5 늘어나면 유방암 위험이 12퍼센트 늘어난다.[18] 체중이 적당한 완경 여성은 비만한 여성에 비해 에스트로겐 수용체 양성 유방암estrogen-receptor-positive breast cancer에 걸릴 위험이 20~40퍼센트 적다.[19]
- **난소암**: BMI가 높을수록 난소암 위험이 약간 늘며, 특히 완경 후 호르몬 요법을 사용한 적이 없는 여성은 더욱 그렇다.[20]

이러한 암울한 통계를 어떻게 보아야 할까? 나는 여러분을 우울하게 만들려는 것이 아니라 분발하게 만들려는 것이다! 여기

포에버 스트롱

에 이러한 수치를 나열한 목적은 날씬한 몸을 유지하는 것이 암 발생 위험을 줄이는 가장 좋은 방법이라는 사실을 보여주기 위해서다. 이러한 목표를 달성할 가장 효과적인 방법은 단백질 위주로 식사해 배고픔을 조절하고, 근육을 유지하고, 목표에 맞게 운동해서 체성분을 개선하는 것이다.

내 몸에 맞는 갑옷 만들기

암과 관련해 첫 번째 목표는 당연히 건강한 체성분을 유지해 암을 예방하는 것이다. 하지만 이미 암 진단을 받았더라도 체성분을 최적화하면 강력한 방어력을 얻을 수 있다. 예를 들어 2016년 메모리얼슬론케터링Memorial Sloan Kettering 연구 결과, 초기 유방암 단계인 여성이 운동하면 높아진 심혈관 질환 위험을 낮출 수 있다는 사실이 밝혀졌다.[21] 나이나 체중이 어떻든, 어떤 암 치료를 받든 운동을 많이 할수록 효과가 좋았다. 나는 운동의 힘으로 암 발생 위험을 줄이는 증거 사례를 수없이 보았다. 수년 동안 항암치료를 받는 환자를 지켜보며 건강한 근육이라는 기초를 쌓아 좋은 치료 결과를 얻을 수 있다는 사실도 확인했다. 근육량이 많은 환자는 화학 요법과 방사선 치료를 받을 때도 잘 견딜 뿐만 아니라 생존율도 높았다.

암이라고 하면 많은 이가 화학 요법을 가장 먼저 떠올린다. 하지만 암 때문에 근육이 소모되는 암 악액질cancer cachexia, CC은 거의 언급하지 않는다. 전체 암 환자의 절반이 겪으며 암 치료 결과에 큰 영향을 미치는 질환인데도 말이다. 전 세계적으로 악액질을 겪는 사람은 대략 900만 명이나 된다. 이 치명적인 질환은 흔히 염증이 늘어날 때 발생한다. 입원했거나 암이 진전된 환자의 80퍼센트가 암 악액질에 걸린다.[22] 암 악액질은 결국 전체 암 환자의 최소 22퍼센트를 사망으로 모는 직접적인 원인이다.[23]

　그런데도 미국 임상종양학회American Society of Clinical Oncology는 최근 암 악액질 관련 지침을 내며, 암 악액질이 발생한 다음에는 운동해도 효과가 없으며[24] 따라서 운동을 권장하지 않는다고 결론내렸다. 이에 반하는 명백한 증거가 있는데도 말이다. 이러한 권고는 특히 임상시험에 근거하지 않았다는 점에서 놀라울 뿐만 아니라 위험하기도 하다. 동물 암 악액질 모델에서는 저항운동훈련resistance exercise training, RET을 하면 체질량[25] 및 근육량이[26] 늘었다. 게다가 췌장암처럼 공격적인 암 때문에 악액질을 겪는 암 환자에서 저항운동훈련의 효과를 살피는 임상시험도 이미 실시되었다.[27] 저항운동훈련을 하면 췌장암 및 폐암 악액질 환자의 근육량이 유지될 뿐만 아니라[28] 췌장암 악액질 환자의 체질량[29] 및 근육량[30]도 늘었다. 방사선 치료를 받아 체질량이 8.5퍼센트 이상 크게 줄어든 두경부암 환자의 근육량도 늘었다.[31] 이러한 연구 결과로 볼 때 암 악액질 환자가 적절한 감독하에 저항운동훈련을 하면 임상적으로 유의하게 근육량과 근력을 늘릴 수 있다.[32] 하지만 어떤 저항운동훈련이 가장 효과적인지, 근육량을 확실히 늘리고 염증을 줄이려면 어떤 운동 매개 변수(예를 들어 운동 강도, 운동 시간, 긴장 시간)를 조절해야 할지 결정하려면 임상시험을 더 거쳐야 한다. 이제 종양학 및 그 밖의 주류 의학 분야에서도 건강을 되돌리는 건강한 근육의 힘을 깨달아야 할 때다.

질병이 발생하기 전에 근육량을 늘리면 악액질 같은 질환을 막을 가장 좋은 방어선을 구축할 수 있다. 하지만 질병을 진단받은 뒤에도 **골격근을 늘리고 유지하는 표적화된 영양·운동 요법을 즉각적으로 개입하면 악액질에서 벗어나 훨씬 잘 생존하고 회복할 수 있다.** 식단과 운동 요법으로도 질병을 예방하고 치료 효과를 높일 수 있지만, 생존과 회복은 악액질이라는 근본 원인에 달려있다. 간단하고 접근하기 쉬운 강력한 치료제인 음식과 영양은 약물만큼 도움이 된다. 주요 영양소를 섭취하고 운동하면 진정한 건강과 생존 가능성이 크게 높아진다. 영양과 운동의 중요한 역할을 확실히 깨닫는 것은 암을 이길 가장 중요한 첫 단계다.

염증을 줄이고 식욕을 촉진하며 근육 소모를 줄일 약리학적 방법은 이미 나와 있다.[33] 하지만 우리는 이러한 치료법의 효과를 강화하는 신체 활동의 이점에는 너무 무심하다. 신체 훈련을 암 치료 보조 요법으로 활용하면 어떤 이점이 있는지는 문헌에도 잘 나와 있다. 그런데도 의료계는 아직 이러한 권장 사항을 표준 치료 지침으로 받아들이지 않는다.

환자는 약물뿐만 아니라 가능한 모든 방어 수단을 써서 근육 손실을 막아야 한다. 악액질이 있다면 자극에 반응해 근육을 키우는 몸의 힘을 활용하고, 긍정적인 방향으로 생화학적 반응이 일어나도록 밀어주는 몸의 힘과 능력을 활용해야 한다.[34] 의사는 운동 요법을 사용할 때도 다른 처방을 내릴 때와 마찬가지로 세심하게 정확한 처방을 내려야 한다.

치매 및 알츠하이머병

과체중 또는 비만이 기억력에 좋지 않은 영향을 미친다는 사실은 오랫동안 알려져 왔다. 지방 조직이 많으면 뇌 용량이 줄어든다는 연관성을 보여주는 연구도 많다. 실제로 지방이 많으면 뇌 구조가 파괴된다는 새로운 증거까지 나왔다. 2050년까지 전 세계 치매 환자는 1억 6000만 명까지 늘어날 것으로 추정된다.[35] 증상이 나타나기 전에 이러한 쇠퇴의 전조를 알아차릴 수 있다면 치매 환자를 줄일 수 있을까? 최근 연구 결과로 보면 가능하다.

나는 세인트루이스 워싱턴대학교에서 비만과학 전임의 과정을 수련하는 동안 과다한 지방과 뇌 질환의 관계를 연구하며 이들의 연관성을 직접 보았다. 40대 환자들의 뇌를 스캔하자 허리둘레가 클수록 뇌 용량이 작았다. 최근 연구에서도 비슷한 결과가 확인되었다. 한 종단 연구에서 6583명의 복부 둘레를 시간에 따라 측정한 결과, 복부 둘레가 가장 큰 사람은 가장 작은 사람에 비해 치매 발병 확률이 3배 가까이 높았다.[36] 과체중이라는 사실만으로도 기억력이 저하될 위험이 기하급수적으로 늘어난다는 뜻이다.

우리 사회에서는 나이 들며 기억력 문제가 찾아오는 것을 당연하게 여긴다. 하지만 나는 기억력 저하가 나이보다는 골격근 감소와 더 직접적으로 연관되었다고 본다. 중년에 체력이 떨어지는 현상을 당연하게 여기지 않는다면[37] 진정한 연관성을 더 명확하게 볼 수 있지 않을까?

허리둘레는 뇌에 어떤 영향을 미칠까?

당뇨병, 심혈관 질환, 고혈압처럼 알츠하이머병도 몇몇 경우에는 예방할 수 있는 대사성 질환이다. 알츠하이머병은 여러 요소가 관련된 다인성 질환이다. 알츠하이머병은 유전적 요인으로도 발생하지만, 여기에서는 체중과 혈당 조절력 사이의 상호작용을 포함한 대사적 측면 때문에 뇌가 퇴행한다는 사실을 주로 살펴보겠다. 알츠하이머병을 이해하는 한 가지 방법은 이 질병을 뇌에서 일어나는 제3형 당뇨병으로 보는 것이다.

최근 한 메타분석에서 130만 명을 조사한 결과, 지방 과다로 BMI가 높아지면 치매 진단을 받기 최소 20년 전부터 이미 치매 위험이 늘었다.[38] 기억력 문제가 나타나기 20년 전에도 전조가 나타난다는 뜻이다.[39] 많은 사람이 비슷한 결과를 보인다. 2030년이 되면 과체중 성인은 13억 5000만 명에 이를 것으로 예상되며, 비만으로 분류되는 사람은 5억 7300만 명이 될 것으로 예상된다. 심지어 흥미롭게도 비만이 되면 제2형 당뇨병이 일어나지 않아도 치매 위험이 늘어나는 것으로 나타났다.

허리둘레와 뇌 질환이 연관 있다는 사실은 상당 부분의 **치매를 예측할 수 있다**는 뜻이다. 하루아침에 병에 걸리는 사람은 없다. 정신적 쇠퇴는 사소한 문제가 서서히 커지는 식으로 발생한다. 어떤 단어를 생각해 내거나 정보를 처리하는 데 어려움을 겪거나, 물건을 어디에 두었는지 혹은 다음에 무엇을 해야 할지 기억해 내기 어려워지는 등의 사소한 문제가 치매의 단초다. 이러한 변화가 뚜렷해지면 스스로 불안에 떨고 문제가 더 커질까 봐 걱정한다. 그러면 기분이 저하되고 의욕도 떨어진다. 여기서 우리는 근육 손상으로 일어나는 또 다른 건강 문제를 예측할 수 있다. 기억 상실과 뇌 파괴는 의학적으로 결코 되돌릴 수 없는 몇 안 되는 문제 중 하나이므로, 예방이 최선이다.

지금까지 여러 번 살펴보았듯 건강한 근육 조직은 암부터 심장질환에 이르는 여러 쇠퇴성 질병에 맞설 몸의 중요한 갑옷이다. 이러한 질병은 골격근 손상에서 시작해 대사 불균형과 질병으로 이어지는 끊임없는 악순환을 일으킨다.

중년기에 어떤 선택을 내리느냐에 따라 노화로 가는 길의 가속 여부가 정해진다는 사실은 잘 알려져 있다. 골격근이 사라지면 세포에서 에너지를 생성하는 미토콘드리아도 줄어든다. 에너지가 적게 생성되면 당연히 피로가 쌓인다. 미토콘드리아가 줄어든 상태에서 피로까지 겹치면 에너지를 적게 쓰기 마련이다. 섭취한 열량을 덜 태운다는 말이다. 남은 열량은 지방으로 저장되어 과체중을 일으킨다. 질병의 악순환이 이어지는 셈이다.

골격근을 보호해 미토콘드리아를 사수하면 대사 불균형과 노화에 맞서 몸의 갑옷을 유지할 수 있다. 그러면 내 몸에 건강과 장수라는 선물을 주려면 무엇을 준비해야 할까?

| 마인드셋 리셋 | **당신이 마땅히 누려야 할 건강을 얻기 위한 기준을 설정하자**

웰니스 '목표' 설정에 관해서는 많이 이야기하지 않겠다. 목표를 설정한다고 생각하면 실패할 여지가 너무 많다. 최상의 건강을 누릴 자유가 있는데도 질병의 악순환에 빠진 사람이 너무 많다. 목표를 설정하는 대신, 안팎으로 강인한 미래의 자아에 다가가는 데 필요한 기준을 설정하는 데 집중해보자.

사회심리학자이자 《관점 설계》의 저자인 에밀리 발세티스Emily Balcetis 박사는 다음과 같이 변화를 이루는 세 가지 공식을 권한다. 첫째, 꿈을 크게 갖자. 둘째, 계획을 구체적으로 세우자. 셋째, 실패를 내다보자.[40] 각 단계를 자세히 살펴보자.

1단계: 꿈을 크게 갖자

스스로 '어떤' 사람이 되고 싶은지 파악하자. 그 사람은 '어떤' 자질을 갖고 있는가? 건강한가? 규칙을 잘 지키는가? 집중하는가? 그다음 미래의 자아상을 구현할 행동이 무엇인지 확인하자. 꿈은 크게 갖자. 당신에게 성공이란 어떤 모습인지 정의하자. 성공에 한발 다가갈 '행동'이나 '습관'을 그려보자.

2단계: 계획을 구체적으로 세우자

이 책에서 소개하는 프로그램과 비슷한 계획을 세우자. 계획을 작은 단계로 세분화하자.

- 장보기 일정을 잡는다.
- 요리할 시간을 계획한다.
- 하루 동안 먹을 식사를 준비한다.

'오늘 당장' 해야 할 일의 흐름을 모두 파악해 현재의 나와 미래의 나 사이의 틈을 좁히는 습관을 기르자. 같은 단계를 내일도, 모레도 계속 밟아나간다. 건강뿐만 아니라 생각의 틀을 만들 때도 조금씩 나아가면 큰 진전을 거둘 수 있다.

3단계: 실패를 내다보자

계획을 실천할때 어떤 활력 저장고가 고갈되면 집중이 흐트러지는가? 설정한 기준을 달성하는 데 방해가 되는 흔한 집중력·활력 함정은 어디인가? 이를 파악하려면 자신의 약점을 알아야 한다. 몇 가지 사례를 살펴보자.

- 아침잠 40분을 포기하지 못해 조깅을 건너뛰었는가? 그 시간에 조깅했으면 활력을 채우고 머리를 맑게 비워 하루를 새롭게 시작할 수 있었을지도 모른다.
- 일하느라 너무 피곤해서 저녁 운동을 건너뛰고 텔레비전 앞에서 그저 '멍때리고' 있었는가? 소파에 늘어져 리모컨만 누르지 말고 러닝머신 위로 달려가면 그 움직임만으로도 자극받아 훈련을 계속할 수 있다.
- 금요일 밤이니 느긋하게 한잔해도 되지 않겠냐며 헬스장을 지나쳤는가? 과음해서 속이 울렁거리는 상태가 아니라 운동해서 몸이 기분 좋게 당기는 상태로 일어나면 토요일 아침이 얼마나 상쾌할지 상상해 보라.

이러한 가상 시나리오를 떠올리면 인간이 본능적으로 빠질 수 있는 예측 가능한 함정과 이에 맞설 대안을 모두 예측해볼 수 있다. 행동을 가로막는 충동에 무릎 꿇으면 건강으로 나아갈 어떤 목표도 달성할 수 없다. 그러므로 이제 스스로 깨닫자. 당신이 만날 장애물을 떠올리고 예측하자. 당연한 듯 무심코 경로를 벗어나지 말고, 타협하기 '전에' 새로운 전략을 마음속에 그려보자.

자신을 높은 기준에 맞추려면 계획하고 노력해야 한다. 나쁜 습관을 계속 이어갈 때 치러야 할 대가를 끊임없이 떠올리며, 실천할 수 있는 긍정적인 습관을 기르자. 궁극적인 목표는 건강에 좋은 행동을 열심히 연습하고 내면화해 결국 반응이 자동으로 튀어나오게 하는 것이다. 그러면 인생에서 당신이 꿈꾸는 자아상에 한발 다가갈 수 있다.

그 자아상을 한번 떠올려 보자. 근육을 키우면 나이별 목표를 달성하는 데 도움이 된다는 사실을 아는가?

달라지는 몸,
근력으로 무장하자

우리는 매일 나이를 먹는다. 누구나 그렇다. 이러한 현실에서 벗어날 수 있는 사람은 아무도 없다. 하지만 손에 쥔 지식을 바탕으로 어떤 선택을 하느냐에 따라 지금과 앞으로 삶의 질과 궤적은 크게 달라진다. 먼저 나이 듦을 건강하게 바라보는 생각의 틀을 확립해야 한다. 노인의학 전문의로 수련한 내 경험을 바탕으로 이것만은 말할 수 있다. 오랫동안 스스로 지킬 수 있는 것 가운데 가장 중요한 것은 삶의 '질'이다. 큰 병에 걸리지 않았다면 일상생활을 할 때 근육 건강만큼 삶의 질을 결정하는 것은 없다. 이동성은 자율성을 확립하고 좋아하는 일을 할 능력을 유지하는 데 필수다. 대사가 건강하면 신체 기능 전반의 힘과 활력이 늘어난다.

나이 들며 정신적 회복력, 문제 해결 능력, 인간관계의 깊이 등 많은 부분이 좋아지고 단단해지지만, 몸은 안팎으로 꾸준히 힘을 잃는다. 시간이 지나며 자연스럽게 일어날 예측 가능한 변화에 대비해 영양 및 운동 전략을 세우면 쇠퇴에 대응할 수 있다. 의심스러운가? 70세가 되어도 그 절반 나이밖에 되지 않는 평범한 사람보다 건강한 근육을 더 많이 지닌 운동선수를 떠올려보라.

우리가 본래 지닌 생리적 과정이 웰빙에 어떤 영향을 미치는지 이해하면 스스로 조절할 수 있는 요인을 바꿔 자신의 장수를 강력하게 책임질 수 있다. 이러한 미래로 나아갈 첫 번째 단계는 신체 변화를 해독하는 방법을 배워, 내가 추천하는 전략을 실천해야 할 이유를 더욱 명확하게 이해하는 것이다. 우리는 흔히 질병을 병에 걸리거나 걸리지 않은 이분법적 상태로 생각한다. 하지만 보통 변화는 작은 연기가 피어오르는 들불처럼 시작해 걷잡을 수 없는 산불처럼 커진다. 불이 번지도록 계속 내버려두면 피해를 복구하기가 더욱 힘들어진다. 나이 든다고 누구나 상태가 나빠진다는 법은 없다. 하지만 '포에비 스트롱'을 유지하려면 의지력과 집중력을 갖고 더 현명하게 노력해야 한다.

젊을 때부터 시작하자

이 사실을 기억하자. 인생 게임은 가장 강한 자만 살아남는 적자 생존이다. 무엇을 먹고 어떻게 움직여야 하는지 영양적·신체적으로 알아야 함은 물론, 이러한 지식을 빨리 실천할수록 좋다. 성인 비만을 해결해야 한다는 사회적 강박은 아동에 대한 걱정으로도 이어졌다. 하지만 근육보다 지방에만 눈길을 돌리면 잘못된 길로 빠지게 된다. 건강한 근육 조직을 만들고 유지하는 일은 젊은 세대에게도 아주 중요하며, 일찌감치 근육 발달을 목표로 삼으면 장수의 발판을 마련할 수 있다.

미국 질병통제예방센터CDC에 따르면 지난 30년간 아동 비만율은 3배로 늘었다. 2~19세 아동의 20퍼센트인 1470만 명이 비만이다. CDC 자료에 따르면 2001~2017년 사이 제2형 당뇨병을 앓는 20세 미만 인구는 95퍼센트 늘었다.[1] 미국 소아과학회 American Academy of Pediatric는 잘못된 식습관 때문에 아동 당뇨병 위험이 늘어난다고 경고한다. 고혈압, 수면무호흡증, 지방간, 우울증과도 관련 있는 당뇨병은 이제 아동에서도 아주 흔한 질병이 되었다.[2] 그런데도 2021년 전국 아동건강조사National Survey of Children's Health 결과에 따르면 일주일 동안 매일 과일을 먹지 않는 어린이가 32퍼센트, 매일 채소를 먹지 않는 어린이가 49퍼센트였고, 가당 음료를 한 번 이상 마시는 어린이는 57퍼센트나 되었다. 좋은 식습관이 최적의 성장과 건강을 약속한다는 사실이 이미 잘 알려져 있는데도, **어쩌다 영양 섭취 기준선이 이렇게까지 낮아졌을까?**

근육 건강에 일찍 투자할수록 점차 그 보상이 누적된다. 저축과 마찬가지다. 젊을 때 저항운동을 하고 영양가 풍부한 음식을 먹으면 신체적·정신적 잠재력을 최대한 발휘할 만반의 준비가 된다. 자기 몸을 더욱 자각하고 자신감과 힘을 키울 수 있는 것은 물론이다. 운동은 당연히 청년의 심혈관 건강에도 매우 중요하다. 특히 근력운동을 하면 근력, 힘, 국소 근지구력을 키울 수 있다. 이처럼 근력운동은 청년에게 매우 중요하다. 그런데 이들에게도 동일하게 이점을 준다는 중요한 사실은 흔히 간과된다.[3] 우리는 모두 일정한 수의 근섬유를 갖고 태어나지만,[4] 이러한 근섬유를 키우고 위성(줄기)세포에서 새로운 근섬유를 만들어 근육이 지닌 잠재력을 얼마나 끌어낼 수 있을지는 평생 체력 향상에 얼마나 힘을 쏟는지에 따라 달라진다. 우리 몸에는 근육 기억이 있으므로 근력을 꾸준히 쌓아야 한다. 저항운동에 적응하는 데 관여하는 주요 조절 유전자에 근육이 긍정적인 영향을 미치기 때문이다.[5]

미국 소아과학회에 따르면 저항운동은 어린이와 청소년에게 안전하고 효과적이며, 이들의 건강과 체력을 향상하고 부상을 줄일 뿐만 아니라, 재활을 돕고 몸에 관한 지식을 늘린다.[6] 역기 들기뿐만 아니라 개구리 뛰기, 곰 기어가기, 게걸음, 캥거루 뛰기, 깨금발 뛰기처럼 자신의 체중을 이용한 다양하고 재미있는 운동도 모두 저항운동이다. 아이들은 역기를 들면 안 된다는 철 지난 통념과 달리, 저항운동은 나이에 상관없이 누구나 할 수 있다. 기술을 제대로 활용해야 한다는 점을 강조하며 세심하게 감독하고 재미를 중심으로 훈련하면 운동에 대한 꾸준한 관심을 효과적으로 불러일으킬 수 있다. 어린이가 근력운동을 하면 운동할 때 신경세포 동원력motor-neuron recruitment이 늘어 근육이 더 강하게 수축할 수 있으므로 평생 이롭다. 중량을 더하기 전에 필수 기본 동작을 제대로 할 수 있도록 기초를 탄탄히 다지는 것이 핵심이다. 덤벨 무게가 2.5~5킬로그램을 넘어가는 역기 들기는 사춘기부터 시작하는 게 적절하다.

청소년기는 호르몬에 따라 성장하는 단계다. 따라서 근육 조직은 어릴 때 훨씬 더 잘 반응한다. 발달 단계에 적합한 수준에서 안전하게 근력운동을 하면 평생 가는 기초를 탄탄히 다질 수 있다. 이 책은 아동 대상이 아니지만, 라이언 프로그램이 제안하는 건전한 식습관과 운동 원칙은 온 가족에게 도움이 된다. 활발하게 노는 어린이일수록 단백질을 더 많이 섭취하면 성장에 도움을 받을 수 있다.[7]

우리가 조절할 수 있는 모든 요인 가운데 영유아기 및 아동의 식단은 아이들의 건강에 가장 큰 영향을 주는 요소다. 아이들은 다량영양소가 균형 있게 들어 있고 영양이 풍부한 자연식품을 먹으며 건강하게 발달하고 날씬한 몸을 구성하는 체성분을 얻고, 청소년기와 성인기까지 이어질 좋은 습관을 기를 수 있다.[8] 이 중요한 시기에 단백질을 적게 먹으면 성장이 저해되고 스포츠를 하거나 놀 때 피곤해진다. 반면 단백질 중심으로 먹으면 학습하고 성장하고 잘 놀고 스스로 도전하는 데 필요한 연료를 얻을 수 있을 뿐만 아니라 나중에 대사 문제를 예방할 수도 있다. 게다가 건강한 근육이 주는 효과는 누적된다. 따라서 어린이의 근력운동은 모든 아동에게 표준 지침이 되어야 한다.

아이가 철봉을 오르거나 암벽을 기어오르는 방법을 배울 때 근육 세포의 특성과 용량이 달라진다는 사실을 아는가? 우리는 흔히 '근육 기억muscle memory'이라는 말을 비유적으로 사용하지만, 최근 연구에서는 운동할 때 근핵myonuclei이 늘어 **근육이 실제로 세포 수준에서 기억을 얻고 유지한다는** 사실이 밝혀졌다.[9]

연구에 따르면 어릴 때 훈련된 근육에는 근핵이 더 많다. 저항운동을 일찍 시작하면 근핵이 늘며 근육 조직이 '세포 기억'을 얻는다는 뜻이다. 근핵 수가 많은 근섬유는 특히 나중에 저항운동을 할 때 더 빨리 자란다.[10]

지금 당장 시작하자!

많은 사람의 생각과 달리 우리가 말하는 노화, 즉 **근육과 전반적인 체성분에서 일어나는 피할 수 없는 생리적 변화는 30대부터 시작된다.** 젊을 때 근육을 키워 생물학적 저장고를 만들어두면 그 효과는 평생 이어진다. 나이 들어 근력과 근육량을 유지하는 능력은 근육 손실 속도뿐만 아니라 손실이 시작되는 시점인 젊을 때 쌓은 최대 근육량으로 결정된다.[11] 젊을 때 내린 선택은 몸에 지시를 내려 궁극적으로 에너지, 활력, 유지력을 결정한다.

하지만 **시작하기에 늦었다는 말은 아니다.** 긍정적인 변화가 당장 눈에 띄지 않아도 분명 개선된다. '오늘 당장!' 당신이 내딛는 한 걸음은 당신의 미래를 다시 쓸 것이다.

건강한 근육이 충분할수록 생존과 성공 가능성이 높아진다.

20대에서 30대

지금 당신이 20대에서 30대라면 유행하는 다이어트와 클렌즈 주스를 모두 섭렵하며 잘하고 있다고 생각할지도 모른다. 최신 영양학 유행을 모두 따라잡으며 보충제를 쟁이거나, '슈퍼' 푸드를 잔뜩 먹거나, 채식하기로 결심하거나, 단백질은 줄이고 채소 위주로만 먹는 식단을 따를 수도 있다.[12] 하지만 정보가 많다고 해서 꼭 좋은 것은 아니다. 내 접근법은 최신 유행에 휩쓸리지 말고 장기적인 관점에서 과학이 권하는 방법에 집중하자는 것이다.

스포일러 하나를 먼저 말해두겠다. 지름길은 효과가 없다. 그 대신 라이언 프로그램을 차근차근 따르면 체력, 건강, 장수의 미래를 구축할 탄탄한 토대를 마련할 수 있다. 청소년기나 청년기에 활동적으로 살며 얻은 건강상의 이점은 신체적 효과에만 그치지 않는다. 운동이 인지 발달, 사회성 발달, 스트레스 해소, 전반적인 정서적 웰빙에 긍정적인 영향을 미친다는 증거도 점점 늘고 있다.

청년기에는 테스토스테론, 성장호르몬, 인슐린유사성장인자-1insulin-like growth factor-1, IGF-1 등의 호르몬이 최고조에 이르러 성장을 촉진할 채비를 한다. 이러한 호르몬이 넘칠 때는 규칙을 엄격하게 지키지 않아도 될 것처럼 보인다. 영양소를 어떻게 먹어도 몸이 최선을 다하기 때문이다. 하지만 청소년기에만 주어지는 면죄부에 기대면 장기적으로 나쁜 습관이 몸에 밴다. 그러지 말고 집중해서 부지런히 주의를 기울이면 지금이든 나중이든 항상 유용한 행동 패턴을 확립할 수 있다.

20~30대라면 지극히 당연하게 받아들이겠지만 건강한 삶을

위해서라면 정신이 번쩍 들 만한 정보가 있다. **골량**bone mass**은 25~30세에 최고조에 이른다**는 말이다. 뼈 건강은 대체로 근력과 여러 기관 사이의 소통으로 결정된다. 제지방량(인체에서 체지방을 제외한 모든 요소-편집자)과 골밀도 사이에는 분명한 양의 상관관계가 있다.[13] 정점이 무엇인지는 잘 알지 아는가? 일단 정상에 오르면 그다음부터는 내리막길이다. 내려올 때 제대로 대처하기 위해 자신을 다잡아보면 어떨까?

신디 이야기

내 환자 중에 신디라는 생물학자가 있다. 항상 운동에 관심이 많지만, 근육 키우기는 버거워했다. 말랐지만 근육량이 적어 마른 비만이라 할 만한 체형이었다. 그는 현장직에서 사무직으로 전환된 다음 하루 종일 앉아서 일하느라 피로에 시달렸다. 먹는 음식의 열량을 계속 확인했지만, 정작 먹는 것은 대체로 영양 밀도가 낮은 유전자 변형 초가공식품이었다. 수질과 실내외 공기질이 나쁜 환경에서 지내면서 신디의 건강은 더욱 악화되었다. 평범한 미국인 생활환경에서 노출되는 독소에 집안의 독성 곰팡이까지 더해져 신디의 건강은 더욱 악화되었다.

신디는 잘 먹었지만, 식단에 섬유질과 자연식품이 부족한 탓에 늘 영양 부족 상태였다. 철분과 아연 수치도 낮아 머리카락과 손톱이 푸석하고 힘이 없었다. 헬스장에서 안정 상태로 오래 유산소운동을 했지만, 시간만 잡아먹을 뿐 효과는 거의 보지 못했다. 신디는 아주 흔한 함정에 빠졌다. 근육 '벌크업'을 두려워하는 다른 많은 여성처럼 그 역시 근력운동을 생각해 본 적도 없었다.

포에버 스트롱

나는 신디의 삶을 바꾸기 위해 식단 체계를 잡아 식사 시간을 명확하고 일관되게 지정했다. 단백질 섭취를 늘리고, 저열량 가공식품만 먹는 식단에서 벗어나 몸에 영양분을 풍부하게 공급하는 자연식품을 중심으로 식단을 짰다. 그러자 그는 마치 시든 꽃에 갑자기 물을 준 것처럼 달라졌다. 근육이 생기고 근력이 역대 최고로 늘었다. 활력 수준이 2에서 10으로 뛰어올랐다. 끊임없이 카페인을 달고 살지 않고 모닝커피를 4잔에서 1잔으로 줄였다. 철분 수치를 비롯한 혈액 지표도 좋아졌다. 머리카락, 피부, 손톱에 윤기가 돌기 시작했다. 전반적인 웰니스를 꿈꾸는 데 집중하며 음식 갈망도 조절할 수 있게 되었다. 전에는 오후 3시가 되면 졸음이 쏟아졌지만, 이제 새로운 일상에 활력이 넘쳤다. 믿을 수 없는 일이었다.

신디에게 명확한 지침을 주자 그는 실행력 1등인 환자가 되었다. 세심하게 균형잡힌 다량영양소가 포함된 음식을 먹으며 영양 밀도를 바로잡는다는 명쾌한 전략은 성공적이었다. 운동 전략을 바꾸고 수면을 정상으로 되돌릴 도구도 얻었다. 그러자 엄청난 변화가 일어났다. 몸에 필요한 다량영양소와 미량영양소가 채워지자, 활력이 폭발적으로 늘었다. 생리 기간에도 기분이 저하되지 않았고, 요즘 많은 젊은 여성과 달리 탄수화물을 먹을 때마다 겁내지도 않았다. 신디는 몸을 옥죄는 대신 영양분을 주었다. 체격은 그다지 커지지 않았지만, 근육이 생겼고 '마른' 체형을 유지하면서도 체지방이 줄었다. 첫 비키니 쇼에 참여할 정도가 되자 이제는 수영복을 입고 무대에 설 만큼 자신감을 얻었다. 신디의 목표는 체중 감량이 아니었다. 완벽한 변신이 그의 목표였다. 그리고 그러한 일이 실제로 일어났다.

생식능력

난임은 비만이나 과체중과 함께 서구에서뿐만 아니라 전 세계적으로 늘고 있다. 흔히 난임을 호르몬 문제로만 여기지만, 사실 난임은 남녀 모두 식습관이나 생활 방식과 밀접한 관련이 있다. 날씬한 몸은 생식능력 높은 건강을 나타내는 객관적인 지표일 뿐만 아니라, 생식능력을 극대화하고 최적화하는 데 독특하고 중요한 역할을 한다.

여성의 난임

흔히 12개월 이상 자연임신을 시도했는데도 실패하는 경우를 난임으로 정의한다. 세계보건기구(WHO)의 추산에 따르면 난임으로 고통받는 여성은 5000만~8000만이나 된다.[14] 가임기 여성 난임의 가장 흔한 원인은 배란 문제로, 난임 문제를 겪는 여성의 40퍼센트 이상이 이에 해당한다.[15] 비만은 여성의 생식능력을 방해한다고 알려져 있다. 체중이 조금만 정상 범위를 벗어나도 임신율이 떨어진다.[16]

미국 가임기 여성의 약 6~12퍼센트인 500만 명이 겪는 한 가지 문제는 다낭성난소증후군이다. 이 문제는 인슐린 저항성, 근육 조직 차이 또는 나이 들며 흔히 찾아오는 저근육형 비만

sarcopenic obesity과 관련 있다.[17] 이 질환은 근육 조직에 직접 영향을 주어 인슐린 매개 포도당 흡수를 줄이고 때로 인슐린 신호에도 혼란을 일으킨다. 다낭성난소중후군은 흔히 비만과 관련 있다고 알려져 있지만, BMI와 별개로 심각한 말초 인슐린 저항성이 있는 사람도 이 질병에 걸릴 수 있다. 심지어 마른 다낭성난소중후군 환자의 근육에도 지방이 많이 끼어 있을 수 있는데 이는 인슐린 감수성이 떨어지는 원인이 된다. 다낭성난소중후군 환자는 비만 여부와 관계없이 포도당 처리 능력이 낮다. 골격근이 다낭성난소중후군 치료의 핵심 중 하나라는 점은 인슐린 저항성 문제를 개선하는 데 고강도 운동이 필요하다는 사실을 강조한다.[18] 생식능력을 개선하려면 과도한 지방의 영향을 줄이는 한편, 분자 수준에서 인슐린 문제를 해결해야 한다. 운동과 영양은 세포 신호를 증폭하므로 지방과 인슐린이라는 두 가지 문제를 모두 해결하는 데 도움이 된다. 이제 여성 난임의 흔한 원인 중 하나를 이해하려면 근육을 중심에 두어야 한다는 사실이 더욱 분명해졌다.[19]

임신

골격근은 건강한 임신을 돕는 영웅이다. 이 놀라운 기관은 여성이 임신할 때 일어나는 정상적인 변화에 적응해 태아에게 필수 영양소를 공급하는 한편, 이러한 변화가 산모에게 미치는 영향을 완충한다. 건강한 임신 상태에서도 신진대사, 호르몬, 혈액순환이 달라진다. 몸에서 의도적으로 인슐린 저항성을 일으키기도 한다. 연구에 따르면 임신 중에는 인슐린 매개인 전신 포도당 처리가 50퍼센트 줄어든다.[20]

앞서 이미 인슐린 저항성의 위험을 살펴보았다. 왜 임신 상태에서 인슐린 저항성이 생길까? 여기에는 합당한 이유가 있다. 임신하면 산모는 혈당과 유리지방산을 늘려 태아가 이러한 영양소를 이용하도록 돕는다. 임신하기만 해도 혈당이 높아진다는 뜻이다. 정상적인 내당성을 지닌 건강한 산모는 인슐린 생산량을 늘려 이러한 변화에 대처한다. 하지만 산모의 몸에서 필요한 만큼 인슐린을 만들어 사용하지 못하면 혈류에 남은 포도당이 고혈당을 유발하고 결국 임신성 당뇨병이 발생한다. 해마다 미국 임산부의 약 10퍼센트가 임신성 당뇨병에 걸린다.[21] 임신성 당뇨병은 치료할 수 있지만, 이 질환이 생기면 산모의 혈압이 높아지고 아기도 위험해진다. 임신성 당뇨병에 걸린 산모의 아기는 너무 커져서(체중 4킬로그램 이상) 분만을 어렵게 만든다. 조산 가능성이 높아져 아기가 호흡곤란 등의 문제를 겪거나 저혈당에 빠질 수 있으며, 성장해서 제2형 당뇨병에 걸릴 위험도 커진다.

산모와 아기를 위한 최선의 방어책은 가능한 한 건강한 상태로 임신을 맞는 것이다. 주로 앉아서 생활하거나 이미 골격근에 인슐린 저항성이 있는 상태에서 임신하면 건강상 약점을 지닌 채로 임신 과정을 시작하는 셈이다.[22] 비만율이 늘며 과체중이거나 건강하지 않은 상태에서 임신을 맞이하는 여성이 늘고 있는데, 이들은 이미 대사를 제대로 발휘하지 못하는 상태이므로 위험 또한 높다.[23]

건강한 골격근은 산모와 아이 모두를 보호하지만, 근육의 이러한 역할은 그동안 너무 간과되었다. 임신 중 인슐린 저항성이 일어나는 것은 정상이지만 임신성 당뇨병은 그렇지 않다.[24] 골격근이 건강하면 산모가 임신성 당뇨병에 걸리지 않도록 예방하는 데 도움이 된다. 연구 결과를 보아도 저항운동과 유산소운동이 혈당 수치 개선에 모두 중요하다는 사실이 분명하다.[25] 따라서 산전 운동 프로그램에 근력운동을 더 많이 넣어야 한다.

남성의 난임

지방이 많으면 테스토스테론이 줄어든다. 지방이 끼어 건강에 해로운 근육과 과도한 지방 조직에서 테스토스테론을 에스트로겐으로 전환하기 때문이다. 지방이 많으면 앞서 강조한 혈당 문제도 일어나 코르티솔이 늘고 남성의 생식능력이 떨어진다.

하지만 근육은 긍정적인 역할을 한다. **근육이 수축하면 생식능력에 긍정적인 영향을 준다.** 근육이 건강해지면 호르몬 생산과 반응이 개선되고 체성분도 좋아지며, 몸의 염증 반응이 조절되어 생식능력이 좋아진다. 다양한 운동을 하면 가임 남성이나 난임 남성 모두의 생식능력이 여러 면에서 크게 개선된다는 증거도 늘고 있다.[26] 실제로 운동하면 정액의 양이 늘어날 뿐만 아니라 생존 가능한 정자의 양과 질도 늘어난다.[27] 지방 때문에 생식능력이 떨어졌다면 대사를 개선하는 건강한 근육을 늘리는 편이 좋다.

30대 후반에서 40대 초반

"라이언 박사님, 저 어떻게 된 건지 모르겠어요. 예전처럼 먹고 운동하는데도 계속 살이 쪄요." 30대 후반에서 40대 초반 환자들에게서 매일 듣는 말이다. 지극히 예측할 수 있고 흔하며 일어날 법한 일이다. 30대에서 40대는 신진대사가 결국 전환점에 들어서는 시기다. 이때는 몸에서는 물론 잠재적으로 혈액 검사에서도 변화의 징후가 나타나기 시작한다. 분명한 사실도 있다. 겉으로 변화가 드러난다면 몸 건강에 좋지 않은 골격근이 있을 가능성이 크다는 뜻이다. 20대처럼 나쁜 습관을 이어가고 운동하지 않으면 체지방이 쌓이기 시작하고 근육 건강이 더욱 나빠진다. 다행히도 증거에 기반한 원칙을 따르면 노화에 따른 대사 변화를 나쁜 쪽으로 끌고 가는 행동을 교정할 수 있다. 젊었을 때 **기회를 놓쳤다면 지금이 바로 골든타임이다. 이 10년 동안 우리에**

게 필요한 신체 보호력을 쌓는 데 집중하자.

지금 건강을 위해 노력하는 효과는 먼 미래에만 나타나지 않는다. 물론 체성분을 교정하면 혈액 검사에서 균형이 회복된 것을 볼 수 있다. 하지만 곧바로 매일 더 나아진 자신을 느끼게 된다. **대사가 건강해지면 푹 잘 수 있고 활력도 늘어난다.** 호르몬이 최고조에 이르면 경력을 쌓는 데 가장 중요한 이 시기에 **건강한 근육 덕분에 정신적으로 더 강해져 직장에서 능력을 발휘할 수 있다.** 근육 중심으로 생활하면 **몸이 유연해지고 잠자리에서도 기분이 좋아져 연애에도 도움이 된다.** 운동하면 성욕도 늘어난다.

주변 사람에게도 좋은 기운이 퍼진다. 비만이 주변으로 '퍼질' 수 있다는 사실을 밝힌 연구를 아는가? (2007년 한 연구에 따르면 어떤 사람이 일정 기간 비만이면 친구도 비만이 될 확률이 171퍼센트 늘어난다.)[28] 건강도 마찬가지로 '퍼진다'. 당신이 어떻게 실천하느냐에 따라 주변 사람의 건강 기준이 높아진다.

나이 들며 찾아오는 신체 기능 저하를 막을 핵심 요소가 무엇인지 짐작하겠는가? 당연히 단백질(과 저항운동)이다! 고등학교를 졸업하고 대학이나 직장에 갈 때도 오래된 습관이 당신의 발목을 잡았을 것이다. 몸의 성장기가 끝나면 체성분을 최적화하고 건강을 지킬 현명한 변화가 필요하다. 근육이 영양소 감지 기관이라는 사실을 이해하고 근육의 능력을 최대로 끌어올려 근육

성장과 건강으로 나아갈 강력한 방법을 실천할 때는 바로 지금
이다.

40대 중반에서 후반

노화는 피할 수 없다. 누구나 매일 조금씩 늙는다. 근육을 젊음
의 샘으로 설명한다 해서 나이 든다는 현실을 부정하거나 피하
려는 것이 아니다. 점차 발생할 예측 가능하고 피할 수 없는 변
화에 정면으로 맞서고 이러한 변화를 최대한 활용하도록 도우려
는 것이다.

체중이 5킬로그램씩 불었다 빠지기를 반복하는 데 지쳤는가?
밤에 깨지 않고 푹 자고 싶은가? 오후 3시까지 맑은 정신을 유지
하며 남은 하루를 질질 끌지 않고 보내고 싶은가? 머리가 멍하고
할 말이 생각나지 않고 의욕이 떨어져서 고생하는가? 하지만 이
제 안심해도 좋다! 바로 지금 노화가 당신의 자유를 빼앗아 가도
록 내버려두지 않고 건강을 내 손에서 조절할 기회가 있다.

나이 들며 근육의 영양 감지 능력이 줄어든다는 사실은 누구
나 잘 안다. 근육이 단백질, 특히 소량의 아미노산에 반응하는 능
력이 떨어지면 조직이 달라진다. 이처럼 변화가 생기면 근육 조
직의 대사 능력이 현저히 줄어 질병, 피로, 비만이 발생할 위험이

포에버 스트롱

커진다. 조직이 파괴되기 시작하면(이러한 일은 모든 나잇대에서 발생할 수 있지만 흔히 40대에 발견된다) 불가피한 체중 감소 및 건강 문제와 싸우기가 더욱 어려워진다.

체중이 늘면 근육에 해로운 대사 환경이 조성되어 근육이 손상된다. 지방이 만드는 독성 부산물이 골격근에 넘쳐 몸이 약해지고 유연성이 떨어지며 섭취한 음식의 열량을 효율적으로 처리하지 못한다. 지방이 쌓인 골격근은 제대로 수축하지 못하고, 아미노산을 이용해 새롭고 건강한 근육 조직을 합성하지 못한다. 지방은 지방 세포에만 쌓이는 것이 아니라 근육에도 낀다. 이렇게 되면 운동한 다음이나 다쳤을 때 회복하기 어려워지고 근육을 더 많이 만드는 능력도 줄어든다.

근육이 손상되면 단백질에 잘 반응하지 못한다. 따라서 40세 이상 성인이라면 아미노산을 골격근으로 바꾸는 근육-단백질 합성muscle-protein synthesis, MPS을 최우선으로 고려해 영양 계획을 짜야 한다. 걱정하지 말라. 5장에서 더욱 자세히 설명해 드리겠다. 라이언 프로그램에는 나이 들며 불가피하게 맞이하는 신진대사의 현실을 개선해 장기적으로 당신을 도울 방법이 들어 있으니, 그 전까지는 마음을 놓자.

라이언 프로그램에서는 근육의 인슐린 저항성 변화도 고려한다. 재생 능력이 떨어지는 것은 사실이지만, 그렇다고 해서 활력을 떨어뜨리는 다른 변화도 스스로 통제할 수 없다는 뜻은 아니다. 이 시기를 성패를 가르는 기간이라고 생각하자. 이 시기의 핵심은 피부 아래에 있는 체지방이 점차 눈에 띤다는 사실이다. 하지만 눈에 보이지 않는 더 미묘한 변화도 있다. 근육이 소리 없이 점차 파괴된다는 사실이다.

적절한 식이요법과 저항운동을 하지 않으면 골격근 감소 sarcopenia(근감소증)와 근력 및 힘이 줄어드는 근력 감소증dynapenia이 30대부터 시작되어 50세에 접어들면 뚜렷해진다. 골격근 감소는 해마다 0.8~1퍼센트, 근력 감소는 해마다 2~3퍼센트 속도로 일어난다. 이러한 경향은 체지방 증가와 근육 감소로 이어져 근감소증과 비만이 '모두' 일어나는 저근육형 비만을 초래한다. 저근육과 비만 모두 좋지 않은 대사 건강을 나타내는 상태다. 따라서 저근육형 비만이면 대사 장애가 심각해져 치명적인 심혈관 질환이 생길 위험이 훨씬 커진다.[29]

그러므로 **운동은 남에게 잘 보이려고 하는 것이 아니다. 움직이지 않으면 근육이 쪼그라들기 시작한다.** 한 연구에 따르면 노인이 일주일만 침대에 누워 있어도 다리 근육 조직이 약 3퍼센트 줄어든다.[30] (놀랍지 않은가!) 침대에 누워 지내는 일은 병들거나 나이 들 때만 일어난다고 생각하기 쉽지만, 누구나 **그저 몸이 조금 아프거나 활동량이 줄거나 운동을 중단하기만 해도 근육 조직이 상당히 줄어든다.** 침대에 누워 있는 것은 부작용 없는 좋은 치료법이 아니다. 사실 득보다 실이 많을 수도 있다. 1999년 체계적 문헌 고찰에서 연구 대상인 17개 질환 중 어느 하나에서도 누워서 쉬는 방법에 이점이 없는 것으로 밝혀지며[31] 이러한 치료법은 시대에 뒤떨어진 방법이라는 사실이 입증되었다. 하지만 이러한 방법은 아직도 많은 입원 환자에게 권장된다. 여기서 우리는 주류 의학에서 근육이 대사에 미치는 힘을 무시할 때 일어날 또 다른 결과를 볼 수 있다. 이미 제지방 근육량이 부족한 상태에서 입원한 사람을 침대에만 눕혀두는 것은 잠재적으로 해로운 '치료법'이므로 더욱 신중하게 검토해야 한다.

평생 단백질과 근육 키우기를 중요하게 여긴 운동선수가 아니라면 이제라도 건강한 근육을 더 만들어야 한다. 최근 추정치에 따르면 60세 미만의 8~36퍼센트, 60세 이상의 10~27퍼센트가 근감소증을 겪는다. 60세 이상에서 중증 근감소증을 겪는 비율은 2~9퍼센트나 된다.[32] 50대가 되면 대사를 개선하기가 훨씬 어려워지지만, 그렇다고 건강을 향상할 기회가 완전히 닫히는 것은 아니다. 이 시기에 양질의 단백질을 골고루 적당히 섭취하고 적극적으로 운동해서(5장과 9장 참고) 근육을 회복하고 키우면 대사 기능 장애를 되돌릴 수 있다. 심지어 현재 건강 상태에 따라 다르지만, 몇 달 안에 근육을 다시 늘릴 수도 있다. 자, 이제 운동을 시작할 때다!

'포에버 스트롱'을 유지하기에 아직 늦지 않았다.

"나이는 뛰어난 평형추라는 사실을 기억하자.
당신이 어떤 습관을 지녔는지에 따라 어떻게 노화 과정을
헤쳐나갈지가 결정된다."

50대

나이 들면 성숙함, 관점, 지혜를 얻을 수 있다! 게다가 20년 이상 진행된 연구에 따르면 나이 들며 스트레스를 덜 받는 사람도 많다.[33] 하지만 노화의 신은 골격근량 손실도 가져온다. 50세가 지나면 해마다 근육량이 1~2퍼센트씩 줄어든다.[34] 손실된 근육은 흔히 체지방으로 대체되어 근력과 운동성을 떨어뜨리고 대사를 방해한다.

근력은 훨씬 줄어든다. 활동량이 줄고 영양이 부족해지며 호르몬이 줄어드는 한편 부상이나 염증 등이 한꺼번에 일어나며 근력에 영향을 미친다. 하지만 우리가 날씨를 바꿀 수는 없지만 이러한 쇠퇴를 일으키는 힘은 바꿀 수 있다. 식이 단백질과 저항운동을 현명하게 선택하면 근육량과 근력 손실을 완화할 수 있다. 앞서 살펴보았듯 건강을 지키고 질병에서 회복해 기능을 유지하려면 나이 들수록 단백질을 더 많이 섭취해야 한다.

포에버 스트롱

단백질을 제대로 섭취하며 저항운동을 하면 근육 건강을 지킬 수 있으며, 잘못된 식습관을 고치고 지방간, 비만, 고혈압, 고혈당, 고콜레스테롤혈증 등 여러 질병을 해결하고 예방하는 데 도움이 된다. 나는 많은 사람에게 단백질의 힘을 알리고 영양학적 해결책을 제시하며 건강한 변화를 끌어냈다. 환자들의 인생이 달라지도록 도운 적도 여러 번이다.

의료인들은 청년기나 중년기에 단백질은 적게 먹고 채소를 많이 먹어야 한다고 주장하지만, 그러한 주장은 이쯤에서 그만두어야 한다. 존경받는 노인의학 전문의 가운데 저단백질 식단이나 근육량 감소가 중년 이후 성인에게 안전하다고 말하는 사람은 아무도 없다. 골격근량이 천천히 줄며 만성 질환 위험이 늘어나는 근감소증은 장애를 직접 예측하는 인자다. 우리의 목표는 이처럼 불가피한 근쇠퇴에 대비해 가능한 한 많은 근육을 확보하고 유지하는 일이 되어야 한다. 다행히 노화하는 근육에도 가소성이 있어 언제든 이를 개선할 수 있다.

갱년기

갱년기이거나 갱년기에 접어드는 여성이라면 누구나 이 시기에 체지방 분포 변화를 경험한다. 완경이 찾아와 에스트로겐과 프로게스테론 분비가 줄면 코르티솔과의 균형이 깨져 인슐린 저항성이 더욱 악화된다. 이러한 호르몬 변화에 더해 에너지 소비까지 줄면 체중이 늘어난다. 하지만 그렇게 될 수 있다는 것이지 반드시 그렇게 된다는 것은 아니다. **체지방 감소와 근육 건강 저하는 피할 수 있다!**

프로게스테론과 에스트로겐이 줄기 시작하면 식이요법과 집중적인 유산소 및 저항운동으로 강력한 자극을 주어 호르몬 감소가 미치는 영향에 맞설 수 있다. 갱년기 변화를 완화할 도구는 바로 이를 자발적으로 통제할 당신 손에 있다. 멋지지 않은가?

흔히 여성들은 이 전환기에 지방이 금세 부쩍 늘고 근육량이 줄어드는 문제를 겪는다. 이러한 변화가 일어나면 자신감, 정서적 웰빙, 전반적인 삶의 질이 떨어진다. 많은 여성이 "이제 늙었어. 몸은 어차피 이렇게 변해갈 텐데 노력해 봐야 소용없지."라며 포기하는 경우를 수없이 보았다. 하지만 사실은 전혀 그렇지 않다.

호르몬 변화와 함께 일어나는 몸의 변화를 이해하면 호르몬 상태가 어떻게 달라지더라도 이겨낼 계획을 세울 수 있다. 완경 전후는 생각의 틀을 가다듬고, 고강도 인터벌훈련high-intensity interval training, HIIT(233쪽에서 자세히 살펴보자)을 하고, 단백질을 제대로 섭취하면서 특히 운동 후와 취침 전 탄수화물 섭취를 조절해야 하는 시기다. 이러한 단계를 밟으면 튼튼하고 건강한 대사의 기준인 제지방 근육량을 확보해 다가오는 변화를 극복할 수 있다.

완경이 되면 에스트로겐이 급격히 줄어 테스토스테론이 우세해진다. 완경 후 난소는 안드로겐androgen 분비 기관이 되어 체내 테스토스테론의 약 25퍼센트를 생산한다. 이 시기에는 전체 테스토스테론이 더 많이 생성되는 것이 아니라 에스트로겐이 줄어 남성 호르몬의 영향에 대비하기 어려워진다. 에스트로겐은 엉덩이에 살이 붙게 하지만 테스토스테론은 복부에 지방이 붙게 한다. 이러한 변화 때문에 근육량과 골밀도가 급격히 달라지는 한편 복부비만 위험이 늘어난다.

연구에 따르면 여성의 에스트로겐은 골격근 기능과 비대 hypertrophy(질량 증가)에 모두 영향을 미친다.[35] 에스트로겐이 줄면 젊은 시절 풍부한 에스트로겐으로 유지되던 골격근이라는 장기 시스템이 쇠퇴하기 시작한다. 에스트로겐은 힘줄과 인대를 지지하는 중요한 자원이므로 완경이 되어 에스트로겐이 줄면 관절 부상과 통증 위험이 늘어난다. 피임약은 천연 호르몬 생성을 억제해서 피임약을 복용하는 여성에서도 이와 비슷한 일이 일어난다.

제대로 먹지 않으면 이 시기를 이겨내기가 더욱 힘들어진다. 점심에는 멜론, 저녁에는 닭가슴살 샐러드를 찔끔 먹고 모카라테를 마시거나 걷기, 줌바, 필라테스 같은 흔한 운동을 하며 이러한 상황에 대처하려 애쓰는 여성이 많다. 하지만 이러한 노력은 갱년기 여성이 미래를 맞이하는 데 도움이 되는 강력한 치료제가 아니다.

오히려 균형 잡힌 다량영양소가 들어 있고 엄격하게 열량을 제한한 고단백 식단을 먹으며 고강도 저항운동을 하는 근육 중심 생활 방식을 따르면 단백질이 근육으로 전환되어 갱년기 내내 건강하고 튼튼하며 활력 있는 삶을 유지할 수 있다.

킴의 이야기

킴은 63세인데도 아주 활동적이었다. 몇 년째 키토제닉 식단을 따랐고 근력운동도 자주 했다. 10년 전 완경을 맞은 킴은 호르몬 대체 요법을 시작했다. 정오까지는 보통 금식하고 그 뒤에는 엄격한 저탄수화물 키토제닉 식단을 유지했다. 하지만 일주일에 세 번씩 역기를 드는데도 뱃살이 붙고 머리카락이 빠지기 시작했으며 근육은 전혀 붙지 않았다. 그는 계획을 조정하기 위해 나를 찾아왔다. "선생님 인터뷰 다 들었어요." 그는 라이언 프로그램에 따라 정리한 다량영양소 분석 자료를 내게 보여주며 이렇게 말했다. "제가 제대로 하고 있는지, 그래서 멋지게 나이

들 수 있는지 자세히 알려주세요." 킴은 전반적으로 근육 상태가 상당히 좋았지만, 운동 균형과 식이 단백질은 조정해야 했다.

우선 식단을 살폈다. 키토제닉 식단은 지방이 너무 많고 단백질은 너무 적어서 나이 들며 찾아오는 대사 변화를 따라잡지 못한다. 그래서 근육 성장 반응이 일어나지 않았다. 그래서 나는 식단을 재구성했다. 단식은 그 정도만 하고 키토제닉 식단에서 고단백 식단으로 전환하게 했다. 근육 손실을 만회하기 위해 단백질 섭취량을 하루 80그램(체중 1킬로그램당 단백질 약 1.6그램)으로 늘렸다. 크레아틴creatine과 가지사슬아미노산branched-chain amino acids, BCAAs(분지사슬아미노산이라고도 한다-옮긴이)을 더하고 시간을 정해 유청단백질 셰이크를 마셨다. 열량은 낮게 유지하면서 크레아틴으로 뇌와 근육 건강을 유지하고 가지사슬아미노산으로 근육 합성을 돕기 위함이었다. 40대 때처럼 열심히 운동하지는 않기 때문에 헬스장에서 열량을 더 태우지 않고도 단백질 섭취를 늘릴 수 있도록 필수아미노산 음료를 더했다. 이 프로그램을 충실히 따른 결과 그는 첫 달에 근육 1.4킬로그램을 늘렸다.

훈련 시간을 늘리고 집중하는 방법도 도움이 되었다. 유산소운동을 줄이고 그 시간에 근육 탈진과 피로를 유발하는 운동을 하도록 했다. 킴은 이틀 동안 전신 근력운동을 하고 하루는 상체, 하루는 하체 운동을 강도 높게 이어갔다. 그렇게 열심히 운동하면 얼마나 만족스러운지도 알게 되었다. 근육 손실 패턴을 멈춰 두 달에 200그램 정도씩 근육을 늘릴수 있었다. 단식하지 않고 지방을 줄이며 적절한 보충제를 더하고, 단백질 중심으로 먹으며 운동 강도를 높이자, 그는 놀랍도록 나아졌다.

남성 갱년기

여성만 나이 들며 호르몬 변화를 겪는 것은 아니다. 남성도 노화에 따라 자연스럽게 예측되는 테스토스테론 감소를 겪는다. 근육이 줄고 지방이 늘어 체성분이 불균형해지고 근육 건강이 저하되며 각종 질병에 시달린다.

테스토스테론은 근육-단백질 합성을 개선해 근육 조직 파괴와 심혈관 질환을 예방한다. 나이 들거나 건강에 문제가 생기면 이러한 기능이 더욱 중요해진다. 테스토스테론은 정상적인 성장, 회복, 재생을 촉진하는 위성세포를 많이 만들어 근육량과 근력을 늘린다. 저항운동으로 자극을 주지 않으면 이러한 세포는 '정지' 또는 휴면 상태에 들어가고, 비활성 상태가 오래 지속될수록 세포를 다시 활성화하기는 더욱 어려워진다. 운동으로 이러한 세포를 자극하면 휴면 상태를 방지하고 근육 감소를 완화할 수 있다.[36]

다시 말해 남성이 나이 들 때 저항운동을 중시하면 위성세포의 '정지'를 방지해 근육 스스로 회복하고 힘과 크기를 키울 수 있는 근육을 더 많이 확보할 수 있다. 이와 반대로 나이 들어 내내 앉아서 생활하는 남성에게는 이렇게 재생하고 성장할 힘을 지닌 근육이 없다. 그 결과 인슐린 저항성이 높고 더 약한 근육만 남는다.

이렇게 되면 여러 문제가 이어진다. 여성에게는 완경이라는 명확한 중단 시점이 있지만, 남성 갱년기(테스토스테론 저하)는 수십 년에 걸쳐 진행된다. 혈액 검사를 하지 않아도 테스토스테론이 부족한지 알 수 있는 방법이 있을까? 성욕이 저하되고, 근육이 잘 생기지 않거나 뱃살이 늘어나는지 살펴보자. 모두 남성 갱년기의 징후다. 나이 드는 것은 피할 수 없지만 근육량이 감소하며 일어나는 건강 저하는 '피할 수 있다.'라는 사실을 기억하자! **식습관과 운동 습관을 바꿔 근육 중심 생활 방식을 실천하면 인생을 다시 쓸 수 있다.**

60세 이상

근력을 키우고 운동에 몰두하는 습관을 이어왔다면 60세 이후에 보상을 받는다. 근육에는 세포 기억이 있다. 따라서 운동으로 잘 훈련된 신경계는 몸을 보호할 준비를 갖추고 있다. 지금까지의 건강 습관이 그다지 좋지 않았다면 근육량 감소와 기타 체성분 변화가 눈에 띄게 일어나 지금 당장 진짜 달라져야 한다고 경고한다! 만성적인 움직임 부족과 부상으로 이동성이 제한될 수 있는 시기이므로, 단계적으로 몸 안팎을 강화할 조치를 취해야 건강한 습관의 토대를 구축해 남은 인생을 살아갈 수 있다.

60세 이상에서 모든 식단과 운동 계획을 짤 때 가장 중요한 고려 사항은 삶의 질이다. 다시 말하지만 **독립성을 지키는 가장 좋은 방법은 골격근량을 유지하는 것이다.** CDC에 따르면 해마다 낙상해서 응급실을 찾는 노인은 300만 명이나 된다. 해마다 65세 이상 성인 3명 중 1명이 낙상을 당한다. 고관절 골절 환자의 4분의 1은 이듬해 사망하며, 65세 이상의 사고사 중 가장 흔한 원인은 낙상에 따른 부상이다.[37] 당신이 이러한 통계의 일부가 될 필요는 없다!

연구에 따르면 65세 이상 노인이 일주일에 2~4일씩 잘 설계된 저항운동 프로그램을 실시하면, 최대 근력, 근육량, 근력 및 기능력이 향상된다. 다른 연구에서는 같은 나이대의 노인이 유산소운동과 저항운동을 하면 이러한 운동을 할 때 분비되는 호르몬으로 기분이 좋아지고 뇌가 활성화되며 몸 인지력이 좋아지는 등 인지 건강상 이점을 얻을 수 있다고 강조한다.[38] 젊을 때 운동을 시작한 것만큼 효과가 빠르게 나타나지는 않지만, 프로그램을 제대로 짜면 나이 들어 운동을 시작해도 이러한 이점을 누릴 수 있다.

절벽에서 떨어져 사망하는 사람은 그리 많지 않으므로 공식적인 사망 원인에서 낙상의 비중은 미미해 보인다. 하지만 실제로 근육 건강 및 이동성 문제는 10대 사망 '원인' 중 최소 9개에

깔린 근본 원인이다. 이러한 관점에서 보면 비만 역시 미국 CDC
의 주요 사망 원인에 들지는 않지만, 심장병, 암, 당뇨병, 호흡기
스트레스, 알츠하이머병 등을 유발하는 근본 질환이다. 비만과
근육 건강 및 이동성 저하는 모두 사망률을 높이는 주요 원인이
지만, CDC는 그 관계를 정량화할 방법이 없다. 그저 의사가 사
망 진단서에 기재한 원인만 보고되기 때문이다.

낙상 후 일상 활동activities of daily living, ADL을 유지하는 일은 인지
적·정서적 웰빙에서 대사 건강까지 모든 면에 영향을 미치는 중
요한 건강 문제다. 미국에서는 해마다 30만 명이 넘는 65세 이상
노인이 고관절 골절로 입원한다. 이러한 사고는 이후 몇 년 안에
분해대사 위기가 찾아올 발판이 된다. 미국에서 '심장질환'으로
사망하는 사람은 해마다 약 38만 명이며, 32만 명이 원인 불명의
심정지로 사망한다. 분해대사 위기라는 관점에서 보면 낙상은
65세 이상에서 부상 및 사망의 주요 원인이며, 전 세계적으로 뜻
하지 않은 사망의 두 번째 주요 요인이다.[39] 골격근은 삶의 전투
를 헤쳐 나갈 갑옷이다!

손상된 근육을 회복하기 어렵게 만드는 진짜 과학적 과정을
감추지는 않겠다. 하지만 분명한 사실이 있다. **근육 건강을 개선
하기에 늦었을 때란 없다는 점이다!**

질병, 부상 또는 그저 노화로 평소보다 활동량이 줄었다 해도
더욱 강해지고 건강해지며 새로운 활력을 얻을 수 있다. 부상에

서 회복하는 중이더라도 안전하고 통제된 방식으로 활동 수준을 높일 방법은 수없이 많다. 이러한 방법은 감정적으로 주저앉지 않는 데 도움이 된다. 오늘이 (처음 또는 다시) 운동을 시작하는 날이라고 스스로 되뇌기만 하면 된다. 물론 원하는 만큼, 또는 전에 했던 것만큼 강하고 빠르게 하지 못할 수도 있다. 하지만 실패했다고 좌절하지 말라. 기분이 나아질 수 있도록 할 수 있는 일을 선택하자. 쇠퇴했다고 자책하지 말고 계속 나아가도록 스스로 격려하는 것이 목표다.

| 마인드셋 리셋 | 현재 편향 극복하기

우리는 흔히 시간, 돈, 열량을 셈하지만, 시간을 들여 복잡한 마음을 살피고 다스리지는 않는다. 타고난 본성은 언제나 건강에 영향을 미친다. 여기서 여러분이 마땅히 누려야 할 몸을 만들기 위해 마음을 정돈하고 통제하는 데 도움이 될 실용적인 모델을 알려드리려 한다. 이 발판을 제대로 놓으면 전투에서 만날 장애물을 예상할 수 있다. 정복하기 어려운 장애물 중 하나는 현재 편향이다.

인간에게는 장기적인 개인 목표보다 현재의 욕구와 욕망을 우선시하는 현재 편향이 있다. 우리는 본질적으로 미래의 자아보다 현재의 자아가 좋아할 만한 선택을 한다. 현재 편향은 오늘 해야 할 일을 내일로 미루며 꾸물거릴 때 나타난다. 나는 환자들을 보며 이러한 현재 편향 사례를 많이 만난다. 필사적으로 지방을 빼고 날씬해지고 건강한 근육을 갖고 싶어 하며 어떤 식단이 가장 도움이 될지 잘 알면서도 그 식단을 꾸준히 지키지 못한다. 자기 행동이 장기적인 건강 목표에 어떤 영향을 미

포에버 스트롱

칠지 살피는 대신 쿠키 몇 조각, 와인 한 병, 과자 한 봉지를 바라는 지금의 욕구에 무릎을 꿇는다.

현재 편향은 장기적인 결과를 희생하면서까지 단기적인 욕망에 굴복하게 만드는 본능적인 경향이다. 이러한 현상에는 현재의 자아와 미래의 자아라는 서로 다른 두 개의 자아가 관여한다. 두 자아가 상당히 다를 수는 있다. 하지만 둘 다 당신의 일부다. 당신이 더 키우는 쪽이 다른 쪽보다 우세해진다.

한 가지 예를 들어보자. 내 환자인 마리아는 세 아이의 엄마다. 그는 출산 후 몸이 돌아오지 않는다고 느꼈다. 3년 동안 고생고생해서 겨우 9킬로그램을 뺐다. "정말 살을 빼고 싶어서 낮에는 아주 규칙적으로 생활해요. 그러다 밤에 아이들이 쿠키를 먹으면 저도 하나 집어먹죠. 그래도 내일은 더 잘할 수 있을 거라고 다짐해요."

마리아에게 그러한 내일은 적어도 3년간 찾아오지 않았다. 현재의 자아가 미래의 자아를 이기는 대표적인 사례다. 어떻게 이러한 일이 일어나는지 자세히 살펴보자. 이처럼 자기 패배적인 선택을 하는 것은 미래의 멋진 몸이라는 더 큰 보상 대신 당장 간식을 즐긴다는 작은 보상을 선택하기 때문이다. 마리아는 쿠키에 굴복함으로써 그다지 내키지 않는 일을 해야 한다는 불편함과 압박에서 벗어나려고 했다.

심리적으로도 여러 이유가 있다. 자존감이 낮을 수도 있다. (자존감을 측정하려면 289쪽을 참고하자) 자기가 살을 뺄 자격이 없다고 생각할 수도 있고, 정서적 위안을 얻으려 음식에 의존하는 버릇을 갖고 있을 수도 있다. 의식했든 그렇지 않든 마리아가 따르는 현재의 자아 각본은 미래의 꿈을 짓밟고 삶을 방해한다. 원초적인 수준에서 보면 사실 그의 잘못은 아니다. 누구나 인생에서 진정으로 원하는 것을 얻으려면 현재의 자아와 싸워야 한다.

마리아와 나는 현재의 자아가 어떻게 미래의 자아를 방해하는지 심도 있게 대화를 나눴고 결국 그 답을 찾았다. 먼저 나는 마리아에게 그의 미래상을 제시했다. 미래의 마리아는 엄격하고 건강하며 현재와 미래 사이의 거리를 좁혀야 한다는 사실을 잘 아는 마리아다. 미래의 자아가 현재의 자아보다 더 강해지도록 해야 했다. 진정한 훈련은 역기가 아니라 마음에서 시작된다.

우리는 마리아가 원하는 자아상을 명확히 파악하고 그 목표를 달성할 단계별 행동 계획을 세웠다. 그다음 특정 행동을 할 때 어떤 결과가 일어날지 살피며 가드레일을 세웠다. 마리아에게 효과 있었던 방법은 현재의 자아가 쿠키를 먹을 때마다 쿠키 스무 개를 차창 밖으로 던져버리는 것이었다. 이 방법은 적중했다. 이러한 행동의 결과를 보는 일은 낭비를 싫어하는 마리아가 미래의 자신과 통합되도록 한 걸음 나아갈 완벽한 방법이었다. 그러한 행동을 몇 번이나 해야 했을까? 딱 한 번이다. 습관을 완전히 바꾸는 데는 딱 한 번이면 충분했다. 우리는 적절한 가드레일을 설치하는 한편 미래의 자아와 긴밀한 관계를 맺고 두 자아 사이의 틈을 무너뜨렸다. 마리아는 마침내 목표를 달성했다.

미래 예측

사람들은 흔히 원하는 것을 시각화하고 목표를 달성했을 때 어떤 모습일지 상상해보라고 한다. 하지만 내가 발견한 방법은 더 효과가 좋았다. 현재의 나쁜 습관을 고수하면 앞으로 어떤 대가를 치르게 될지 예상해보는 것이다. 이 방법은 큰 효과를 발휘했다. 계속 좋지 않은 선택을 하면 무엇을 잃을지 명확히 보여주기 때문이다.

조용히 앉아서 상상해 보자….

좋지 않은 행동을 계속하면 2년 뒤에는 어떤 대가를 치르게 될까? 4년 후에는? 20년 후에는 어떨까?

2
—
부

성공으로 나아가는
로드맵 그리기

04

영양과학
제대로 파헤치기

성공으로 향하는 실행 계획에 뛰어들기 전에, 많은 사람이 건강해지려 노력할 때 마주치는 큰 장애물을 살펴보자. 영양 지침을 살필 때 서로 상충하는 (때로는 잘못된) 정보가 너무 많다면 어떤 지침을 따라야 할지 어떻게 알 수 있을까? 임상으로 검증된 공개 자료를 살피면 혼란을 피하고 건강으로 나아갈 현실적인 길을 찾을 수 있다.

라이언 프로그램에서 제인하는 영양 진략은 성공으로 나아가는 로드맵을 구성하는 주요 요소다. **목표에 집중하는 데 도움이 될 정확한 정보를 수집하는 일은 실패 없는 계획을 세우는 데 핵**

심이다. 계속 동기부여 받으려면 긍정적이든 부정적이든 실제 결과를 모두 알아야 한다. 우리가 빠져 있는 건강 편향을 제대로 따져보아야 한다는 뜻이다.

널리 퍼진 건강 관련 '통념' 대부분은 잘못된 전제를 바탕으로 한다. 그러므로 당신이 아는 '과학' 대부분을 완전히 뜯어고쳐야 할 수도 있다. 무엇을 해야 할지를 아는 것은 우리 프로그램의 극히 일부분이다. 또 다른 핵심은 영양에 관해 어떻게 생각해야 할지를 알고, 일상에서 선택을 내릴 때 만날 새로운 건강 정보를 비판적으로 검증할 능력을 갖추는 것이다. 오해를 바로잡을 기회를 드릴 수 있다면 내게 큰 영광이다. 이 작업은 과학과 역사 지식이 있어야 하는 조금 버거운 과정이기도 하다. 하지만 소화하기 쉽게 작게 잘라 드릴 테니 걱정하지 말라.

현대 영양학은 비교적 최근의 학문이다. 20세기 초만 해도 사람의 영양 연구라 하면 주로 화학자들이 식품의 단백질, 지방, 탄수화물 구성을 조사하는 것이 전부였다. 과학자들이 최초로 비타민을 분리하고 확인한 일은 1926년이 되어서였다. 이를 계기로 영양 결핍 질환을 예방하는 데 초점을 맞춘 연구가 50년간 이어졌다. 최근, 특히 2000년 이후에는 영양 연구의 초점이 심혈관 질환, 당뇨병, 비만, 암 같은 만성 질환에 미치는 영향을 살피는 것으로 옮겨 갔다.[1] 지금도 우리는 예부터 내려온 우선순위와 연구 결과를 따른다. 그중에는 최근 연구로 이미 폐기된 것도 있는

포에버 스트롱

데 말이다.

나는 초기 영양과학자들이 새로운 정보를 대중과 나누려 어떻게 애썼을지 궁금해했다. 소리 높여 자기 의견을 널리 퍼트리는 '인플루언서' 등 수많은 사람이 저마다의 목소리를 내는 요즘과 비슷하지 않았을까 싶다. 이 장에서는 역사의 단면을 살피며 각 역사적 순간을 지배한 관점이 과학에 어떻게 반영되는지 집중적으로 살핀다. 홍수처럼 쏟아지는 식품 과학 정보를 탐색하는 일을 돕기 위해 영양학적 조언과 문화 운동이 어떻게 함께 작동하는지 주로 살펴보겠다. 증거의 질을 확인하는 기본 방법을 익혀 신문 기사의 이면을 살피며 최신 영양 관련 뉴스의 정확성을 평가하는 비법도 알려드리겠다.

영양과학과 식이 지침의 탄생

스포일러 경고! 미국의 식생활 지침은 평범한 소비자인 당신을 중심으로 설계되지 않았다.

애초에 영양 지침은 개인, 즉 '당신'의 건강을 최적화하는 일을 우선시하기보다 정치적·정책적으로 고려해야 하는 여러 사항의 영향을 받았다.[2] 영양 지침의 역사를 살펴보면 잘못된 정보로 많은 사람을 과체중이나 근육 부족 등의 혼란에 빠지게 만드는 흐린 물이 어디에서부터 흘러나왔는지 알 수 있다. 정치, 사회적 의제, 도덕, 종교는 항상 식단 선택에 큰 영향을 미쳤다. 하지만 이러한 외부 요인이 영양과학에도 얼마나 큰 영향을 미쳤는지 아는가?

의사로서 사실과 결과를 중시하는 나는 점차 우리가 먹는 것에 큰 영향을 미쳐온 외부의 정치적·사회적 힘을 조사하는 데 흥미를 느꼈다. 식단과 도덕의 관계를 보여주는 재미있는 사례가 있다. 1800년대 중반 '채식주의의 아버지'라 불리는 실베스터 그레이엄Sylvester Graham이라는 장로교 목사가 식단에 엄청난 영향을 미친 일이다. 맞다, 그레이엄 크래커라는 상품명은 바로 그의 이름을 딴 것이다. 그레이엄은 고기와 술이 폭식을 조장해 개인·가족·사회에 해를 끼친다고 걱정하며 고기, 흰 밀가루, 조미료, 술을 금하고 신선한 과일과 채소를 많이 먹는 '더 단순하고 담백하며 자연스러운 식단'을 따라야 한다고 주장했다. 완전식품이 완전한 사람을 만든다고 주장한 그는[3] 미국 최초의 채식 운동에 영향을 미쳤다. 그가 제안한 식단은 사회적·영적·신체적 부패를 치유하는 해독제였다. 동물 단백질에서 탄수화물 위주의 식단으로 전환하자는 움직임은 그레이엄의 추종자인 존 하비 켈로그John Harvey Kellogg에 이르러 더욱 활발해졌다. 맞다, 1878년 '그래놀라'를 개발한 시리얼 브랜드의 창립자인 그 켈로그다. 이 두 사람이 지금까지 미국표준식단Standard American Diet, SAD에 얼마나 큰 영향을 미쳤는지 생각해보면 몹시 흥미롭다.

전시 식단 계산

미국인의 식생활을 뒤흔든 사회적 힘은 종교만이 아니다. 전쟁도 언제나 큰 역할을 했다. 군대에 최상의 영양을 공급할 방법을 고민하는 현실적인 질문에서 과학이 나왔고, 이러한 목적을 달성하기 위한 연구에 많은 자금이 꾸준히 쏟아졌다. 1917년 우드로 윌슨Woodrow Wilson 대통령은 제1차 세계대전 당시 해외에서 싸우는 군인들에게 적절한 식량을 공급하기 위해 미국 식품청US Food Administration을 설립했다. 식품청을 이끈 허버트 후버Herbert Hoover는 '식량으로 전투에서 이긴다Food will win the war'라는 표어를 내세워 식량 공급·유통·관리를 통제했다. 국내에서는 특정 날을 고기 없는 날, 단 음식 없는 날, 밀가루 없는 날, 돼지고기 없는 날로 지정하기도 했다.

과학자들은 제2차 세계대전 이전에도 음식에 든 비타민과 미네랄을 규명하려 애썼다. 그러다 갑자기 미국의 개입이 임박했다는 압박이 이어지며 건강한 식단 구성은 지정학적 영향을 받기 시작했다. 대공황 기간 경제적 어려움이 이어지며 미국인 상당수가 단백질이 부족한 식단 때문에 영양실조에 시달렸다. 전쟁에 내보낼 건강한 병력이 부족해지자 정부는 선도적인 영양과학자들에게 도움을 구하고 영양학 연구소에 자금을 지원하며 영양학이 보건 분야의 하나가 될 중추적인 역할을 할 기반을 마련했다.

미국이 참전하면서 영양가 있는 식품과 단백질은 대부분 바다 너머 전선으로 넘어갔기 때문에 식품 섭취는 배급에 따라 결정되었다.[4] 1943년 1월 후버는 미국의 육류 공급 상황에 관해 경고했다. 그는 "이 전쟁에서 고기와 지방은 탱크와 비행기만큼 중요한 군수물자"라고 선언하며[5] 가정에서는 군대에 혜택이 돌아가도록 자제하며 애국심을 발휘해야 한다고 강조했다.

그 뒤 30년 동안 영양 연구가 확대되며 식품, 생리학, 식품 가공에 관한 이해가 크게 높아졌다. 하지만 군대를 강화한다는 의제를 달성하려는 목적이나 관점은 같았다. 당시 시작된 연구에서 나온 결과는 지금까지도 영향을 미친다. 이 연구들은 주로 여성, 어린이, 노인이 아닌 젊은 남성을 대상으로 진행되었지만, 그 결과는 식생활 지침의 기초가 되어 국민 모두에 적용되었다. **영양 결핍 예방을 목적으로, 분명 장기적인 건강 최적화보다 단기적인 기능 향상에 초점을 맞춘 정부 지원 연구에서 나온 결과는 식생활 지침 개발로 이어져 지금까지도 우리에게 영향을 미친다.**

시간에 따른 영양학 경향을 따라가면 어떤 힘이 키를 잡고 있는지 새롭게 바라볼 수 있다. 식료품 배급 제도를 실시하며, 사람들이 많이 찾는 육류 등의 동물성 식품에 접근하기 어려웠던 전후 시기에서 40년 뒤로 가보자. 1980년대에 저지방·저콜레스테롤 열풍이 불자 사람들은 단백질 섭취를 스스로 제한하기 시작했다. 이번 열풍은 배급이나 애국심이 아니라 대중적 압력과 잘못된 정보에서 온 변화였다. 한때 미국에서는 군인들을 위해 포기해야 할 정도로 귀한 대접을 받았던 고품질 단백질이 어떻게 비난의 대상이 된 것일까? 그리고 이러한 과정이 어떻게 지금의 식물 단백질로 만든 가짜 '고기' 열풍으로 이어졌을까?

자, 이제 따져보자.

다시 한번 말하지만, 정부가 지원한 영양 지침의 목표는 사람들의 건강을 최상으로 이끄는 것이 절대 아니었다는 사실을 알아야 한다. 그게 아니라 최소 섭취량을 제시해 영양 결핍을 예방하는 것이었다. 앞서 살펴보았듯 초기 연구는 생존에 꼭 필요한 비타민과 미네랄 같은 미량영양소에 초점을 맞추었다. 당연히 그래야 했다. 미량영양소가 결핍되면 단기적으로 건강을 위협한다. 괴혈병, 구루병, 각기병 같은 질병을 생각해보자. 모두 특정 영양소가 부족한 때 발생하는 질병이다. 예를 들이 비타민 C가 부족하면 괴혈병이 일어난다. 16~18세기 영국과 미국 해군에 비타민 C가 배급되기 전까지 괴혈병으로 사망한 선원은 200만 명

이나 되었다.[6]

역사를 통틀어 우리는 '군인들에게 무엇을 제공해야 하는가?' 라는 질문에 답하며 끊임없이 영양 기준을 정립해왔다. 그 뒤 같은 기준이 모두에게 적용되었다. 흥미롭게도 단백질을 줄이고 곡물을 많이 먹어야 한다는 오늘날의 주류 식단 지침은 어떻게

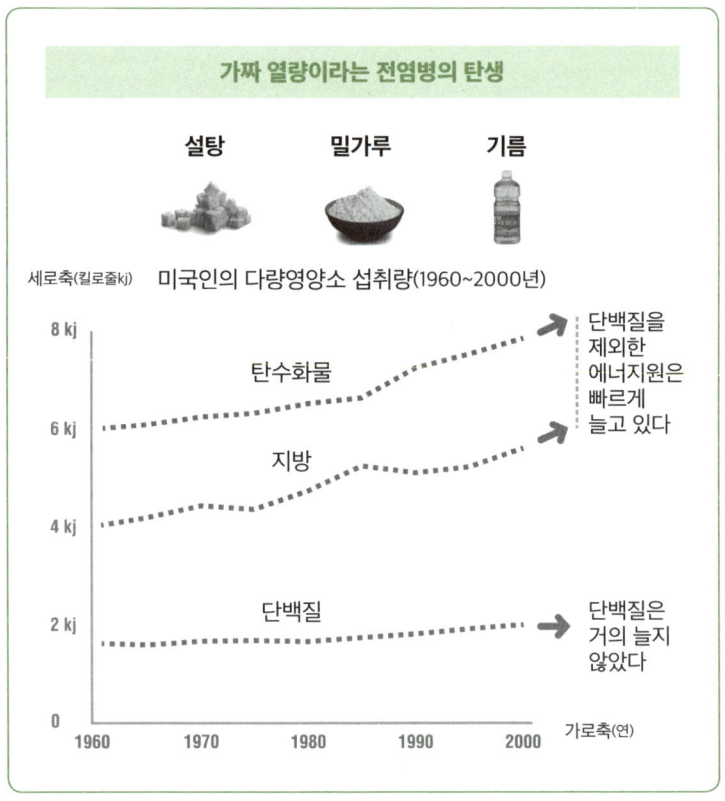

▲ 그래프 출처: 의학박사 테드 네이먼Ted Naiman

포에버 스트롱

보면 한때 많은 사람을 영양실조로 몰아넣었던 대공황 시대의 식단과 비슷하다. 다만 오늘날 이러한 음식 접근법은 다른 이야기로 포장되었다. 역사 내내 고기는 인간에게 소중한 식품이었다. 하지만 지난 수십 년에 걸쳐 '당당하게 가공된' 식물성 '고기'에 밀려 육류의 위상이 추락했다. 안타깝게도 이러한 현상은 새로운 증거와 엄격한 과학 연구에서 나온 결과라기보다 산업·정책·학계의 담론에서 비롯된 것에 불과하다.

영양과학 분야에는 문제를 지나치게 단순화하고, 지방을 건강 문제의 주범으로 지목하고, 새로운 과학 정보를 받아들이지 않아 발생한 문제가 넘쳐난다. 건강과 장수에 중요하다는 단백질의 역할을 무시하면 문제가 심각해진다. 영양과학을 둘러싼 정치와 선전을 샅샅이 파헤치기 전에, 먼저 미디어에 넘쳐나는 건강 정보를 평가할 도구를 알려드리겠다.

증거의 질

수준 높은 토론을 하려면 수준 높은 증거가 필요하다. 유행하는 건강 열풍에 휩쓸리지 않으려면 건강 관련 결정을 내릴 때 어떤 증거를 참고해야 하는지 알아보자. 영양 지침을 평가할 때는 소비자가 접근할 수 있는 음식 정보가 모두 똑같이 중요하지는 않다는 사실을 알아야 한다. 인과관계보다 상관관계에서 나온 결론을 선호하다 보니 무작위 대조군 임상시험randomized controlled trials, RCTs이나 기타 양질의 증거를 보지 못하는 경우가 너무 많다. 무작위 대조군 임상시험 결과가 간과되는 이유 중 하나는 대체로 실험 참가자가 소수이기 때문이다. 무작위 대조군 임상시험을 실시하려면 참가자가 현실과 동떨어진 조건으로 설계된 대사 병동에서 생활하게 해야 한다. 그렇지 않으면 임상시험 기간 이들의 생활을 모두 통제하기가 힘들다. 따라서 무작위 대조군 임상시험 참가자의 수는 적을 수밖에 없다.

임상시험 참가자는 좁고 밀폐된 대사 병동 방 안에서 생활해야 한다. 이곳으로는 공기 조성을 확인한 공기만 주입되고, 참가자는 이 공기를 호흡하며 산소를 소비하고 이산화탄소를 배출한다. 연구자는 방 안에서 일어나는 공기 교환을 센서로 확인해 참가자가 소비한 에너지를 정확히 측정한다. 산소와 이산화탄소 비율을 계산하면 참가자가 주로 탄수화물을 태우는지 지방을 태우는지 판단할 수 있다. 참가자의 소변을 모아 단백질 산화 속도를 측정할 수도 있다. 일반적인 일상생활의 모습은 아니다. 그렇지 않은가?

이러한 연구의 어려움 때문에 질 낮은 증거에 의존하는 '연구'가 널리 퍼지고, 감정적인 반응과 의견이 사실처럼 오인되며 뉴스 기사를 장식하고 대중에게 전달된다. 소비자와 일반인이 질 좋은 정보에 접근하기 어려운 것은 당연하다. 그러므로 나는 당신이 앞으로 만나게 될 정보를 제대로 판단하는 방법을 안내하려 한다. 첫 번째 단계는 증거 품질의 층위를 이해하는 것이다.

자세히 살펴보자. 가장 질 낮은 증거는 확증이 될 만한 사실이 부족한 배경 정보나 전문가의 의견이다. 예를 들어 내가 당신에게 단백질을 먹으면 살이 빠지는 것을 '직접 보았기 때문에' 단백질이 체중 감량에 이상적이라고 말했다면, 적어도 내가 증거를 제시하고 그러한 현상이 일어나는 메커니즘을 설명하기 전까시는 그 말을 믿지 말아야 한다. 탄탄한 과학적 증거로 뒷받침된 주장이 아닌 이상, 전문가의 말이라 해도 그 말은 그저 그 사람의 의견일 뿐이다. (다행히 나는 검증 가능한 고품질 연구에 기반한 권장 사항을 제안하기 위해 최선을 다하고 있다. 혹여 임상 경험에서 나온 의견이라면 꼭 그렇다고 말씀드리겠다!)

증거 품질의 사다리에서 좀 더 윗 단계는 관찰 연구다. 이러한 증거에는 증례 연구 및 보고서, 코호트 연구, 시험군-대조군 연구 등이 포함된다. 모두 연구자가 전혀 개입하지 않고 시간에 따라 또는 소급해서 사람들을 관찰한 결과다. 이러한 연구에서 나온 결과는 인과관계를 증명할 수 없기에 약한 증거로 여겨지지만, 특정 개념에 대한 통찰을 줄 수는 있다. 추가 조사가 필요하지만 말이다. 이러한 접근 방식이 지닌 핵심 가치는 무작위 대조군 임상시험 같은 고품질 연구를 통해 검증할 가설을 제공한다는 것이다.

관찰 연구는 좋은 과학을 발전시키는 데 중요한 역할을 하지만 그 자체로 좋은 과학의 일부는 아니다. 인과관계가 아닌 상관관계에 의존하기 때문에 이러한 결과를 이용해 건강 관련 주장을 해서는 안 된다. 그런데도 오늘날 건강 및 영양 분야에서는 쉽게 손에 넣을 수 있다는 이유로 상관관계 자료에 크게 의존한다. 이러한 연구에는 실제 개입이 필요하지 않기 때문에 연구자가 통제할 수 있는 변수가 훨씬 적다. 한편 증례 보고는 딱 한 가지 증례에 바탕을 두고 있기에 약한 증거다.

높은 상관관계를 보이는 요인 중 상당수가 실제로는 전혀 관련이 없을 수도 있다는 사실을 명심하자. 말도 안 되는 사례를 하나 들어보겠다. 10년 동안 미국인 1인당 마가린 소비량과 메인주의 이혼율은 0.99의 상관관계가 있다(가장 높은 상관관계는 1.00이다).⁷ 하지만 아마 한쪽이 다른 한쪽을 유발한 것은 아닐 것이다. 이러한 주장의 문제점을 알겠는가?

강력한 증거 표준은 무작위 대조군 임상시험이다. 과학자는 관찰한 데이터에서 얻은 가설을 이용하고 실험 환경을 설정해 외부 교란 변수를 통제한다. 관찰 연구로는 이러한 이점을 얻을 수 없지만, 무작위 대조군 임상시험에서는 가설만 따로 골라 원인과 결과를 연결해볼 수 있다.

연구 결과를 평가할 때 고려해야 할 다른 기준도 있다. 표본 크기, 제외 기준, 상대적 위험도다. 우리가 지닌 최고의 건강·영양 자료는 제대로 설계되고 재현할 수 있으며 방대한 지식에서 도출된 무작위 대조군 임상시험에서 나온 것이어야 한다. 특정 주제를 다룬 여러 무작위 대조군 임상시험 결과를 체계적 검토 systematic review를 바탕으로 분석할 수도 있다. 전반적인 검토 결과의 품질이 각 무작위 대조군 임상시험의 품질에 따라 달라질 수 있다는 점에서 완벽하지는 않지만, 매우 유용한 정보를 얻을 수 있는 방법이다. 통계적 검토로 메타분석을 할 수도 있다. 서로 다른 결과를 분석하고 결합하는 메타분석은 타당하고 객관적이며 과학적으로 올바른 방법이다.

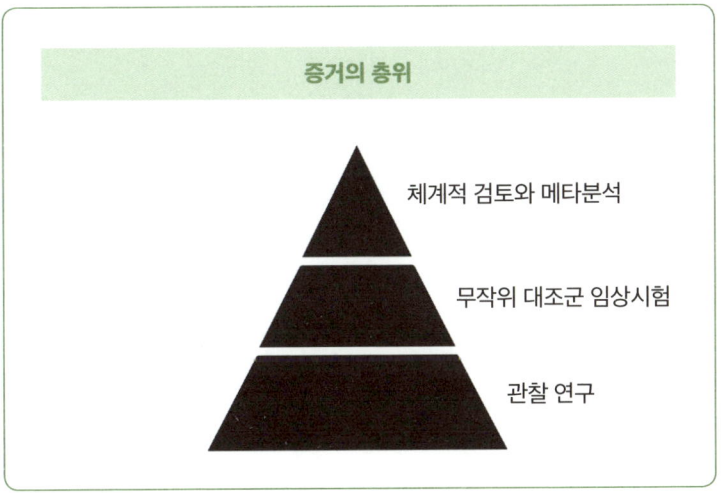

2부. 성공으로 나아가는 로드맵 그리기

지금쯤이면 이렇게 질문할 수도 있다. "이 정보로 정확히 무엇을 해야 하나요?" **지금까지 건전한 과학과 과대광고를 구별하는 공식을 알려 드렸다. 일반적인 영양 이야기를 무분별하게 받아들이지 않고 자료를 평가할 때 필요한 도구를 안겨 드렸으니** 이제 이들을 활용해보자.

앞으로 구글 피드에 어떤 기사가 뜨면 좀 더 자세히 살펴보라. 먼저 스스로 이렇게 질문해보자. 이 뉴스는 연구 결과를 바탕으로 한 것인가 아니면 그저 의견일 뿐인가? 동료 심사를 거쳐 발표된 논문에서 나온 정보라면 해당 연구가 동물 대상인지 사람 대상인지 살펴보자. 다음으로 증거 피라미드의 층위를 살펴보고 해당 연구가 어디에 속하는지 확인하자. 피라미드의 가장 아래쪽에서 나온 연구 결과라면 정보를 곧이곧대로 받아들이지 말고 분별력을 갖고 매의 눈으로 정보를 검토해야 한다.

그러면 건강·웰니스 분야의 정보 대부분이 감정에만 휘둘린 질 낮은 자료에서 나온 극단적인 결과에 초점을 맞추고 있다는 사실을 금방 알게 될 것이다. 자기 입맛에 맞지 않는 정보는 무시하는 '전문가'에게 의존하지 않고 스스로 정보의 껍데기를 벗겨낼 첫 번째 단계다.

이제 여러 유형의 자료가 어떻게 각자 입맛에 맞게 해석되어 건강 지침과 정책에 적용되는지 이해했다. 저마다의 주장을 내놓는 사람들의 의견이 어떻게 모순되는지도 좀 더 명확히 알게 되었을 것이다. 사실 최초의 영양 지침에도 여러 우선순위와 관심사가 작용했다.

나는 명확하고 건전하며 검증할 수 있는 정보를 얻은 사람만이 올바르고 건강한 선택을 할 수 있다고 믿는다. 그래서 이번 장을 쓰려고 다음과 같은 목표를 염두에 두었다.

- 기존 패러다임을 바꾸는 진짜 사실을 이해한다.
- 평생 가는 진정한 건강과 웰니스를 위해 필요한 투명한 대화에 참여한다.

조언자들

영양 지침은 누가 주는가?

식생활 지침은 왜 그렇게 혼란스럽고 종종 상충할까? 간단히 말하면 우리에게 영양 정보를 제공할 권한이 있는 기관이 너무 많기 때문이다. 미국 농무부USDA, 국립보건원NIH, 세계보건기구WHO, 미국 국립과학원 식품영양위원회National Academy of Sciences-Food and Nutrition Board, NAS-FNB 등 수없이 많다. 이러한 기관들이 공공 정책 지침을 정할 때 근거에 기반한 영양과학뿐만 아니라 식품 산업의 우선순위도 고려하면서 문제는 더욱 복잡해진다. 이러한 기준이 단순한 권고 이상의 힘을 지닌다는 사실을 명심하자. 미국 농무부와 국립보건원이 제공하는 식단 지침Dietary Guidelines은 미국 정부의 공공 정책 수립에 적용되며 공적 자금을 받는 모든 기관에 영향을 미친다. 학교, 요양원, 병원, 교도소, 주간보호소 등 모든 기관은 이 지침에 따라 식단을 짜야 한다. 한편 집행 기관이 아닌 식품영양위원회는 엄격하게 과학에 근거해 영양섭취기준Dietary Reference Intakes, DRIs을 설정한다.

미국 농무부 혹은 연방거래위원회 건강 관련 주장(및 제한 사항)에 관한 진실

미군이 영양과학에 쏟아부은 연구비를 바탕으로 기본 식생활 지침이 탄생했고 식품 가공에도 큰 변화가 일어났다. 가공식품 회사는 소비자에게 전하는 영양 정보에 점차 큰 영향을 미쳤다. 시판 가공식품과 농축산물은 서로 다른 기관의 규제를 받는다. 따라서 시판 가공식품 홍보에 지출되는 마케팅 비용은 농축산물 생산자의 마케팅 비용을 훨씬 뛰어넘는다. 2021년 펩시콜라PepsiCo는 미국에서 광고에 19억 6000만 달러를 투자했다.[8] 한 기업이 한 나라에서만 쏟아부은 마케팅 비용만 보아도 이만큼이나 된다. 모든 농축산물 생산자가 다 합쳐 고작 7억 5000만 달러의 예산만으로 고군분투하는 동안 거대 식품 기업들은 시장에서 막강한 자금력을 휘두른다. 경제적 영향력이 몹시 불균형하다는 사실이 분명하다.

농축산물이란 무엇인가?

다음과 같은 캠페인 문구를 들어보았을 것이다. '소고기는 저녁 식사에 최고죠.' '돼지고기는 흰 살코기나 마찬가집니다.' '우유 마셨나요?' 이러한 주류 캠페인은 특정 공급업체나 브랜드를 광고하지 않고 제품 전체를 언급한다는 사실을 알아차렸을 것이다. 이러한 메시지는 농축산물 수요를 촉진하기 위해 정부가 승인하고 생산자가 자금을 댄 노력의 결과다.[9] 농축산물은 대두, 옥수수, 밀, 커피콩, 설탕, 팜유, 달걀, 우유, 과일, 채소, 소고기, 면화, 고무 등 기본 농축산물을 말한다.

농축산물은 브랜드가 아니다. 브랜드[예를 들어 캠벨 수프 Campbell's soup]는 회사, 예산, 전문 팀을 갖추고 창의적인 마케팅 및 커뮤니케이션 프로그램을 개발해 경쟁사[예를 들어 프로그레소 수프 Progresso soups]와 자신을 차별화하는 데 전념한다. 그렇다면 소고기는 어떨까? 소고기에도 여러 브랜드가 있지만, 소고기는 여러 목장에서 와도 (생산 체인을 따라 여러 공급업체를 거쳐 오기는 하지만) 대체로 그냥 소고기로 판매된다. 생산자들에게는 다른 스테이크 고기와 비교해 자기 스테이크 고기를 홍보할 수단이 부족하다. 따라서 농부나 목장주들은 시장에서 경쟁하기 위해 돈을 모아 전체 상품 카테고리를 소비자에게 홍보하고 판매한다. '자조금checkoff' 제도는 생산자들이 자원을 모아 함께 달걀, 우유, 소고기 등 특정 제품군에 대한 수요와 인지도를 높이려는 자조 프로그램이다. 미국 농무부는 자조금 프로그램이 모든 생산자에게 공정하게 운영되도록 감독한다. 이러한 농축산물을 두고 대중에게 어떤 건강 관련 주장을 하는지도 제한하고 규제한다.

농축산물 생산자는 자기 제품이 건강한 식품이라고 말할 수는 있지만, 예를 들어 '소고기는 몸에서 이용할 수 있는 아연, 철분, 단백질의 우수한 공급원입니다'라고 말할 수는 없다. 이는 포장소비재consumer-packaged goods, CPGs(소비자용 패키지 상품)와 농축산물의 마케팅 및 광고력에서 나타나는 다소 모호하고 미묘한 차이를 보여준다. 포장소비재에는 영양표시 및 교육법The Nutrition Labeling and Education Act, NLEA에 따라 영양 성분을 표준화해 표시한 라벨을 붙여야 한다. 하지만 미국 농무부는 농축산물에 관해서는 라벨 규정 이상을 요구하는 더욱 엄격한 수준으로 감독한다. 농축산물을 다른 농축산물과 비교하면 안 된다. 예를 들어 소고기 단백질과 콩 단백질의 품질 차이를 언급할 수는 없다. 콩을 비방하는 것으로 해석될 수 있기 때문이다. 생산자는 '소고기에는 아홉 가지 필수아미노산이 들어있어요.' 혹은 '우유는 뼈에 좋습니다' 같은 사실은 알려도 되지만, 우유 칼슘이 아몬드 우유의 칼슘보다 생체이용률bioavailability이 높다고 말하면 안 된다. 단일 집합으로 판매되는 농축산물끼리 상충하는 주장을 하며 경쟁할 수 없기 때문이다. 차이를 알겠는가?

생산자는 주관적이고 정성적인 문구를 홍보에 이용할 수 없다. 예를 들어 '필수아미노산이 모두 들어 있는 소고기는 근육을 만들고 유지하는 데 더 탁월한 선택입니다' 같은 주장은 할 수 없다. 그것이 사실일지라도 말이다.[10] 가공식품 회사의 마케팅 문구와 달리 농축산물의 마케팅 문구, 특히 건강 및 영양 관련 문구는 자조금 프로그램의 일부로 엄격한 과학적 검토를 거쳐야 한다. 소비자로서는 엄격한 심사를 거친 농축산물 광고 문구를 더욱 신뢰할 수 있다는 장점이 있기는 하다.

가공식품 규정은 훨씬 덜 엄밀하다. 따라서 포장소비재는 과대광고를 할 여지가 더 많다. 가공식품 생산업체는 미국 농무부의 규제를 받지 않는 대신 연방거래위원회Federal Trade Commission, FTC의 지침을 따른다. 가공식품은 질병을 치료한다고 광고할 수 없다. 하지만 '달걀은 몸에 나쁘지만' 우리 회사의 귀리 시리얼은 '심장 건강에 좋습니다' 같은 문구처럼 농축산물을 공격하는 주장을 포함해 여러 건강 관련 주장을 할 수 있다. 반면, 달걀 생산자들은 허위 주장에 이의를 제기하거나 근거에 기반해 지속 가능한 대중 교육을 재정적으로 지원할 메커니즘이 없다. 포장소비재 판매자나 생산자가 오해의 소지가 있는 주장을 하면 연방 거래위원회의 제재 및 소송 대상이 되지만, 감독자가 시중에 떠도는 모든 과대광고를 단속할 수는 없다. 가공식품과 비 가공식품 사이의 경쟁에서 새롭게 등장한 강력한 알력 중 하나는 식물성 '고기' 기업이다. 이러한 식품 제조업체는 정교한 마케팅을 펼쳐 한계를 뛰어넘고 오해의 소지가 있는 정보를 퍼트린다. 그러므로 마케팅 관점에서 포장소비재와 농축산물은 사실 경쟁의 장에서 공평한 위치에 있지 않다.

지금까지 살펴보았듯 농축산물은 소비자에게 향하는 메시지 대부분을 틀어쥐고 통제하는 소수의 가공식품 회사들 사이에서 확성기를 대고 목소리를 들어 달라고 애쓰는 생쥐 같은 존재다. 시장이나 군대가 미친 숨은 영향력이 대중적인 영양 이야기를 만드는 데 중요한 역할을 했다고 해도 과언이 아니다. 그 결과 의사나 일반인 모두 무심코 잘못된 정보에 이끌려 해로운 결정을 내릴 수도 있다. 의사가 대학에서 배우는 최소한의 영양 정보는 근거에 기반한 것이 아니라 의제에 기반한 의학에서 나왔다. 이러한 상황은 결국 웰니스와 관련해 의사와 환자 모두의 손을 묶는 결과를 초래한다.

단백질의 분명한 이점

활력, 돈, 관심은 모두 유한한 자원이다. 한 부분(예를 들어 지방과 심혈관 질환)에만 집중해 다른 부분(예를 들어 오랫동안 영양과학에서 거의 빛을 보지 못했던 단백질)을 보지 못하면 우리 모두 왜곡된 정보를 얻게 된다. 흥미롭게도 단백질의 이점은 제대로 드러나거나 인지되지 않았지만, 지방이나 탄수화물의 이점과 달리 오랫동안 논란거리도 되지 않았다. 탄수화물 관련 지침은 몇 년마다 수없이 바뀌었다. 지방은 종류와 관계없이 비난의 대상이 되었다가 다시 구원받기도 했다. 하지만 단백질은 아예 논의조차 되지 않았기 때문에 그다지 논란거리가 되지 않았다.

놀랍게도 연구자들이 지방에 초점을 맞추다 보니 단백질은 가장 중요한데도 가장 과소 평가된 다량영양소가 되었다. 오늘날 영양사라면 먼저 고객이나 환자의 전반적인 에너지 요구량을 확인한 다음 **식단에서 가장 먼저 계산해야 하는 영양소는 단백질이라고 배운다. 단백질 섭취량을 정한 다음 남은 열량을 탄수화물과 지방으로 채워야 한다.**

정부 지침이 마침내 단백질의 중요성을 이해했다는 의미일까? 정책적으로 5년마다 영양 지침을 재검토해서 현재 기준을 과학 발전에 맞춰야 하기 때문일까? 짐작하겠지만 그렇지 않다. 단백질은 건강과 장수에 중요한 역할을 하지만 1980년부터 2010년까지 공중 보건 지침에서는 거의 무시되었다. 지난 30년 동안 단백질 권장량은 최소치에 가까운 수준에서 벗어나지 못했다. 어째서 소비자들이 건강에 큰 영향을 미치는 중요한 정보를 제대로 보지 못하게 되었는지를 알려주는 명쾌하고도 중요한 지점이다. 사실 **영양사라면 누구나 위와 같은 기본 교육을 받는데도, 현재 정부 지침은 탄수화물과 지방을 먼저 할당한 다음 다른 다량영양소와 비교해 에너지 비율로 환산하여 단백질 권장량을 할당한다.** 이러한 심각한 오류는 실제로 문제를 일으킨다. 그 이유는 다음과 같다.

열량을 적게 섭취할수록 열량 대부분을 식이 단백질 형태로 섭취해야 한다. 단백질은 꼭 필요한 영양소이기 때문에 열량 비율로만 따지면 문제가 생길 수 있다. 열량 섭취량으로만 따지면 너무 적게 섭취하게 되기 때문이다. 다음과 같은 상황을 생각해 보자. 단백질로 전체 열량의 15퍼센트를 채우게 되어 있는 권장 지침을 따른다면, 하루 2500칼로리를 섭취하는 체중 70킬로그램의 성인은 93그램의 단백질을 먹어야 한다. 하지만 같은 사람이 하루 1400칼로리를 먹는 저열량 다이어트를 한다면 섭취해야 하는 단백질은 52그램에 불과하다. 건강한 근육을 만들기에는 턱없이 부족한 양이다.

5장에서 단백질의 양과 질, 섭취 시점에 관해 더 자세히 살펴보겠지만, 먼저 여기에서 논의를 위해 간단히 살펴보자. 동물성 식품은 영양이 풍부한 고품질 단백질 공급원이다. 우리가 먹으려는 것은 단백질 자체가 아니라 아미노산이라는 점에서 이는 특히 중요하다. (정확한 아미노산 섭취 및 소비량은 앞으로 자세히 살펴볼 것이다) 채식을 해도 단백질을 충분히 섭취할 수는 있지만, 식물의 탄수화물과 열량 부하caloric load, 영양 밀도를 고려하면 채식은 이상적인 전략이 아니다.

앞서 살펴보았듯 영양 결핍을 예방하는 데 최소한의 양을 의미하는 단백질 하루권장섭취량recommended dietary allowance, RDA은 30년이나 제자리였다. 신뢰할 만한 기존의 모든 과학 연구 결과로 볼 때 오늘날의 하루권장섭취량, 특히 단백질 하루권장섭취량은 최적 근처에도 미치지 못한다는 사실이 분명하다. 현재 단백질 하루권장섭취량은 체중 1킬로그램당 0.8그램이다. 하지만 나는 각자의 필요와 웰니스를 우선시해 체중 1킬로그램당 최소 단백질 1.6그램을 섭취하기를 권한다. [이 권장량은 근육-단백질 합성을 일으키는 데 필요한 류신leucine 역치를 다룬 획기적인 연구에 근거한 것이다. 162쪽에서 자세히 설명하겠다.] 간단히 말해 내 처방은 **성인이라면 매일 자신의 이상적인 체중 1파운드(454그램)당 단백질 1그램을 섭취하는 편이 좋다는 것이다. 특히 하루의 첫 식사와 마지막 식사에서는 각각 최소 30그램의 고품질 단백질을 먹어야 한다.** 세계보건기구WHO는 저개발 국가도 충족할 수 있는 요건을 설정하는 것을 목표로 삼는다. 이러한 점도 식품 정책을 압박하는 한 가지 요인이다. 다른 영양 지침과 마찬가지로 WHO의 지침은 개인의 최적 건강을 목표로 삼은 것이 아니라, 경제적 상황을 고려해 소외계층이 최소한의 건강 기준을 달성하도록 설정한 것이다. 이 표준화 시도에는 전 세계 많은 사람이 접근할 수 있는 정책을 마련하려는 노력이 담겨 있다. 단백질 권장섭취량을 낮게 설정한 결정은 건강을 위해서가 아니다. 간단히 말해 미국은 전 세계 건강을 고려한 정책을 받아들이기 위한 포용성을 발휘해 자국 기준을 낮춰야 했다.

나는 이렇게 조언하고 싶다. 최적의 건강을 추구할 자원이 있다면 웰빙을 포기하지 말라. 우리는 글로벌 식품 환경에 살고 있지만, 내가 갈비 스테이크를 포기한다고 해서 그것이 지구 건너편 다른 사람의 식탁에 올라가지는 않는다. 세상은 그렇게 돌아가지 않는다. 당신 식단의 질을 낮추면 의도치 않은 결과가 나올지도 모른다는 점을 명심하자. 건강 문제가 늘어 이를 해결할 비용이 엄청나게 늘 수도 있다. 공통의 기준을 지키려 내가 먹는 음식의 질을 낮추면 무언가를 포기해야 한다. 무엇을 맞교환해야 할까? 내 식단의 질을 낮추면 단백질을 우선순위에 놓을 때 우리 몸과 환경에서 발생하는 대가를 상쇄할 수는 있더라도, 결과적으로 내 몸과 환경에 지불해야 하는 비용이 발생한다는 점을 고려해야 한다.

포에버 스트롱

오늘날 많은 사람이 받는 메시지와 달리, 스테이크를 푸짐하게 곁들이는 편이 트윙키Twinkies, 럭키참Lucky Charms, 임파서블버거Impossible Burgers 같은 초가공 식물성 식품을 먹는 것보다 건강에 낫다. 갤럽Gallup 조사에 따르면 고기를 전혀 먹지 않는 미국인은 1200만 명 이상이나 된다.[11] 스테이크와 햄버거 섭취를 줄인 사람도 수천만 명이다.[12] 미국 농무부 자료에 따르면 1970년부터 2020년까지 미국인 1인당 연간 소고기 소비량(파운드 단위)은 연평균 34퍼센트 줄었는데도 건강이나 환경에 아무런 이득이 없었다. 그런데도 우리는 대부분의 건강 문제를 계속 붉은 고기 탓으로 돌린다. 의사로서 걱정스러운 일이다.

고품질 동물 단백질은 건강에 중요한 역할을 하는 원조 슈퍼푸드다. 최근 〈영양학 저널Journal of Nutrition〉에 발표된 연구에 따르면, 성인이 음식을 먹을 때 다른 영양소도 충분히 섭취하려면 총 단백질의 45~60퍼센트를 동물 단백질로 섭취해야 한다.[13] 시리얼, 빵, 페이스트리, 피자 등 질이 낮은 식물성 식품을 선호하면서 붉은 고기를 계속 피하면 만성 질환 발병률은 계속 급증할 것이다. 동물 단백질 공급원에는 철분, 아연, 칼슘, 비타민 B12 같은 다양한 필수 영양소가 들어 있다. 동물 단백질 섭취를 줄이면 전체 식단에서 영양소의 적절성을 해치게 된다. 붉은 고기를 덜 먹으면 그 자리를 초가공 편의식품으로 채우는 것이 보통이다. 오늘날 미국인의 식단에서 초가공식품이 차지하는 비율은 이미

60퍼센트를 넘어섰다. 지금도 우리는 이미 동물성 식품을 피하면서 정제 곡물 또는 통곡물로 만든 시판 빵, 아침 식사용 즉석 시리얼, 케이크, 달콤한 간식, 피자, 감자튀김, 청량음료(탄산음료 및 과일음료), 아이스크림 등의 초가공식품을 더 많이 먹는다.[14] 이러한 연구 결과는 내가 수년간 환자들을 보며 관찰한 추세와 일치한다. 동물성 식품을 적게 먹으면 대신 시금치를 먹는 게 아니라 정크푸드를 먹는다. 또다른 중요한 점도 있다. 사람들이 가장 많이 먹는 두 가지 채소가 감자와 토마토라는 사실이다. 이 감자의 거의 70퍼센트는 감자튀김, 매시트포테이토 또는 감자칩처럼 냉동 또는 가공된 제품이다. 우리가 소비하는 토마토의 60퍼센트는 흔히 케첩이나 피자 소스 형태로 된 통조림이다.[15] 채식 또는 비건 식단이라고 해서 모두 건강에 좋은 것은 아님이 분명하다. 동물성 식품을 피하고 식물성 식품을 먹으라는 무분별한 조언은 만성 질환이 급증하는 원인으로 비난받아 마땅하다.

시린의 이야기

나는 25세인 환자 시린이 겪는 고통에서 채식 운동의 피해를 자세히 보았다. 시린은 항상 바쁘게 돌아가는 뉴욕에서 사는 이벤트 기획자다. 생활의 균형을 찾기 위해 '깨끗한 음식'을 먹으려 애쓰며 주로 과일 주스나 스무디를 마시는 비건 채식 식단을 지켰다. 규칙적으로 운동했는데도

포에버 스트롱

계속 운동할 힘이 전혀 나지 않았다. 마른 체형에 근육이 너무 없었고 자주 저혈당에 빠졌다. 생리가 불규칙하고 머리카락이 빠지기 시작했다.

나는 시린이 거의 10년 동안 동물성 식품을 먹지 않았다는 사실을 알고 천천히 라이언 프로그램으로 전환할 수 있도록 도왔다. 과당 섭취를 줄이고 단백질 셰이크를 마시게 했다. 처음에는 식물 단백질 셰이크로 시작해 천천히 유청단백질로 바꿔 갔다. 일주일에 한 번 붉은 고기를 식단에 더하자 놀라운 변화가 일어났다. 3개월도 채 되지 않아 그는 완전히 달라졌다. 더는 머리카락이 빠지지 않고 생리도 규칙적으로 돌아왔다. 심지어 눈동자 색도 변하고 더 맑아졌다. 시린은 단 12주 만에 근육을 900그램 키우고 체지방을 4킬로그램 빼서 체지방률을 3.2퍼센트나 줄였다. 시린의 나이를 고려해 단백질량을 내가 보통 권장하는 단백질량보다 약간 적게 처방했지만 그래도 극적인 효과가 나타났다. 시린은 의도는 좋았지만, 잘못된 정보를 바탕으로 행동하고 있었다. 명확한 지침과 근거에 기반해 개입하자 상황은 완전히 달라졌다.

고기에 관한 오해

동물성 식품은 건강에 해롭고 지속 가능하지 않으며 비윤리적인 것으로 묘사되며 최근 수십 년 동안 특히 서구 도시에서 악의 축 취급을 받았다. 영양 풍부한 동물성 식품은 건강에 상당한 이점을 주는데도 이러한 메시지가 널리 퍼졌다니 놀라울 따름이다. 동물 단백질을 적게 먹으면 여성의 허리둘레가 늘어난다는 사실을 아는가?[16] 동물 단백질을 줄이고 대신 탄수화물을 먹는 사람이 정말 많다. 케일이나 브로콜리 같은 녹색 채소로 섭취하는 탄수화물은 건강에 좋지만, 보통 우리는 영양분이 거의 없는 흰 빵이나 파스타, 감자칩, 감자튀김 같은 식품에 더욱 끌린다. 1999~2016년 터프츠대학교에서 성인 약 4만 4000명을 조사한 연구 결과에 따르면, 미국인은 일일 열량 섭취량의 40퍼센트 이상을 질 낮은 탄수화물에서 얻는다.[17]

식물성 식품을 선호하는 추세는 수십 년 전부터 이어졌다. 1990년대 영양학자들은 미국인에게 모든 건강 문제의 근원은 지방이라고 말해 왔다. 스낵웰SnackWell이 출시한 건강한 '무지방' 쿠키는 미국인들의 엄청난 환호를 받은 덕에 이 쿠키의 판매량은 오레오Oreo 쿠키 판매량을 넘어설 정도였다. 하지만 '건강한' 쿠키라는 메시지를 전하는 이 쿠키에는 지방이 적게 든 대신 설탕이 듬뿍 들었기 때문에 소비자들은 기존 쿠키를 먹을 때와 거의 비슷한 열량을 섭취하게 되었다.

역사는 지금도 반복된다. 이번에는 식물성 가짜 '고기' 광풍이다. 패스트푸드 체인점들은 버거킹Burger King의 '임파서블 와퍼 Impossible Whopper' 같은 식물성 대체품을 앞다투어 내놓는다. 이 버거는 113그램짜리 진짜 소고기 버거와 비슷하지만, 단백질은 적고 나트륨은 5배에 포화지방은 더 많고, 열량은 기존 버거와 비슷하지만, 첨가물이 더 많이 들어 있다.[18] 지구상에서 이러한 초

가공 가짜 육류 제품이 진짜 소고기보다 더 건강하거나 환경친화적일 리는 없다. 미국인들은 고기 대신 식물성 고기를 먹기 전에 한 번 더 생각해야 한다. 동물성 식품을 먹을 때의 중요한 이점 중 하나는 식물성 식품만으로는 얻기 어려운 생체이용률 높은 영양을 섭취할 수 있다는 점이다. 동물성 식품은 나이에 상관없이 누구나 발달, 기능, 생존에 중요한 영양물질을 얻을 수 있는 훌륭한 공급원이다.

113그램짜리 스테이크 한 조각에는 단백질 28그램이 들어 있다. 단백질 결핍을 예방하기 위한 최소량의 절반 정도다. (현재 미국 남성의 단백질 하루권장섭취량은 56그램, 여성의 권장섭취량은 46그램이다) 게다가 우리 몸은 콩이나 밀 단백질보다 붉은 고기 단백질을 더 효율적으로 처리한다. 식물에는 여러 장쇄 지방산[에이코사펜타엔산eicosapentaenoic acid, EPA 및 도코사헥사엔산docosahexaenoic acid, DHA], 미네랄(아연 및 철분), 비타민(비타민 D 및 비타민 B12)이 거의 들어 있지 않거나 생체이용률이 낮은 상태로 들어 있다. 식물에 든 항 영양인자는 몸에서 영양소를 흡수하거나 이용하기 어렵게 만든다.[19] 사실 붉은 고기는 닭고기나 생선보다 영양 밀도가 훨씬 높다. 붉은 고기는 단백질은 물론 다른 비타민·미네랄을 포함한 생체이용률이 높은 식품으로 특히 근육 건강을 개선한다. 모든 동물성 단백질의 생체이용률이 높지만, 그중에서도 철분과 비타민 B군을 공급하는 붉은 고기는 근육을 구성하는 최고의 육류 공급원이다. 내장육에는 비타민과 미네랄이 더 많이 들어있지만, 미국인은 보통 간, 심장, 신장을 잘 먹지 않는다. 언제나 그렇듯 식품 영양 중 한 가지 측면만 강조하지 말고 식품 유형을 전체적으로 살펴야 한다. 식품 피라미드를 잠깐만 살펴보아도 미국인들이 수십 년 동안 식물성 식단을 먹으며 스스로 죽음으로 몰고 가고 있다는 사실을 알 수 있다.

지금까지 우리는 영양학적 유산이 어떻게 잘못된 정보에 바탕을 둔 결정으로 이어지는지 살펴보았다. 시간을 되돌릴 수 있다면 얼마나 좋을까. 지난 수십 년 동안 올바른 패러다임을 지켜왔다면 진전이 있었을 것이다. 문제를 해결할 수 있었을지도 모른다. 건강과 영양에 관한 수많은 주류 믿음을 지배하는 신화, 틀린 정보, 잘못된 메시지를 떨쳐 버리는 일은 근육 중심 생활 계획을 짜는 데 꼭 필요하다.

육류에 대한 편견

'지방 중심'의 고리타분한 생각은 주류 건강 지침에 악영향을 미친다. 하지만 이러한 생각은 오늘날 영양과학계에서 동물성 식품에 편견을 갖는 한 가지 이유에 불과하다. 육류 및 유제품 섭취를 둘러싼 도덕적·윤리적 걱정이라는 복잡한 요인도 이러한 편견에 한몫한다. 이처럼 복잡한 주제에는 여러 문제가 얽혀 있다. 동물과 식물의 구분에는 오랜 역사가 있다. 식품 공급 인프라가 달라지던 20세기 중반에 채식주의자 공동체가 형성되었다. 이러한 변화로 가족이 경영하는 소규모 농장이 사라지고 가축이 산업화되었으며, 사람들은 식용 동물을 기르고 식물을 수확하는 과정에서 멀어졌다.

지금까지 살펴보았듯 음식 선택에 도덕적 측면이 관여한다는 사실은 새롭지 않다. 수천 년 동안 전 세계 모든 주요 종교에는 식생활과 관련된 율법이 포함되어 있었다. 가깝게는 1971년 출간된 《작은 지구를 위한 식단Diet for a Small Planet》이라는 책이 사회 전반에 큰 영향을 미치며 '선한' 식단의 목적이 영양과 환경을 모두 고려하는 것으로 바뀌었다.[20] 이렇게 되자 인공 대 자연, 동물 대 식물 같은 새로운 이분법이 생겼다.[21]

동물성 식품 소비는 비윤리적이고 우리 건강과 지구 모두에 해롭다는 인식이 점차 퍼졌다. 오늘날 일부 사람은 동물성 식품을 전혀 먹지 않거나 아주 조금만 먹는 식단을 지켜야 한다고 주장한다. 심지어 식물성 '고기'와 '유제품'을 생산하는 가공식품 회사를 옹호하며 축산업을 중단해야 한다고 요구하는 사람도 있다. [식물성 우유 제조사인 오틀리Oatly는 "가능한 한 모든 방법을 동원해 동물성 영양보다 식물성 영양 섭취를 촉진하는 것"을 '핵심 목표'로 삼는다.][22] 식품 생산은 전세계적으로 환경과 얽혀 있고, 물론 기후 변화도 현실이다. 하지만 사실 우리는 먹는 것으로 기후 변화를 해결할 수는 없다.

　오늘날의 담론에 따라 지구를 구하려면 육식을 중단해야 한다고 생각할 수 있다. 지구온난화라는 주제가 과열되며 잡음이 일어나 실천할 수 있는 조치가 모호해지고 왜곡되기도 한다. 최근 소는 누구나 범인으로 지목하는 희생양이 되었다. 환경보호국Environmental Protection Agency, EPA 과학자들은 미국 내 축산업에서 발생하는 온실가스가 전체 온실가스 배출량greenhouse-gas emissions, GHGE의 약 4.2퍼센트(육우의 경우 2.2퍼센트, 젖소의 경우 1.37퍼센트)를 차지한다고 추산했다.[23] 하지만 넓게 보면 이 비율은 미미하다. 화석 연료가 지은 죄를 두고 소를 탓할 수는 없다.

숫자로 보는 환경 영향

식량 생산 계획에서 동물을 모두 뺐을 때의 효과를 강조하기 위해 고안된 모델이 널리 알려져 있다. 이 모델에 따르면 그러한 조치를 취했을 때 전 세계 온실가스 배출량이 28퍼센트 줄어든다고 한다.[24] 하지만 실제 수치는 이보다 훨씬 작다. 미국 농축산업 전체에서 발생하는 온실가스는 전체 배출량의 약 10퍼센트에 불과하며, 그마저도 농업에서 나오는 양이 대부분이다.[25] 축산업을 줄여도 전국적으로 총 온실가스의 3퍼센트, 전 세계적으로 0.5퍼센트가 줄어들 뿐이다.

포에버 스트롱

이 모델에서는 미국인이 동물성 식품 섭취를 줄이면 필수 영양소(아미노산과 지방산) 결핍이 늘고, 최소 단백질 요구량을 충족하기 위해 전반적인 열량 섭취가 늘어난다는 사실도 보여준다.[26] 앞서 살펴보았듯 이러한 변화는 비만과 대사 증후군 유행을 악화할 뿐이다.

현재 동물 대 식물 논쟁에서 종종 간과되는 또 다른 면은 축산업이 지속 가능성에 어떻게 도움이 되는지이다. 소나 양 같은 반추동물은 농업에서 배출되는 소화 불가능한 쓰레기를 업사이클링해 카르니틴carnitine, 크레아틴creatine, 아연, 헴철, 비타민 B군 등의 미량영양소와 필수아미노산이 풍부한 육류로 바꾼다.[27]

반추동물은 표층 토양 유지·복원과 탄소 순환에 큰 역할을 한다.[28] 현대 미국 농업 관행에서는 표층 토양이 침식되며 약 1기가톤의 탄소가 배출되는 것으로 추정한다. 연간 온실가스 총배출량의 약 20퍼센트에 해당하는 양이다.[29] 토양 관리를 위해 반추동물을 의도적으로 도입하면 농업에서 배출되는 온실가스 중 아산화질소 배출의 주요 원인인 합성 질소비료 요구량을 줄일 수 있다.[30]

반추동물이 토양 보존과 복원에 긍정적인 영향을 준다는 것을 깨닫지 못하면 다음 세기 동안 총 온실가스 배출량을 크게 줄일 엄청난 기회를 놓치게 될지도 모른다. 이러한 목표를 우선순위에 두면 온실가스 배출량을 줄일 수 있을 뿐만 아니라 수질과 대기질[31] 같은 다른 주요 환경 문제에도 큰 영향을 미칠 수 있다.

미국 농업에서 동물을 배제해도 전체 온실가스 배출량에 미치는 영향은 미미하다. 게다가 성인의 40퍼센트 이상이 비만으로 분류되는 미국 사회에서 동물성 제품을 식단에서 빼버리면 대사 건강이 더욱 악화될지도 모른다.[32]

나는 수년 동안 환자들이 자기 몸과 사회, 지구를 위해 옳은 선택을 하려고 애쓰는 모습을 보았다. 이들은 흔히 상반된 정보의 홍수에 휩싸여 끊임없이 좌절하는 악순환에 빠진다. 영양 담론을 논할 때 일부 과학자 집단이 강력한 기반과 높은 인지도, 더 큰 영향력을 갖거나, 특히 그들의 영향력에 좌우되어 광범위한 공공 정책이 추진될 때 발생하는 위험 중 하나다. 오늘날에는 점차 많은 사람이 동물 단백질의 중요성을 인식하며 이러한 견고한 기반에 균열이 생기고 있다.

내 멘토인 도널드 레이먼 박사는 이렇게 설명한다. "단백질의 품질은 채식 이야기가 제대로 방어하지 못하는 요소 중 하나입니다. 생물학적으로 입증된 진짜 수치죠." 역학이나 지구온난화에 관한 왜곡된 통계를 바탕으로 식물성 식단이 우월하다고 주장하는 일은 주관적이고 틀렸다. 이러한 접근법에 바탕을 둔 기사는 눈길을 끌지만, 동물성 식품이 더 고품질의 단백질을 공급한다는 사실에 제대로 반박할 수는 없다. 이제 영양소를 식물성이냐 동물성이냐로 가르지 말고 둘 다 식단에 넣어야 한다. 생체이용률이 가장 높은 단백질과 아미노산의 공급원인 붉은 고기는 예부터 슈퍼푸드의 대명사다.

군대의 고위 지휘관은 살면서 몇 가지 원칙을 따른다. 이러한 원칙은 누구나 배워 실질적으로 꾸준히 건강을 개선할 수 있는 원칙이기도 하다. 내 환자 브라이언을 예로 들어보자. 그는 인생을 뒤바꾼 사고를 딛고 다시 일어선 회복력과 적응력의 표본이다. 브라이언은 키 180센티미터에 체중 118킬로그램으로 나무둥치처럼 단단한 근육질 몸을 지닌 텍사스 농장 출신 청년이었다. 그는 네이비실 대원으로 15년간 복무하며 문을 부수고 적진에 쳐들어가는 특수부대원으로 활약했다. 전 세계 곳곳 위험한 곳으로 여러 차례 파병을 나갔지만, 한 번도 부상 당한 적은 없다. 귀국해서 사고를 당하기 전까지는 말이다.

브라이언은 시속 8킬로미터로 오토바이를 몰고 가던 중, 문자를 보내며 운전하던 10대 청소년이 모는 차에 치였다. 오토바이는 산산이 부서졌고 브라이언은 무릎 아래 다리를 잃었다. 그 뒤 몇 달 동안 뼈가 부서질 듯한 통증과 피로 때문에 여러 의사를 전전하며 도움을 요청했다. 그러다 나를 찾아왔다. 나는 푸근한 스타일로 군인들에게 잘 통하는 편이다. (종종 도발적인 질문을 던져도 그들은 내 얼굴에 주먹을 날리지 않고 잘 참아주는 편이다. 하하!) 그가 진료실에 들어서자마자 나는 곧바로 본론으로 들어갔다.

"브라이언 씨, 정말 힘들다는 거 알아요. 하지만 당신은 여러 번 파병을 나갔던 엘리트 군인이잖아요. 생사를 넘나드는 경험을 했는데 겨우 무책임한 청소년 한 명 때문에 다리를 잃었죠. 어떤가요?" 그가 불평할 자리를 깔아준 셈이었다.

하지만 그의 대답은 이랬다. "음, 아까 말씀드린 대로예요. 좀 피곤하고 다리가 없는데도 있는 것처럼 통증이 느껴져요."

"그러니까, '이걸' 다 어떻게 감당하고 있는 거냐고요."

그는 몹시 당황한 표정으로 내게 말했다. "선생님, 무슨 말씀이세요?

아, 제 다리요? 그거 반년 전 일인데요."

이해하겠는가? 브라이언은 불과 6개월 전에 다리를 잃었지만, 그 일을 극복하고 다음으로 나아갔다. 당신도 6개월이 지났다면 극복했을까? 아마 대부분은 그러지 못했을 것이다. 빅터 프랭클Viktor Frankl의 말대로 고통이 오는 것은 피할 수 없지만 고통을 겪는 것은 선택할 수 있다.[33]

브라이언에게는 다른 많은 사람을 지배하는 내면의 목소리가 없었다. 그는 자기 생각이 그저 내면에서 '일어나도록' 놓아두지 않았고 자기 마음을 도구로 활용했다. 그는 내게 해로운 생각 잡동사니를 없애도록 연습할 수 있다는 사실을 보여주었다. 그는 적극적으로 해결책에 접근했다. 부상 당한 뒤에도 골격근 소모를 막기 위해 내 도움을 받아 내가 고안한 영양 계획을 실천했다.

그는 회복을 위해 단백질에 집중하고 영양이 풍부한 자연식품을 섭취했다. 그러자 근육량 손실을 최소화할 수 있었다. 우리는 그의 몸이 맞이한 새로운 현실에 맞춰 훈련 프로그램을 재구성했다. 그는 뛰어난 생각의 틀을 최대한 활용하는 사람이었다. 변명하거나 '전 못 해요.'라고 말하는 법이 없었다. 그는 피해자라는 생각에 갇히면 목표에서 더 멀어질 뿐이라는 사실을 일찌감치 깨닫고, 자신을 방해하는 서사에 얽매이지 않고 근육 성장과 보호에 초점을 맞춘 계획을 착실히 진행했다.

우리는 저마다의 인생 경험과 뇌 연결 방식에 따라 정보를 다르게 처리한다. 똑같은 사람은 없다. 이 단순하지만, 심오한 사실은 개인마다 상당히 다른 삶의 결과로 이어진다.

자기 대화에서 주도권 잡기

내면에서 들리는 속삭임에 휘둘리지 않고 자신의 대의를 위해 그 목소리를 활용하고, 자신을 깎아내리기보다 격려하는 자기 대화를 유도하자. 자존감을 높이는 데 도움이 된다. 처음에는 시끄럽게 소리 높여 반복되는 내면의 정신적 속삭임이 그다지 도움을 주지 않을 것이다. 이야기를 재구성하고 대의에 맞게 조정하는 법을 배우면, 이 목소리가 당신의 발전에 해가 되기보다 도움이 되기 시작할 것이다.

이렇게 자신에게 말을 거는 내면의 속삭임은 결국 자신을 느끼고 대하는 방법에서 나타난다. 자존감은 행동을 이끄는 방향 지시등이 된다. 자존감을 꿈에 그리던 집의 고급스러운 인테리어라고 생각해보자. 매일 직접 선택한 커튼에 일렁이는 자기 모습을 보게 될 것이다. 매일 나를 맞이하는 자신의 반영도 마찬가지다.

좋은 집을 갖게 되어 기분이 좋은가? 원하는 집을 마땅히 가질 만한가? 새로운 몸, 뛰어난 건강을 지녀 편안한가? 꿈꾸던 집을 위해 어떤 자원, 시간, 돈을 기꺼이 투자할 의향이 있는가? 당신의 자존감은 당신이 이 부분에 얼마나 기꺼이 투자할지를 결정한다. 자신에 관해 어떻게 느끼는지는 행동을 통제할 힘을 결정한다.

내면에서 반대하는 속삭임보다 계획을 우선시하면 좋은 결과를 얻을 수 있다. 자신의 사고 패턴을 알아차리는 습관을 들이면 도움이 된다. 목록을 쓰자. 악순환에 각기 다른 이름을 붙이자. 그러면 그 순환을 잘 다룰 수 있게 된다. 내가 선호하는 몇 가지 이름을 소개하겠다.

- **비관론자.** 모든 면에서 최악의 시나리오를 상상하며 끊임없이 재앙이 일어날 것이라고 상상한다. 여행을 간다면 공항으로 가는 길에 엄청나게 사람이 몰릴 것이라 확신한다. 보안 검색대에 줄을 서 있을 때면 비행기가 추락하는 모습이 머릿속에 맴돈다. 건강 검진받는 날이라면? 치명적인 질병이 발견될 것이라 확신한다.
- **공포에 질려 꼼짝 못 하는 사람.** "너무 버거워. 아무것도 못 해." 스트레스를 과대포장하고 어쩔 줄 모르겠다며 핑계를 대고 숨어버린다. 스트레스 척도는 항상 9~10점이다. 보충제를 주문하고도 일주일 내내 복용하는 것이 너무 부담스러워 먹지도 못한다. 헬스장에 가볼까? 장비가 너무 복잡하고 무엇을 해야 할지 몰라서 갈 수 없다. 결국

모든 것이 불가능하다. 시작하기도 전에 실패할지도 모른다는 핑계가 이미 수백 개쯤 준비되어 있다.

● **나 너무 불쌍해.** "난 몸 만들기는 절대 못 해. 다른 사람에겐 쉽겠지." "난 원래 과체중이고 부모님도 건강하지 않아." "난 어릴 때 트라우마가 있어서 뭘 먹어야 정서적으로 안정이 돼." 다른 사람과 끊임없이 비교하는 방법에는 수많은 버전이 있다. 뇌는 연습한 것을 반복하는 데 능숙하기에 이러한 생각은 계속 이어진다.

부정적인 사고 패턴에서 일어나는 세 가지 주요 결과는 우울증, 불안, 신체 건강 문제다. 아마 당신을 괴롭히는 악순환 중에는 이러한 결과를 초래하는 생각이 있을 것이다. 부정적인 생각의 악순환이 당신 주위를 맴돌게 내버려두지 말고 그 생각에 맞서자. 가장 많이 반복되는 악순환의 목록을 만들어두면 그 생각이 일어날 때 각 악순환을 식별할 수 있다. 머릿속에서 그 목소리가 재생될 때마다 해당 악순환의 이름을 직접 불러 보자. 독백을 대화로 바꾸면 대화의 주도권을 잡는 데 도움이 된다.

'나 너무 불쌍해' 악순환을 예로 들어보자. "난 몸매가 꽝이라 절대 살 빼지 못할걸. 다른 사람들이나 쉽게 하지."라는 목소리에 어떻게 대처할까? 이렇게 답해 보자. "이봐, 나 할 수 있어. 원래 하려던 대로 집중하고 노력해서 해낼 거야." 목표는 '나 너무 불쌍해' 순환이 나타날 때마다 이렇게 대답하는 것이다. 변화를 일구는 가장 쉬운 방법은 내면의 독백이 나를 정의하지 않고, 나만 그런 것이 아니며, 나만의 문제가 아니라는 사실을 계속 떠올리는 것이다. 사실 우리에게는 어떤 식으로든 내면의 목소리가 있다. 그중 일부는 언제나 성가시고, 부정적이고, 아주 모욕적일수도 있다. 내면의 목소리에 어떻게 반응하느냐에 따라 당신과 당신 마음 중 누가 주도권을 쥐게 될지가 결정된다. 원하는 결과로 나아갈 단계를 설정하고 이를 착실히 밟아 나가는 것은 여러분의 몫이다. 나는 여러분을 도와드리겠다.

05

단백질은 그냥
다량영양소가 아니야

우리 몸의 약 60퍼센트는 물이고 나머지 40퍼센트 중 절반은 단백질이다. 뼈, 인대, 힘줄, 간, 뇌, 피부, 손톱 모두 단백질로 이루어져 있다. 하지만 필수 다량영양소인 단백질은 신체 구성 이상의 역할을 한다. 단백질은 근육을 포함한 모든 조직과 기관의 기능을 조절하는 주요 조절자다. 몸속에서 일어나는 화학반응을 모두 촉매하는 효소도 단백질의 일종이다. 단백질은 에너지 생신과 세포들 사이의 소통도 돕는다.

단백질은 호르몬 균형을 비롯한 중요한 세포 기능을 촉진하고 면역계에서도 필수적인 매개체 역할을 한다. 2장에서 살펴본 것처럼 면역 반응의 일부로 병원균을 죽이는 항체도 단백질의 일종이며, 인슐린 같은 다른 여러 호르몬도 마찬가지다. 혈당과 대사율을 조절하고 성장호르몬 분비나 뼈 건강에도 영향을 미치는 갑상샘 호르몬은 단백질에서 얻는 아미노산으로 구성된다. 뇌는 단백질이 풍부한 식품을 이용해 에피네프린epinephrine(아드레날린adrenaline이라고도 한다), 노르에피네프린norepinephrine(노르아드레날린noradrenaline이라고도 한다), 도파민dopamine, 세로토닌serotonin처럼 뇌세포들 사이의 소통에 꼭 필요한 신경전달물질을 만든다. 이러한 화학물질은 신경 발달, 수면, 기분 조절과 직접 연관 있다.

단백질 중심 식단의 이점

- 혈당 균형
- 맑은 정신
- 체성분 개선
- 에너지 향상
- 체지방 감소
- 식탐 감소

이제 단백질이 그저 새로운 근육을 만드는 것 이상으로 중요한 역할을 한다는 사실을 분명히 깨달았을 것이다. 단백질이 우리 몸 전체에서 필수적인 역할을 한다는 사실은 부정할 수 없다. **단백질은 이렇게 기능하기 때문에 장수, 대사 기능, 삶의 질에 아주 중요하다.** 단백질 섭취가 중요하다는 사실은 과학적으로 많

이 알려졌지만 아직 대중은 단백질의 중요성을 잘 모른다. 게다가 앞서 살펴보았듯 철 지난 뉴스 기사는 여러 연구로 반론에 부딪혔는데도 여전히 우리 마음에 깊이 각인되어 있고, 심지어 일부 의사는 이러한 구닥다리 지침을 아직도 권한다.

이제 최신 연구 결과를 바탕으로 우리 몸속 모든 시스템을 운영하는 데 꼭 필요한 단백질을 어떻게 적절히 섭취할지 명확히 알아보자. 근육을 최적화하는 데 필요한 단백질의 **양, 질, 분배**를 고려해 식단을 짜면 뇌세포 간 소통, 식욕 조절, 호르몬 생산 같은 다른 여러 중요한 기능에도 필요한 아미노산을 충분히 얻을 수 있다. 단백질 중심 접근법을 적용하면 영양학적 우선순위를 모두 제자리로 돌려놓을 수 있다.

단백질의 양

먼저 단백질량 이야기를 해보자. 현재 미국인의 단백질 하루권장섭취량은 체중 1킬로그램당 0.8그램으로 설정되어 있다. 체중이 68킬로그램이라면 단백질을 하루 54그램 섭취해야 한나는 뜻이다. (이 체중에서 여성의 단백질 하루권장섭취량은 46그램, 남성은 56그램이다) 이 수치는 축산업계를 위해 개발된 구식 질소균형 계산법

에 근거한 것으로, 실제 요구량에는 훨씬 미치지 못한다.[1]

내 진료실을 찾아오는 사람 대부분은 단백질을 충분히 섭취하지 않고 있으며, 섭취량을 따져보기 전까지는 자기가 얼마나 적게 먹고 있는지 모르는 경우가 많다. 따라서 단백질 교정의 첫 번째 단계는 식사 일기를 쓰고 음식을 저울에 달아 자신이 단백질을 얼마나 먹고 있는지 정확히 파악하는 것이다. (이에 대해서는 7장에서 자세히 살펴보겠다) 지금 당장 단백질 결핍이 아니더라도 단백질의 양, 질, 분배에 그다지 주의를 기울이지 않은 채 먹고 있다면 최적량의 단백질을 섭취하고 있지 않을 가능성이 크다.

호기심 해결사

단백질을 많이 먹으면 신장 기능이 망가진다는 이야기를 들어본 적이 있을 것이다. 하지만 데이터를 살펴보면 그러한 주장은 사실이 아니다. 저명한 단백질 연구자인 스튜 필립스Stu Philips가 실시한 메타분석에서는 체중 1킬로그램당 단백질을 1.5그램 이상 섭취하거나, 하루 에너지 섭취량의 20퍼센트 이상을 단백질로 섭취하거나, 단백질을 하루 100그램 이상 섭취하는 고단백higher-protein, HP 식단을 따를 때 신장 기능이 어떤 영향을 받는지 확인했다. 사구체여과율glomerular filtration rate, GFR로 알려진 지표를 살펴보면 신장 기능 효율성이 어떻게 달라지는지 알 수 있다. 고단백 식단을 따라도 단백질이 적게 포함된 일반 단백 식단 또는 저단백(단백질을 하루 에너지 섭취량의 5퍼센트 이하로 섭취) 식단을 따를 때보다 사구체여과율이 크게 높아지지 않았다. 연구진은 고단백 식단을

따라도 건강한 성인은 신장 기능에 부정적인 영향을 받지 않는다고 결론지었다.[2]

반 엘스윅Van Elswyk 등이 여러 무작위 대조 시험과 역학 연구를 체계적으로 검토한 결과, 하루 에너지 섭취량의 20~35퍼센트를 단백질로 섭취하거나, 대조군에 비해 10퍼센트 이상 단백질을 더 먹는 고단백 식단을 따라도 미국인의 단백질 하루권장섭취량(체중 1킬로그램당 0.8그램 또는 에너지의 10~15퍼센트를 단백질로 섭취)을 따르는 집단에 비해 혈압 등 신장 기능을 나타내는 혈중 표지자가 거의 또는 전혀 달라지지 않았다.[3]

단백질을 무시하면 안 되는 이유

- 세포 기능에 필수
- 대사에 영향
- 신체 구조 형성에 필요
- 수면과 기분에 영향
- 뇌, 뼈, 인대, 힘줄, 간, 피부, 손톱에 필요

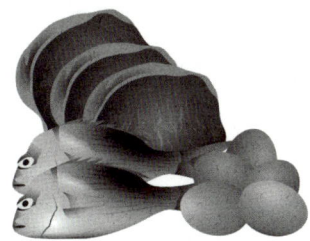

근육 및 조직 파괴를 막는 단백질

우리 몸 조직은 모두 단백질로 이루어져 있다. 1년이 지나면 단백질 대부분이 교체된다. 따라서 이러한 요구 사항을 충족하거나 그 이상으로 적절한 영양소를 충분히 섭취하는 일은 상당히 중요하다. 계속 저단백 식단을 고수하면 몸은 간, 심장, 뇌, 신장, 위장관 생존을 우선시한다. 몸은 계속 재건하고 복구하는 주기를 반복하면서 아미노산 요구량이 높은 이러한 기관을 우선 돌보려 애쓴다. 이러한 필수 기능을 겨우 유지할 만큼만 단백질을 먹는다면 골격근 성장과 복구를 도울 아미노산이 부족해진다. 반면 근육 건강을 고려한 식단을 따르면 주요 생물학적 요구를 모두 충족하면서도 체성분을 최적화할 수 있다.

우리 몸은 여러분이 회복과 재건에 필요한 성분을 섭취할 것이라 기대한다. 그 성분은 정확히 무엇일까? 바로 특정 아미노산을 모두 포함한 식이 단백질이다.

단백질의 질: 아미노산

흔히 단백질을 하나의 다량영양소라고 말하지만, 단백질은 20가지 개별 아미노산의 전달체에 불과하다. 이들은 단백질 합성, 새로운 생체분자 및 대사 신호 생성이라는 두 가지 역할을 한다. 모든 아미노산에는 다음과 같은 중요한 두 가지 목적이 있다는 뜻이다.

- 몸의 물리적 구조 지탱
- 신경전달물질과 항산화물질 생성 및 단백질 합성 등의 생
  리 기능 지원

우리가 단백질을 먹는 것은 단백질 자체가 아니라 아미노산을 섭취하기 위함이라는 사실을 알아야 한다. 식이 단백질은 그저 운반체일 뿐이다. 단일 단위로 단백질을 규정하는 일은 아미노산을 균형 있게 섭취하지 못하도록 방해하는 흔한 장애물 중하나다. **양질의 단백질을 섭취한다는 것은 몸에서 스스로 만들지 못하는 아미노산을 적절히 섭취한다는 것이다.** 여러분이 자주 먹는 식품 라벨을 살펴보자. 탄수화물 같은 다량영양소가 당, 섬유질, 총 탄수화물 등으로 어떻게 구분되어 있는지 볼 수 있다. 지방도 포화지방, 트랜스지방, 콜레스테롤 같은 하위 유형으로 구분되어 있다. 이제 단백질을 살펴보자. 단백질은 그냥 단백질로 표시되어 있을 뿐이다. 이러한 상황이 오해를 낳는다.

하지만 모든 단백질이 똑같지는 않다. 단백질 공급원마다 아미노산 조성이 다르며, 20가지 아미노산이 어떻게 조합되어 있느냐에 따라 고유한 특성이 있고, 몸속에서 다른 역할을 한다. 식품 포장에 명시해야 하는 요구 사항에서는 이러한 점이 완전히

간과된다. 심지어 단백질 하루권장섭취량도 각 아미노산의 섭취 요구량을 보여주지 못한다. 우리 몸에 필요한 양질의 단백질을 섭취하지 못하는 사람이 많은 것도 당연하다.

아미노산에는 20가지가 있고, 이 중 9가지가 '필수' 아미노산으로 정해져 있다. 몸속에서 자체적으로 만들 수 없어 식단이나 보충제로 먹어야 하는 아미노산이다. 단백질 합성을 촉진하려면 이 필수아미노산을 일정량 먹어야 한다. 식이 단백질 섭취량을 계산할 때 중요한 점은 다양한 식품 공급원으로 섭취하는 아미노산의 균형을 적절히 맞춰야 한다는 사실이다. 이렇게 하면 앞서 언급한 몸속 모든 시스템이 제대로 작동할 연료를 공급하고, 근육 조직을 유지하고 발달하도록 도울 구성요소를 충분히 확보할 수 있다.

전반적인 건강을 유지하려면 다음과 같은 세 가지 아미노산이 필요하다.

- **비필수아미노산**: 총단백질을 충분히 섭취하면 몸에서 자체적으로 만들 수 있는 아미노산이다.
- **조건부 필수아미노산**: 다치거나 병에 걸렸을 때 몸에서 충분히 만들 수 없으므로 음식 섭취에 의존해야 하는 아미노산이다.
- **필수아미노산**: 음식에서 직접 얻는 아미노산이다. 필수아

미노산이라고 부르기는 하지만 모두 똑같이 필수는 아니다. 류신leucine, 메티오닌methionine, 라이신lysine 같은 아미노산은 동물성 식품을 먹지 않으면 충분히 섭취하기 어렵다.

필수아미노산은 조금 뒤에 자세히 살펴보고, 우선 11가지 '비필수' 아미노산을 살펴보자.

- 알라닌alanine
- 아르기닌arginine
- 아스파라긴asparagine
- 아스파르트산aspartatic acid
- 시스테인cysteine
- 글루탐산glutamic acid
- 글루타민glutamine
- 글리신glycine
- 프롤린proline
- 세린serine
- 티로신tyrosine

단순하게 생각할 수 있지만, 이러한 비필수아미노산 중 일부도 때로 필수적일 수 있다는 사실을 알아야 한다. 따라서 이 중 일부는 조건부 필수아미노산이라는 임시 아미노산 범주에 속하는 영광을 누린다. 정상적인 상태에서는 몸에서 이러한 아미노산이 만들어진다. 하지만 건강에 문제가 생기고 대사 수요가 늘면 몸에서 이들을 생산할 생리적 요구를 충족하지 못한다. 감염되거나, 수술받거나, 암에 걸리거나, 위장 문제가 생기거나, 스트레스를 받거나, 오랫동안 격렬한 신체 활동을 하면 이러한 아미노산이 바닥난다.

- 아르기닌arginine
- 시스테인cysteine
- 글루타민glutamine
- 글리신glycine
- 프롤린proline
- 세린serine
- 티로신tyrosine

몸에서 이러한 조건부 필수아미노산을 충분히 만들지 못하면 음식으로 이들을 섭취해야 한다.

예를 들어 글루타민을 보자. 글루타민은 모든 아미노산 중 가장 풍부하며, 조건부 필수아미노산 중 아주 다재다능한 성분이다. 글루타민은 위장관, 신장, 간, 심장, 신경세포 등 여러 기관의 기능을 유지하고, 빠르게 분열하는 세포에 연료를 공급하는 데 중요하다. 면역계의 림프구나 장 내벽의 장 세포가 이러한 세포에 속한다. 따라서 글루타민은 면역 건강과 장내 장벽 기능 유지에 필수다. 몸속을 순환하는 글루타민의 70퍼센트 이상은 골격근에서 온다. 가지사슬아미노산은 골격근에서 대사되는 유일한 아미노산이다. 따라서 체내 글루타민 생산을 늘리는 가장 좋은 방법은 가지사슬아미노산을 충분히 섭취하는 것이다. 고품질 동물 단백질로 자연스럽게 섭취할 수 있는 이러한 아미노산은 글루타민의 전구체 역할을 한다.

필수아미노산

이제 필수아미노산의 과학을 살펴보자. 걱정하지 말라. 이 10가지 아미노산 각각의 고유한 특성을 나열하며 생화학 강의를 하지는 않겠다. 하지만 우리 몸이 직접 만들지 못하므로 바깥에서 섭취해야 하는 아미노산의 몇 가지 특징은 알려드리겠다. 우리가 먹어야 하는 아미노산은 다음과 같다.

모든 단백질이 딱 20개의 아미노산으로 구성되어 있고, 그중 일부는 우리 몸이 만들고 일부는 반드시 음식으로 먹어야 한다는 사실을 생각해보면 몹시 놀랍다. 건강을 최대로 끌어올리려면 일부 필수아미노산(예를 들어 류신)을 일정량 먹어야 한다.

각 필수아미노산은 모두 몸이 제대로 기능하는 데 중요한 역할을 하지만, 특히 류신, 라이신, 메티오닌 이 세 가지 필수아미노산은 음식의 질을 결정하는 데 아주 중요하다. 이 세 가지 아미노산은 함께 섭취할 때 가장 큰 효과를 발휘하며, 특히 이 중

류신은 건강한 근육에 매우 중요하다. 앞서 근육-단백질 합성(MPS)을 설명하면서 단백질을 충분히 섭취하는 일이 이 중요한 반응을 촉진하는 데 얼마나 중요한지 살펴보았다. 이제 내 멘토인 레이먼 박사가 1990년대에 발견한 라파마이신의 포유동물 표적mammalian target of rapamycin, mTOR(엠토르)의 작동 메커니즘을 살펴보자. 이 획기적인 발견에서 핵심은 mTOR가 MPS에 양방향으로 영향을 미친다는 점이다. 간단히 말하면 한 끼 식사에서 섭취하는 단백질의 양에 따라 MPS가 일어나거나 일어나지 않는다. 식사를 통해 MPS 역치를 넘지 못한다면 근육과 대사 건강을 최적화할 핵심 요소를 놓치는 셈이다.

mTOR의 메커니즘은 가지사슬아미노산인 류신에 달려 있다. 식사 때마다 류신을 일정량 섭취하면 조직의 단백질 합성 기계에 연료가 채워진다. 류신은 mTOR 신호 복합체 중에서도 특히 세포 내에서 단백질 합성을 시작하고 유지하는 데 중요한 요소를 활성화한다. 류신을 자동차 엔진에 시동을 거는 열쇠(또는 버튼)라고 생각하면 된다. mTOR는 엔진이고, 몸에 들어온 아미노산은 모두 이 엔진에 연료를 공급한다. 이 시스템 전체가 단백질 합성을 촉진한다. mTOR 메커니즘은 MPS를 일으키거나 일으키지 않는 양방향 특징이 있지만, 이 시스템은 약간 미묘하다.

mTOR의 역치를 결정하는 한 가지 중요한 요인은 나이다. 젊고 성장하는 시기에는 인슐린, 성장호르몬, IGF-1 같은 호르몬이

mTOR를 조절하지만, 나이가 들면 점차 골격근에 '합성대사 저항성'이 생긴다. 몸이 호르몬에는 덜 반응하고 식단의 질과 류신에 더 민감해진다는 뜻이다.

단백질이 점점 더 필요하다

단백질은 나이에 따라 필요한 양과 질이 달라지는 유일한 다량 영양소다. 탄수화물은 필수로 여겨지지 않지만, 필수아미노산의 신체 요구량은 살면서 계속 달라진다. 음식을 약으로 활용하는 접근법의 핵심은 이렇게 달라지는 몸에 맞춰 근육 건강을 개선하는 데 필요한 특정 단백질의 양을 적절히 처방하는 것이다. 류신은 장기적으로 긍정적인 생리적 변화를 유도하는 중요한 원동력이다.

어린이는 단백질을 5~10그램만 섭취해도 mTOR 역치를 충분히 넘긴다. 일부 데이터에 따르면 20~30대도 건강하고 활동적인 사람이라면 한 끼에 류신을 1.7그램만 먹어도 MPS를 강력하게 일으킬 수 있다(이보다 많으면 더욱 좋다).[4] 여러 노인 연구에 따르면 끼니당 최소 2.5그램의 류신을 섭취하면 '원기를 회복하는' MPS의 효과를 경험할 수 있다. **이렇게 원기를 회복하려면 끼니마다**

질 좋은 단백질을 최소 30그램 섭취해야 한다. 하지만 식물 단백질로만 이 류신 역치를 달성하려면 공급원에 따라 끼니당 35~45퍼센트를 더 섭취해야 한다. 열량을 더 많이 섭취해야 한다는 뜻이다.

조기 개입이라는 면에서 MPS 회복 가능성은 특히 중요하다. 잘 알다시피 노화는 눈에 띄지 않아도 이미 30~40대부터 시작된다. MPS 회복이 일어난다는 증거를 볼 때 일찍 조처를 하면 근육 조직을 보호할 뿐만 아니라 심지어 회복할 수도 있다. 가능한 한 빨리 적절한 단백질 섭취를 배우고 실천해야 한다는 뜻이다. 이에 더해 류신이 풍부한 단백질을 먹으면 MPS가 유도될 뿐만 아니라 혈당 안정화에도 도움이 된다는 연구 결과도 있다.

오늘날 대부분의 미국인이 섭취하는 류신은 이상적인 수준보다 훨씬 부족하다. 국민건강영양조사National Health and Nutrition Examination Survey, NHANES의 데이터에 따르면, 51~70세 여성의 겨우 25퍼센트, 같은 나이대 남성의 겨우 10퍼센트만이 단백질 하루권장섭취량을 충족한다. 베르너Berner 등의 연구 결과에 따르면 71세 이상에서는 여성의 절반과 남성의 30퍼센트만이 단백질 하루권장섭취량을 충족한다.[5] 이처럼 하루권장섭취량을 충족하는 사람이 적다는 사실을 보면 50세 이상 중 최소 근육 요구량을 충족할 만큼 단백질을 충분히 섭취하는 사람이 얼마나 적은지 알 수 있다. 과학 연구 결과에 따르면 **나이가 많거나 스트레스받는**

사람은 단백질을 하루권장섭취량의 대략 두 배는 섭취해야 하지만, 대다수는 두 배는커녕 하루 최소 섭취량에도 *미치지 못하는* 양을 먹고 있다. 분명 반드시 바로잡아야 할 문제이고, 그렇게 할 수 있다.

하루권장섭취량 지침은 결핍 모델을 기반으로 설정한 것이자, 생명을 유지하는 데 필요한 최소 요구량을 나타내는 수치라는 사실을 기억하자. 기본적인 조직 회복을 촉진하는 데 필요한 최소 요구량이지 그 이상은 아니다. 게다가 하루권장섭취량에는 활동적인 생활 방식도, 나이 들며 근육을 보호하고 장수하려는 목표가 반영되어 있지도 않다. 더 나은 측정 기준을 원한다면 **라이언 하루권장섭취량**Lyon RDA을 따르자. 나는 30년간 발표된 과학 문헌과 레이먼 박사가 발견한 류신 역치에 근거해 **성인이라면 끼니마다 고품질 단백질을 30~50그램 섭취해야 한다고 권한다.** 너무 많다고? 걱정하지 말라. 어떻게 하면 이렇게 먹을 수 있는지 알려드리겠다. 여기서 우리 목표는 RDA가 나타내는 단기적인 생존이 아니라 라이언 RDA로 이룰 수 있는 장기적인 성공이라는 점을 기억하자. 아는 것이 힘이다. 정보를 얻고 배우면 건강하고 튼튼하게 오래 살 수 있는 최선의 결정을 내릴 수 있다.

질이 양에 영향을 미친다

이제 건강을 위해 여러 음식의 아미노산 조성에 주목해야 하는 이유를 분명히 알았을 것이다. 예를 들어 콩이나 퀴노아에 든 단백질의 아미노산 조성은 소고기나 닭고기에 든 단백질의 아미노산 조성과는 상당히 다르다. 질 낮은 단백질을 먹는다면 더 많이 먹어야 하거나 보충제를 찾아야 한다. 동물 단백질에는 대체로 필수아미노산이 풍부하므로, 이러한 단백질을 먹으면 근육처럼 단백질에 의존하는 체내 시스템을 유지하는 데 중요한 필수아미노산을 충분히 공급할 수 있다. 유제품이나 달걀을 많이 먹는 오보-락토 비건ovo-lacto vegetarian 식단을 따라도 이러한 아미노산을 섭취할 수 있다. 비건 식단을 따라도 이러한 영양소를 섭취할 수는 있지만, 선택의 폭이 좁고 영양소 결핍을 막으려면 보충제를 먹어야 할 수 있다.

이제 필수아미노산 이야기는 끝인가…? 그렇다면 이 아미노산들은 모두 '어디에서' 찾을 수 있을까? 다음 그림을 보면 여러 아미노산이 함께 들어있는 식품이 많다는 사실을 알 수 있다. 교집합에 있는 식품에는 모두 세한아미노산limiting amino acid이라는 세 가지 필수아미노산이 풍부하다. 동물성 식품에 이러한 아미노산이 가장 많이 들어있다.

식품별 주요 아미노산 함량 분석표

식품 1온스(약 28그램)당	메티오닌 (단위: 그램)	류신 (단위: 그램)	라이신 (단위: 그램)
간 칠면조 고기	0.140	0.385	0.455
소고기(우둔살)	0.260	0.793	0.843
닭가슴살(껍질 제거)	0.179	0.485	0.549
참치(황다랑어)	0.194	0.532	0.601
돼지고기 갈빗살(살코기)	0.189	0.584	0.635
단단한 두부	0.350	0.210	0.182
저지방 리코타치즈	0.800	0.346	0.379
브라질너트	0.282	0.323	0.138
흰강낭콩(큰 것)	0.980	0.522	0.449
까치콩	0.270	0.179	0.148
달걀 큰 것	0.106	0.305	0.256
템페	0.490	0.400	0.254

※ 더 많은 음식 정보를 살펴보려면 미국 농무부 웹사이트에서 류신을 검색해보자.

다시 식품 라벨로 돌아와 보자. 여러 단백질의 복잡한 아미노산 조성을 고려하면 식품 라벨에 단백질량이 똑같이 표시되어 있더라도 그 단백질이 모두 같지는 않다는 사실을 알 수 있다. 대마 씨앗 단백질 6그램과 달걀 단백질 6그램은 같지 않다. 하지만 안타깝게도 요즘 식품 라벨에서는 단백질의 질이나 섭취한

포에버 스트롱

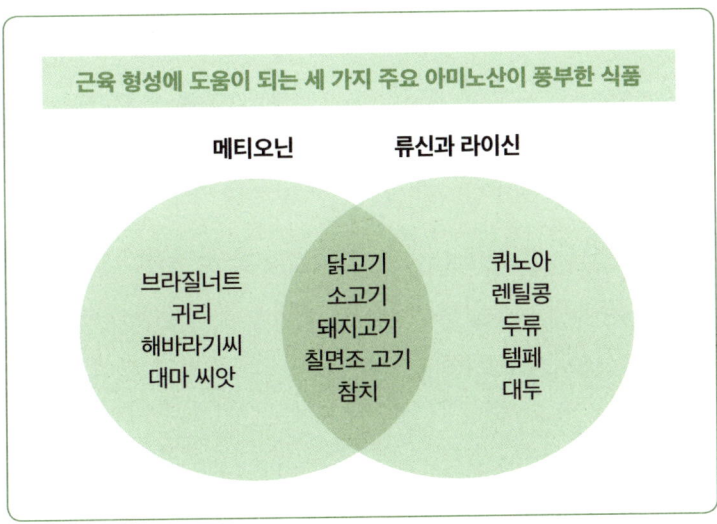

근육 형성에 도움이 되는 세 가지 주요 아미노산이 풍부한 식품

메티오닌　　　**류신과 라이신**

브라질너트
귀리
해바라기씨
대마 씨앗

닭고기
소고기
돼지고기
칠면조 고기
참치

퀴노아
렌틸콩
두류
템페
대두

단백질의 체내 흡수력에 따라 식품의 등급을 확인할 수는 없다.

하지만 걱정하지 말라! 라벨을 해독하는 법, 단백질을 최적으로 섭취하기 위해 아미노산을 의도적으로 분류하는 방법, 하루 종일 고품질 단백질을 적절한 양으로 충분히 섭취할 수 있도록 영양 전략을 짜는 법을 알려드리겠다.

완전 단백질과 보완 단백질

필수아미노산 중 하나 이상이 몸 건강에 필요한 양만큼 충분히 들어 있지 않거나 빠져 있는 식품을 '불완전 단백질incomplete protein' 식품이라 부른다. 콩이 대표적인 사례다. 콩에는 라이신, 트레오닌, 트립토판이 들어 있지만 메티오닌은 부족하다. 반면 곡물에는 메티오닌이 들어 있지만 라이신은 부족하며 종종 트레오닌이나 트립토판도 제한되어 있다. 콩과 곡물을 같이 먹으면 하나만 먹을 때보다 더 고품질의 아미노산 혼합물을 먹을 수 있다. 함께 먹으면 아미노산 조성이 완전히 충족되는 이러한 단백질을 **보**

동물 단백질 대 식물 단백질

고기 85그램: 열량 136칼로리
단백질 24.5그램

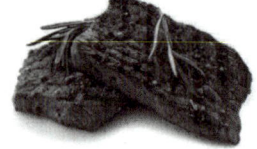

VS

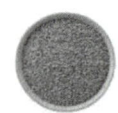 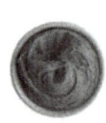  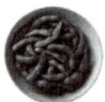

퀴노아 3컵:
열량 666칼로리
단백질 24.4그램

땅콩버터 8큰술:
열량 632칼로리
단백질 24그램

검은콩 1컵:
열량 409칼로리
단백질 24.4그램

풋콩 1.3컵:
열량 244칼로리
단백질 24그램

완 단백질complementary protein이라고 부른다. 하지만 이렇게 함께 먹어도 육류, 우유, 달걀, 생선에 함유된 단백질만큼 품질이 좋지는 않을 수 있다. 혼합물에 포함된 아미노산의 양이 단백질 최적화에 부족할 수 있기 때문이다. 게다가 콩과 곡물을 같이 먹으면 탄수화물 섭취가 늘어 주로 앉아서 생활하는 성인이라면 열량을 너무 많이 섭취하게 된다.

단백질 섭취 계획은 엄청난 혼란을 일으키며 우리의 건강 전반에 큰 영향을 미쳤다. 건강한 음식을 챙겨 먹는 사람도 저단백 식단의 함정에 빠져 질 좋은 삶을 누리지 못하기도 한다. 샨티의 사례를 보자. 샨티는 똑똑하고 건강에 눈 밝은 30대 후반의 전문직 여성이다. 그는 눈 밑에 다크서클을 짙게 드리운 채 피곤한 기색이 역력한 표정으로 나를 찾아왔다. 헐렁한 옷을 입고 어깨를 구부정하게 굽히고 앉은 모습만 보아도 그에 관해 많은 것을 알 수 있었다. 환자를 만날 때 내가 도와줄 수 없겠다고 걱정하는 경우는 거의 없다. 하지만 샨티는 예외였다. 그는 상반되고 혼란스러운 건강 및 웰니스 정보에 휘둘려 슬프고 절망한 상태였다. 샨티가 자신과 자신의 건강을 바라보며 느끼는 패배감은 걱정스러울 정도였다. 그는 자신의 건강을 개선할 수 있을 만큼 충분히 강한 사람일까? 샨티는 건강을 위해 그간 노력해온 일을 모두 이야기했다. 다량영양소가 심각한 불균형에 빠져 있다는 사실이 금세 드러났다.

샨티는 만성 갑상샘기능저하증 치료를 받고 있어 몸무게가 약간 늘었지만, 큰 문제는 없었다. 그의 건강 문제는 식단 조언을 잘못 해석한 탓에 발생했다. 건강에 좋다고 여겨 스스로 선택한 약속을 지키기 위해 노력했고, 유기농 자연식품을 먹는다는 목표를 지키기 위해 도시락을 싸서 갖고 다녔다. 식물 영양소 phytonutrient, 비타민, 미네랄이 풍부한 자연식품이라면 어떤 것도 마다하지 않았다. 쌀과 콩, 퀴노아를 곁들인 채소, 스무디와 셰이크, 고구마를 먹었다. 붉은 고기는 일절 먹지 않았고, 생선이나 유제품은 아주 조금만 먹었으며, 달걀은 가끔 먹었다. 탄수화물 위주의 불균형한 식단을 지키려다 빈혈에 시달렸고 활력이 부족했으며 기분이 처지고 전반적으로 건강이 나빠졌다.

탄수화물을 줄이고 단백질을 늘리자, 샨티의 철분 수치와 활력이 크게 나아졌다. 하지만 가장 놀라운 변화는 그가 인간적으

채식 식단

보통 채식주의자들은 하루에 식물 단백질 65그램을 먹는다. 너무 부족한 양이고, 특히 섭취하는 아미노산의 품질로 보면 더욱 그렇다. 지금으로서는 식물 단백질만 먹는 사람에게 구체적으로 단백질을 얼마나 먹도록 권해야 하는지를 뒷받침할 증거가 없지만, 이러한 오류는 곧 개선되리라 기대한다. 특히 단백질 파우더를 먹으며 단백질량만 늘리려 하지 않고 자연식품에 집중한다면 더 나아질 것이다.

포에버 스트롱

로 달라졌다는 점이었다. 식단을 바꾸자, 그는 전에 없던 자유를 느꼈다. 몸이 건강해지자 기분도 나아졌다. 그는 새로 얻은 활력을 이용해 건강을 관리하며 몸 안팎으로 힘을 얻었다. 더 이상 패배감에 사로잡히지 않았다.

동물에는 얼굴이 있다. 그래서 단백질은 가장 논쟁거리인 다량영양소가 되었다. 하지만 최상의 건강을 누리고 지방을 빼는 것이 목표라면, 동물성 식품 공급원에 관한 편견은 밀어두자. 많은 연구에 따르면 육류를 포함한 동물성 공급원에서 가장 고품질의 단백질을 얻을 수 있다. 특히 땅 위에 사는 닭, 칠면조, 소, 들소, 양 등이 그렇다. 달걀, 유제품, 생선도 도움이 된다. 동물성 제품은 가장 균형 잡힌 아미노산을 공급하는 한편 열량 대 열량

단백질 파우더 대신 이렇게 해보자

- 단백질을 먼저 먹자. 이렇게 하면 MPS를 일으키는 아미노산을 먹을 수 있고 포만감도 더 빨리 느껴진다.
- 건강에 좋지 않은 음식이 나오는 행사에 참석해야 한다면 그 전에 단백질 20그램이 든 셰이크를 마시자.
- 짭짤하고 바삭한 간식 대신 카니보어 크리스프Carnivore Crisps 같은 단백질 칩을 먹자.
- 저단백 식사의 균형을 맞추려면 아미노산 한 팩을 물에 타서 마시자. 이렇게 하면 근육 대사를 활성화하고 혈당 스파이크를 낮출 수 있다.[6]

영양 밀도calorie-for-calorie nutrient density 면에서도 월등히 좋다. 게다가 동물성 식품에 든 주요 영양소는 식물성 식품에 비해 생체이용률도 높다.

소고기가 우리 몸에 주는 이점

소고기에는 우리 몸에 필요한 영양소가 많다. 소고기 살코기 85그램은 150칼로리에 불과하지만, 다음과 같은 영양소가 가득하다.

8% DV	열량
48% DV	단백질
48% DV	비타민 B12
40% DV	셀레늄
36% DV	아연
26% DV	니아신
22% DV	비타민 B6
19% DV	인
16% DV	콜린
12% DV	철
10% DV	리보플라빈

소고기의 이점

- 소고기에는 적은 양에도 영양소가 풍부하게 들어 있다. 익힌 소고기 85그램만 먹어도 10가지 필수 영양소를 얻을 수 있다.
- 단백질은 근육을 키우고 보존하는 데 도움이 된다.
- 비타민 B6와 B12는 뇌 기능 유지를 돕는다.
- 셀레늄은 세포 손상을 막는다.
- 아연은 면역계 건강을 유지하는 데 도움이 된다.
- 니아신은 에너지 수준을 유지하고 대사를 돕는다.
- 인은 뼈와 치아 형성에 도움이 된다.
- 철은 몸에서 산소를 사용하도록 돕는다.
- 타우린taurine, 카르노신carnosine, 안세린anserine, 크레아틴creatine은 식물에는 없지만 소고기에는 특히 풍부하다.

소고기에 든 또 다른 유용한 영양소

- 비단백질 필수아미노산인 타우린은 어린이(특히 미숙아)에게 아주 중요하며 상황에 따라 성인에게도 꼭 필요하다. 타우린은 담즙산염 형성을 도와 콜레스테롤을 제거하고 식이 지질 및 비타민 흡수를 돕는다. 주요 항산화제 역할을 하며 항염증 효과도 낸다.
- 카르노신은 반응성 지질 형성을 줄이고 혈중 글루타치온glutathione 농도가 더욱 빨리 회복되도록 돕는다.
- 크레아틴은 뇌와 골격근에서 일어나는 에너지 대사에 필수다. 인지 기능을 개선하고 외상성 뇌 손상이 일어났을 때 받는 만성적 영향도 줄인다.

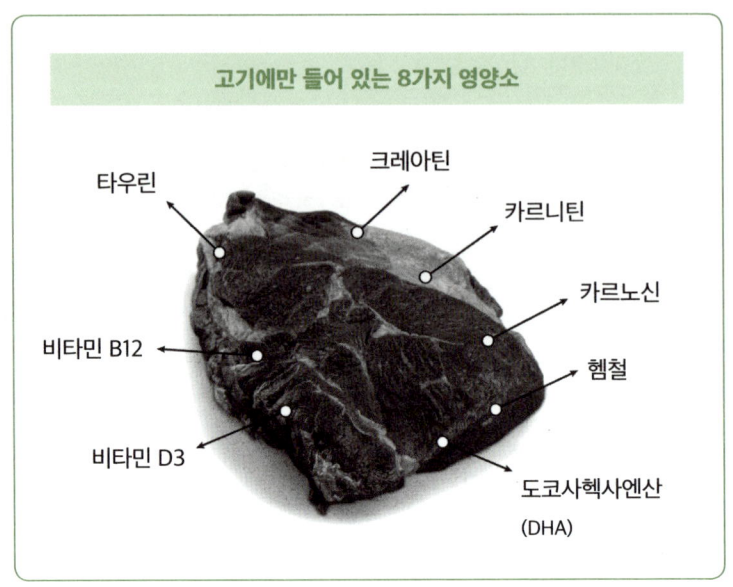

고기에만 들어 있는 8가지 영양소

타우린

크레아틴

카르니틴

카르노신

비타민 B12

헴철

비타민 D3

도코사헥사엔산
(DHA)

단백질 섭취를 분배해 MPS를 극대화하자

지금까지 단백질의 질과 양이 어떻게 깊이 연관되어 있는지 살펴보았다. 하지만 하루 중 단백질 섭취 시간을 어떻게 분배하는지에 따라서도 큰 차이가 생긴다. 전형적인 미국인의 식사 패턴은 근육을 키우기에도 좋지 않고 평생 건강을 해칠 수 있다는 증거가 있다. 예를 들어 출근길에 시리얼이나 베이글을 허겁지겁 먹는 식사는 대사를 촉진하는 데 필요한 단백질이 풍부한 아침 식사가 아니다. 토스트에 달걀을 곁들여 먹거나 요구르트 약간과 과일을 먹어도 MPS를 유발하기에 충분한 아미노산을 섭취할 수 없다. 이렇게 아침을 먹은 다음 점심에 작은 칠면조 샌드위치나 샐러드를, 저녁으로는 스테이크와 감자, 생선을 푸짐하게 먹고 채소와 파스타를 조금 곁들인다고 치자. 앞서 그림에서 살펴본 것처럼 이러한 패턴을 따르면 단백질 분배가 불균형해지며 여러 부작용이 일어난다.

이러한 불균형이 평생 이어진다면 상당한 대가를 치러야 한다. 앞서 설명했듯 저단백 식사로는 몸에서 일어나야 하는 단백질 합성을 제대로 자극하지 못한다. 게다가 이러한 식사 패턴은 평생 몸에 좋지 않은 식습관으로 쌓인다. 점차 체지방이 늘고 근육이 줄며 체력이 떨어지고 더 피곤해진다. 호르몬 변화가 일어나면 손상이 더욱 심각해진다. 호르몬 수치가 줄어드는데 식단을 바꾸지 않으면 합성대사가 부족한 상태가 이어진다.

하지만 반가운 소식도 있다. 음식을 약으로 이용하는 방법을 알면 좋은 선택을 내려 신체적·정신적으로 아주 건강한 삶으로 나아갈 수 있다. 일일 총단백질 섭취량이 가장 중요하다는 사람도 있지만, 문헌에 따르면 하루 종일 단백질을 적절히 분배해서 섭취하는 것이 근육을 만들고 유지하는 데 가장 좋은 전략이다. 나는 환자들을 만나며 하루 종일 단백질을 적절히 분배해 섭취하면 이러한 전략을 오랫동안 꾸준히 따를 수 있다는 사실을 발견했다.

성인 대다수에서 MPS를 최적화하는 데 필요한 일반 단백질 권장량은 끼니마다 고품질 단백질을 최소 30그램 섭취하는 것이라고 설명한 바 있다. 하지만 여러분의 구체적인 목표에 따라 여러분에게 적용되는 구체적인 권장량은 달라질 수 있다. 근육을 키우는 게 목적인가? 그렇다면 일일 총 목표 섭취량에 따라 단백

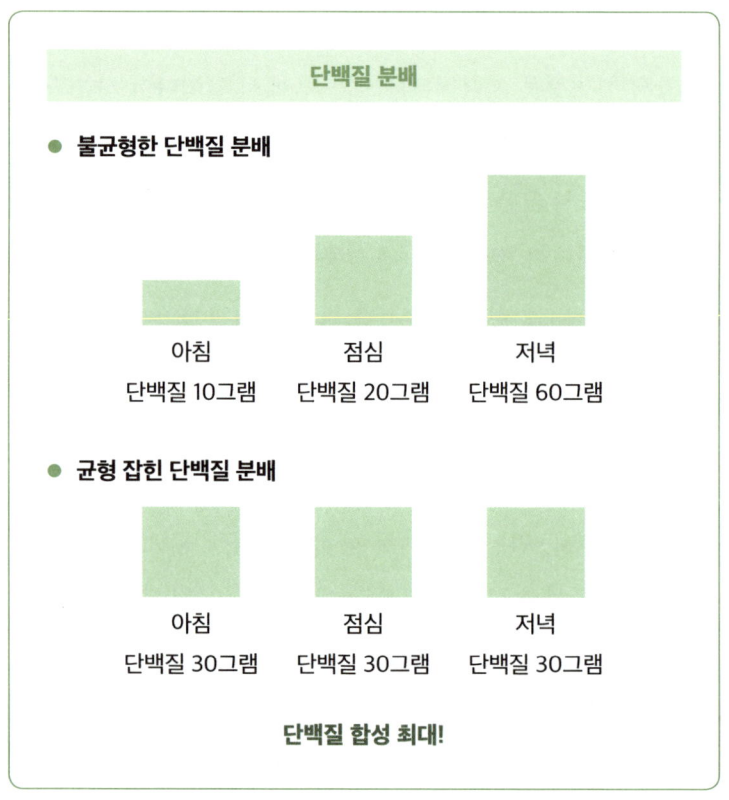

질을 하루 네 번, 다섯 번, 또는 여섯 번으로 나누어 섭취하며 섭취량을 늘려야 한다. 단백질을 한 끼에 많이 먹기보다 먹는 횟수를 늘리는 편이 낫다. 예를 들어 하루에 단백질 200그램을 먹는다는 목표를 세웠고 이미 하루에 최소 40그램씩 3끼를 먹고 있다면 끼니를 더 먹어야 한다.

식사 타이밍: 아침과 저녁이 가장 중요하다

근육을 키우는 데는 아침 식사가 가장 중요하다. 아침 식사란 언제 먹든 하루 중 첫 식사를 말한다. 첫 끼로 단백질을 충분히 먹으면 몸에서는 근육 성장을 촉진하고 배고픔을 줄이며 다른 생물학적 과정에 이용할 아미노산을 공급받아 대사를 최적화할 준비를 마친다.

그다음으로 중요한 식사는 밤새 굶기 전 마지막 식사다. 아미노산을 충분히 공급해 포도당을 생산할 수 있는 식품을 먹으면 밤새 혈당이 안정되고 아침을 준비하는 데 도움이 된다. 국제 스포츠영양학회International Sports Nutrition Society는 잘 때 지방 소모율에 나쁜 영향을 미치지 않으면서 밤새 대사율을 높이고 MPS를 늘리려면 잠들기 전 카세인casein 단백질을 30~40그램 섭취하도록

권한다.[7]

단백질을 섭취할 세 번째 최적 타이밍은 특히 나이가 많거나 비만이거나 건강하지 않은 근육 조직 때문에 대사 문제를 겪는 사람에게 중요하다. **운동, 특히 저항운동을 한 다음 단백질을 먹으면 MPS가 촉진된다.** 골격근이 수축하면 혈류량이 늘어 근육 조직이 영양분을 받아들일 준비를 한다. (운동이 처음이거나, 체중 감량이 목적이거나, 질병에서 회복 중일 때 운동한 다음 단백질을 섭취하면 근육 반응성 향상에 도움이 된다. 유청단백질 20그램이 든 셰이크를 추천한다) 무엇보다 이 시간에 단백질을 먼저 먹으면 근육 조직에서 합성대사 저항이 줄어 운동을 병행할 때 단백질을 적게 먹어도 된다.

단백질의 초능력: 열발생과 포만감

단백질을 더 먹으면 또 다른 이점도 있다. 만족감, 즉 포만감이 오래 간다는 점이다. 균형 잡힌 에너지를 섭취하는 여러 식단을 비교한 임상시험 결과에 따르면 고단백 식단이 더 포만감을 준다.[8] 하루 종일 단백질을 충분히 섭취하면 과식할 위험이 줄어든다. 단백질이 영양 의지력을 강화하는 식사법이라고 생각하자.

단백질을 먹으면 공복감이 줄어 열량을 적게 섭취하고 체지방을 감량할 수 있다. 연구에 따르면 아침, 점심, 저녁에 단백질을 더 먹으면 즉각 포만감을 느낄 수 있고 이러한 느낌을 오래 유지할 수 있다. 이러한 효과는 포만감을 유발하는 장내 호르몬인 혈장 펩타이드 YY$_{peptide\ YY,\ PYY}$가 늘고 배고픔을 유발하는 그렐린$_{ghrelin}$이 줄며 나타난다.[9] 인간을 비롯해 많은 동물 종은 단백질을 가장 우선시한다. 탄수화물이나 지방 같은 비단백 열량을 충분히 섭취해도 단백질을 적당량 먹을 때까지는 계속 먹게 된다는 뜻이다. 식단에서 단백질 비율을 지키면 자연히 전체 식사량이 줄어든다. 음식이 열을 내는 열발생$_{thermogenesis}$ 효과 덕분에 섭취한 열량도 더 많이 태울 수 있다.

고단백 식사가 효과적인 이유

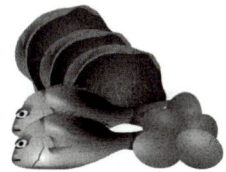

- 근육-단백질 합성을 촉진해 골격근을 보호한다
- 열발생이 늘어난다
- 포만감이 커진다

자세히 살펴보자. 다량영양소를 소화, 흡수, 대사하려면 에너지가 든다. 이러한 에너지 요구를 열발생이라고 한다. 단백질 열발생은 섭취한 단백질을 몸에서 처리하고 이용할 때 필요한 에너지를 말한다. 아미노산의 화학구조와 몸에서 아미노산을 사용하는 경로 때문에 단백질을 대사할 때는 탄수화물이나 지방을 대사할 때보다 에너지가 더 많이 소모된다. 보통 단백질에서 얻는 총열량은 식품 라벨에 표시된 것처럼 단백질 1그램당 4칼로리다. 하지만 단백질을 소화하고 흡수하려면 섭취한 단백질의 총열량 중 20~35퍼센트라는 많은 양을 소모해야 한다. 예를 들어 2000칼로리를 먹는 식단을 유지하고 그중 800칼로리를 단백질로 먹는다면 단백질의 소화와 흡수에 160~240칼로리가 사용된다는 점을 고려해야 한다. 이는 식품 라벨에 표시된 총단백질 열량에서 20~35퍼센트가 빠진다는 말이다. 즉, 단백질을 더 많이 먹으면 몸속 대사 기계가 작동해 전반적으로 음식을 덜 먹은 효과가 난다! 이제 단백질을 얼마나 먹어야 하는지는 알았다. 그렇다면 혼란스러운 탄수화물과 변덕스러운 지방 권장섭취량은 어떻게 해야 할까?

균형 잡힌 영양을 섭취하기 위해 몸에 필요한 식품을 계속 선택하기는 사실상 어렵다. 특히 탄수화물보다 단백질을 선택해야 한다면 더욱 그렇다. 우리는 흔히 문화적 내러티브의 방해를 받는다. 우리는 끼니를 모두 챙겨 먹어야 한단 이야기를 끊임없이 들어왔고, 매 끼니를 마지막인 듯 소중히 여긴다. 생일 식사, 추수감사절 저녁 식사, 데이트로 외식하러 갈 때 식사에 얼마나 중요한 감정을 쏟는지 떠올려보자. 우리는 흔히 음식이 중요한 이벤트라 기대하며 먹는다. 하지만 스스로 질문해 보자. 기대한 만큼 맛있는 음식을 먹은 경우가 많았던가? 실망해서 더 많이 먹게 되거나 심지어 음식의 즐거움을 느끼려 다른 간식을 찾지는 않았던가? 이때는 중립적인 마인드셋을 길러야 한다.

음식에 관해 온갖 기대를 하기보다 음식을 만나는 경험과 질 높은 시간을 즐기자. 음식 생각이 가득하다면 그 생각을 적당히 중화하자. 마음을 가라앉히자. 그 상황이 얼마나 멋진지 차분하게 이야기한다면 음식 생각에서 벗어날 수 있다. 연습이 필요한 일이기는 하다. 음식은 감정을 쏟을 만한 일이 아니라 그저 한 끼 식사에 불과하다는 사실을 기억하자.

식욕에는 도파민-보상 경로를 포함해 여러 메커니즘이 영향을 미친다. 나는 내 몸을 움직이는 생물학적 작용에 관해 배우고 내 취약점을 이해하면서 마음을 놓았다. 무엇이 영양 계획을 따르지 못하게 가로막고 잘못된 식습관의 악순환에 빠지게 하는지 비로소 파악했기 때문이다. 나는 패턴을 간파했다. 나는 보통 시험을 잘 봤거나 강연을 멋지게 해내 최고로 '흥분'한 순간에 약했다. 기분이 아주 좋아지면 식탐이 시작되고, 그 기분을 이어려고 계획에 없던 음식을 찾게 된다는 사실을 알았다.

식탐에 대처하려면 수정구슬을 들여다보며 미래를 예측하자. 나는 감정 기복에 대비하면 중립적인 생각의 틀을 갖고 평정심을 유지할 수 있다는 사실을 점차 깨달았다. 감정 기복을 줄이면 도파민 분비를 조절해 식욕을 억제할 수 있다. '더 많이 원하게 만드는 분자'인 도파민은 기분을 출렁이게 해서 어떤 음식이든 과식하게 만든다. 도파민이 정점에 이르면 그다음에는 전과 같은 상태로 떨어지거나 심지어 정상치보다 더 낮아진다. 이 주기의 고점과 저점은 음식이나 다른 좋지 않은 것에서 쾌락을 찾으려는 유혹에 쉽게 빠지는 시기다. 이제 이 사실을 알았으니 미리 계획하고 대비하자. 결국 내가 꿈꾸는 거창한 식사도 그냥 한 끼 식사일 뿐이다.

탄수화물과 식이 지방: 달콤한 영양과학의 오해와 진실

오늘날 건강 문화에서 탄수화물이 오명을 얻는다는 사실은 놀랍지 않다. 먹음직스러운 전분과 설탕만 들어 있다면 할머니가 손수 구운 쿠키부터 내가 좋아하는 아침 스콘까지 모든 음식이 중독될 정도로 맛있어진다. 탄수화물은 탐식을 유발해 과식하게 만든다.

탄수화물과 지방이 비만을 유발하는 방법에 관한 일반적인 생각은 흔히 두 가지 모델에서 니왔다. '열량 섭취와 열량 소비' 모델과 '인슐린-탄수화물' 모델이다. 인슐린-탄수화물 모델에서는 정제 전분이나 설탕이 듬뿍 든 고탄수화물 식단을 먹으면 인슐린이 과하게 분비되어 지방이 저장되므로, 배고픔을 많이 느끼거나 대사율이 줄거나 때로 두 가지 일이 모두 일어난다고 설명한다.[1] 언제나 그렇듯 진실은 그 중간쯤에 있다. 이제 당신의 몸을 위해 탄수화물과 지방을 제대로 선택할 때 필요한 과학적 근거를 살펴보자.

탄수화물

미국인 대부분은 전체 열량의 50퍼센트 이상을 탄수화물에서 얻는다. 전반적으로 전분과 설탕이 든 정제 탄수화물을 많이 먹으며 대사가 치명적으로 망가졌고, 그에 따라 비만, 인슐린 저항성, 제2형 당뇨병이 크게 늘었다.[2]

시판 가공식품을 먹으면 영양 균형이 깨진다는 점은 당연하지만, **통곡물, 과일, 채소도 탄수화물**이라는 사실을 명심해야 한다. 심지어 섬유질 대 탄수화물 비율이 낮은 통곡물도 체성분에 골칫거리가 될 수 있다. 이러한 탄수화물도 많이 먹으면 인슐린 반응에 부담을 주어 과식의 영향이 증폭될 수 있기 때문이다. 탄수화물을 완전히 끊어야 한다는 말이 아니다. 그게 아니라 균형 잡힌 식단에 탄수화물을 전략적으로 더해야 한다는 뜻이다.

포에버 스트롱

탄수화물은 **섬유질과 전분/당**이라는 두 가지 유형으로 구분된다. 당은 작은 분자이지만 전분과 섬유질은 둘 다 단당이 길게 이어진 사슬로 이루어져 있다. 사람의 소화 효소는 식물성 식품에 든 섬유질을 효과적으로 분해하지 못하므로, 섬유질을 섭취해도 혈당 반응은 나타나지 않는다. 하지만 전분은 당으로 빠르게 소화되므로 사실 혈당에는 단당류와 거의 같은 영향을 미친다. 환자들이 나를 찾아오는 이유 중 하나는 탄수화물만 먹는 대신 단백질 및 지방을 함께 먹어 혈당 스파이크를 완화하는 방법을 배우기 위해서다. 전분이 없고 섬유질만 든 채소 같은 탄수화물 식품은 마이크로바이옴microbiome(체내 미생물 군집)을 유지하는 데 중요하다. 하지만 당질과 전분이 많이 든 식물성 식품은 몸에서 포도당 요구량을 충족하는 데 필요하지 않다.

우리 몸은 필요한 포도당을 만들 수 있다

뇌, 신경세포, 적혈구, 신장 및 췌장에 꼭 필요한 연료를 공급하려면 포도당이 필수다. 이 필수 포도당의 총량을 채우려면 하루에 대략 80~100그램의 탄수화물을 먹어야 한다. 국립과학원 National Academy of Sciences은 이러한 요구를 바탕으로 탄수화물의 하루

권장섭취량을 130그램으로 설정했다. 하지만 이 권장량에는 포도당이 사실 필수 식이 영양소가 아니라는 사실이 반영되어 있지 않다. **포도당이 필수 식이 영양소가 아닌 이유는 우리 몸에서 탄수화물을 만들 수 있기 때문이다.**

단백질에 든 일부 아미노산은 포도당신생합성gluconeogenesis이라는 과정을 거쳐 간에서 포도당으로 전환된다. 단백질 100그램을 섭취하면 몸속에서 대략 60그램의 포도당이 생산된다.[3] 단백질을 적절하게 섭취하면 몸은 계속 식이 탄수화물에 의존하지 않고 그 대신 자체적으로 포도당을 효율적으로 생산한다. 단백질을 많이 먹으면 이에 따라 포도당 생산도 늘어난다. 그뿐만이 아니다! 중성지방도 낮아지고 HDL 콜레스테롤도 늘어난다. **간단히 말해 탄수화물을 제한하면서 단백질을 우선 먹으면 대사증후군을 되돌릴 수 있다.**

포도당을 공급하기 위해 건강한 식단에 탄수화물을 더할 필요는 없지만 섬유질은 필요하다. 과일과 채소는 식이섬유와 미량영양소의 중요한 공급원이다. 감귤류, 사과, 오트밀에 들어 있는 **수용성 섬유질**soluble fiber은 소화기에 도움이 될 뿐만 아니라 혈청 총콜레스테롤도 줄인다.

나는 관련 연구를 바탕으로 탄수화물 하루권장섭취량을 섭취열량 1000칼로리당 섬유질 약 14그램으로 권한다.[2] 반올림해서 좀 더 쉽게 계산해 보자면 체중 90킬로그램인 남성은 섬유질 30

그램 섭취를 목표로 삼아야 하고, 체중이 63킬로그램인 여성은 섬유질 25그램을 먹어야 한다. 이제 그 양을 어떻게 현명하게 채울 것인가? 식단에서 탄수화물 함량을 결정하는 중요한 비율을 살펴보자.

질 좋은 탄수화물

열량을 과도하게 섭취하지 않고 목표를 달성하려면 채소, 딸기, 콩, 렌틸콩처럼 섬유질 풍부한 식품을 먹어야 한다. 이러한 식품을 먹으면 섬유질 덕분에 소화가 늦춰져 포만감이 더 오래 간다. 게다가 섬유질이 풍부한 식품은 대체로 내가 언제나 선호하는 자연식품이다. 내 프로그램에서는 식단 결정을 내릴 때 다음과 같은 두 가지 실질적인 관계를 따진다. **탄수화물 대 단백질 비율과 탄수화물 대 섬유질 비율**이다.

단백질 대 탄수화물 비율은 한 끼에 탄수화물을 몇 그램 먹어도 대사 균형을 유지할 수 있는지를 나타낸다. 살을 빼려면 전체 식단에서 **탄수화물 대 단백질 비율**이 1.0 미만이어야 한다. 미국 평균 식단의 약 5.0보다는 훨씬 낮은 수치다. (다량영양소를 정확히 할당하는 비율은 7장에서 자세히 살펴보자) 탄수화물만 따로 먹는 것은 권장하지 않는다. 지방이나 가급적 단백질(이상적으로는 최소 10그램)과 함께 먹자. 탄수화물을 먹기 전에 항상 단백질이나 지방을 '미리' 먹어야 한다.

탄수화물을 먹을 때는 섬유질 양도 중요하지만, 다른 다량영양소와 함께 먹는 편이 좋다. 그렇게 먹으면 탄수화물이 혈당 수치와 인슐린 반응에 영향을 적게 미친다. 탄수화물 대 섬유질 비율은 각 탄수화물 식품의 품질을 평가하는 데 도움이 된다. 따라서 이를 이용하면 건강한 섬유질이 든 식품을 더 먹고 체중 증가를 부추기는 식품은 피할 수 있다. **탄수화물 대 섬유질 비율이 6 미만인 식품은 혈당 부하**glycemic load, GL**가 낮고 섬유질 함량이 높다.** (영양 풍부한 식품을 더욱 다양하게 먹기 위해 통곡물이나 전분이 많은 채소 등의 탄수화물도 허용한다면 이 수치를 8까지 높여도 된다) 대부분의 채소나 딸기류가 이에 해당한다.

다음은 이러한 비율을 기준으로 내가 추천하는 고섬유질 탄수화물의 사례다.

- 브로콜리 90그램에는 탄수화물 약 7.8그램과 섬유질 4.6그램이 들어 있다. 계산해 보면 브로콜리의 탄수화물 대 섬유질 비율은 7.8/4.6=1.7이다.
- 녹두의 섬유질 대 탄수화물 비율은 2.5다.
- 라즈베리: 1.7

포에버 스트롱

- 딸기: 3.1
- 블루베리: 5.1
- 대부분의 콩류: 3.0

탄수화물 대 섬유질 비율이 대략 6 이하인 식품은 모두 영양이 균형 잡히고 체지방을 줄이는 데 도움이 되는 훌륭한 식물성 식품이다.

탄수화물 대 섬유질 비율이 10~30인 감자, 쌀, 파스타, 빵이나 탄수화물 대 섬유질 비율이 10을 넘는 바나나, 수박 같은 과일은 피하거나 적당히 섭취해야 한다. 하지만 저항성 전분resistant starch을 이용하면 케이크를 조금 먹어도 된다. 저항성 전분은 그 이름에서 알 수 있듯 사람이 지닌 효소로는 소화되지 않는 저항성을 지닌다. 그래서 혈당 수치에 극히 적은 영향만 미친다(게다가 마이크로바이옴에 좋다는 추가 이점도 있다). 저항성 전분을 활용해 백미나 감자 같은 음식의 혈당 부하를 줄일 수도 있다.

저항성 전분 밥을 만들려면 먼저 백미에 올리브유 같은 지방을 넣어 밥을 지은 다음 냉장고에서 차게 식힌다. 지방을 더하고 식히면 음식에 들어 있던 단순 전분이 저항성 전분으로 바뀌는 과정이 촉진된다.[4] 감자도 마찬가지다. 단, 이때에는 감자를 다 익힌 다음 식힐 때 지방을 추가한다.[5] 잘 익은 노란색 바나나에는 당분이 많지만, 덜 익어 푸르거나 반쯤 푸른 바나나에는 저항성 전분이 풍부해 혈당 면에서 더 낫다. 익힌 다음 식힌 콩이나 병아리콩에도 저항성 전분과 섬유질이 풍부하므로 혈당과 체중 관리 면에서 탁월한 선택지다.

탄수화물 대 단백질 비율, 탄수화물 대 섬유질 비율, 저항성 전분 함량처럼 식품의 중요한 특성을 이해하면 당신에게 꼭 맞는 체지방 감량 식단을 꾸리는 데 도움이 되는 정보를 얻을 수 있다. (정확한 방법은 계속 살펴보자)

농산물 (지정하지 않은 한 생으로, 100그램당)	탄수화물 (단위: 그램)	섬유질 (단위: 그램)	탄수화물: 섬유질
시금치	4.0	2.0	2.0
루콜라	4.0	1.5	2.7
근대	4.0	2.0	2.0
케일	5.0	4.0	1.3
아보카도	8.5	7.0	1.2
당근	10.0	3.0	3.3
파스닙	18.0	5.0	3.6
비트	10.0	3.0	3.3
아스파라거스	4.0	2.0	2.0
가지(익힌 것)	6.0	3.0	2.0
브로콜리	7.0	3.0	2.3
콜리플라워	5.0	3.0	1.7
방울양배추	9.0	4.0	2.3
양배추	6.0	2.5	2.4

사우어크라우트	4.0	3.0	1.3
김치	2.5	1.5	1.7
양송이버섯	3.0	1.0	3.0
느타리버섯	6.0	2.0	3.0
주키니호박	3.0	1.0	3.0
국수호박	7.0	1.5	4.6
풋강낭콩	7.0	3.5	2.0
로메인상추	3.0	2.0	1.5
셀러리	3.0	1.5	2.0
토마토	4.0	1.0	4.0
방울무	3.0	1.5	2.0
아티초크	11.0	5.0	2.2
녹색 피망	5.0	1.5	3.3
바나나 고추	5.0	3.5	1.4
렌틸콩(익힌 것)	20.0	8.0	2.5
병아리콩(익힌 것)	27.0	8.0	3.4
검은콩(익힌 것)	24.0	9.0	2.7
풋콩(익힌 것)	10.0	5.0	2.0
라즈베리	12.0	7.0	1.7
블랙베리	10.0	5.0	2.0
딸기	8.0	2.0	4.0
야생 블루베리	12.0	2.5	4.8
키위	15.0	3.0	5.0

탄수화물 내성

건강과 장수를 위한 근육 중심 접근법을 실천하려면 단백질 중심 식단을 따르는 한편 **자기가 먹는 식단에서 탄수화물 내성을 신중하게 계산해야 한다.** 이러한 음식과의 관계를 깨달으면 자신의 유연성을 이해할 수 있다. 어떤 환자는 탄수화물이 너무 좋아서 한 입만 먹으려 했다가도 금방 폭식하게 된다고 한다. 이러한 사람은 탄수화물을 아예 끊는 편이 건강에 나쁜 패턴을 깨는 데 도움이 된다. 당신은 어떤가?

끼니당 역치를 바탕으로 탄수화물 섭취량을 계산해보면 도움이 된다. 적절한 섭취량은 20~40그램이다(추가로 운동하지 않을 때 최대 50그램까지 높일 수도 있지만 보통 나는 그렇게까지 많은 양을 권하지는 않는다). 이 수치는 당신이 어떻게 먹는 것을 좋아하는지, 하루에 섭취하는 총 탄수화물 양은 얼마나 되는지에 따라 다르다. 중요한 것은 섭취한 탄수화물을 전부 몸에서 사용하는 것이다. 섭취하는 탄수화물을 모두 써버리는 능력을 식후 포도당 청소율postprandial glucose clearance이라고 한다. 섭취한 탄수화물의 내성을 결정하는 중요한 요소다. 식후 혈당이 상승하거나 고혈당증hyperglycemia이 찾아오는 일을 막으려면 섭취한 탄수화물을 2시간 이내에 효율적으로 청소해야 한다. 이 시간이 지나도 혈당이 오른 채로 유지되는 상태가 당뇨병이다. 포도당은 우리 몸에 필요하지만, 오랫동안 포도당 수치가 높은 상태가 유지되면 건강에 해롭다는 사실을 기억해야 한다.

일단 근육의 글리코겐 저장고가 채워지면 비워야 한다. 대사 기능이나 골격근 미토콘드리아 기능에 장애가 오면 글리코겐과 지방 저장고를 오가는 흐름이 줄어든다. 결국 이러한 흐름 저하 때문에 제2형 당뇨병이 생긴다.

골격근은 인슐린 저항성이 일어나는 주요 부위로 혈당 조절에 큰 역할을 한다. 실제로 문제가 되는 인슐린 저항성은 건강상 문제가 눈에 띄기 10년도 전부터 근육 조직에서 시작될 수 있다. 앞서 살펴보았듯 건강하지 못한 근육은 혈당 관리 문제가 일어나는 근본 원인이다. 이렇게 되면 혈액 중성지방과 기타 지표가 흐트러질 일련의 조건이 형성된다.[6] 내가 권장하는 끼니당 탄수화물은 40그램 이하다. 인슐린 스파이크를 제한한다는 목표에 맞추어 포도당 처리 속도를 바탕으로 정한 수치다. 특정 식품의 순 탄수화물net carb 함량은 총 탄수화물에서 섬유질 양을 뺀 것이다.

식사를 다 끝낸 다음에도 그대로 자리에 앉아 있는 사람이 너무 많다. 그렇게 하면 골격근에서 포도당을 처리하는 속도가 시간당 약 3그램으로 제한된다. 뇌, 몸, 간에서 사용하는 포도당을 고려하면 식후 2시간 동안 처리할 수 있는 포도당은 약 50그램이다. 따라서 건강한 사람의 탄수화물 섭취량 계산은 여기에서 시작되어야 한다.

앞서 언급했듯 요즘 탄수화물 하루권장섭취량은 130그램이다. 이 수치는 연료로 사용되는 기본 포도당 필요량을 충족하며 채소 5회분, 과일 2~3회분, 통곡물 3회분에 해당한다.[7] 미국 성인은 보통 하루권장섭취량의 거의 3배인 300그램의 탄수화물을 먹는다. 그런데도 채소 3회분이나 과일 2회분을 먹는 사람은 25퍼센트도 되지 않는다. 탄수화물을 많이 먹기는 하지만 질 낮은 조합으로 먹을 때 어떤 심각한 결과가 일어나는지를 잘 알 수 있다.

이러한 문제가 일어나는 한 가지 원인은 명확한 지침이 부족하기 때문이다. 탄수화물 과다 섭취는 분명 문제이므로, 식단으로 제2형 당뇨병 같은 문제를 해결하려면 전반적인 열량을 관리하면서 끼니마다 탄수화물을 조절해야 한다. 하지만 미국 당뇨병협회American Diabetes Association는 "모든 당뇨병 환자에게 탄수화물, 단백질, 지방에서 얻는 이상적인 열량 비율을 똑같이 적용할 수는 없다."라고 주장한다. 일반적인 식이 지침에서는 탄수화물 대 단백질을 거의 4:1로 권장한다.[8] 한편 미국 국립과학원에서는 탄수화물 대 단백질 비율을 약 2:1로 정해 하루권장섭취량을 탄수화물 130그램, 단백질 65그램으로 설정했다. 게다가 제2형 당뇨병에서 오는 고혈당증 조절 방법을 조사한 여러 임상 연구에서는 약 1:1로 비율을⁹ 정한다. 사람들이 이러한 엄청난 차이를 보고 혼란스러워하는 것도 당연하다!

아무도 말하지 않는 진실이 있다.
이 중 어떤 비율을 적용하든 건강해지려면
근육 건강이 중요하다는 사실이다.
내 목표는 이 정보를 모아 끼니당 고품질 탄수화물의
섭취량 한계를 끼니당 30~50그램으로 정해 체성분,
배고픔, 혈액 지표가 모두 개선되는 모습을
스스로 실시간으로 볼 수 있게 돕는 것이다.
당신도 할 수 있다!

우선 매일 자연식품으로 탄수화물 90그램을 세 끼에 나누어 섭취하는 일부터 시작하자. 그다음 더 건강해지면 각자의 탄수화물 기준치에 맞춰 그 양을 점차 늘린다. 적은 양에서 시작해 천천히 올려야 한다는 사실을 기억하자. 근육이 건강하면 탄수화물을 더욱 잘 관리할 수 있다. 이제 질과 양 모두를 기준으로 탄수화물을 선택해야 한다는 사실과, 운동을 해야 탄수화물 예산을 늘릴 수 있는 이유를 이해했기를 바란다.

소피아 이야기

내 환자 소피아는 유명한 음식 블로거다. 처음에 나를 찾아올 때는 약간 미지근한 반응을 보였다. 그는 의지가 넘치고 자기주장이 강한 편이어서 내 프로그램에 회의적이었고 반항적인 태도를 보였다. 그를 담당하는 편집자가 그에게 건강을 회복해야 한다는 임무를 맡겼다. 소피아는 자기 건강이 그런대로 괜찮다고 믿었지만, 도전을 감행했다. 주저하는 이유를 묻자, 그는 이 사실이 공개된다는 점과 자신의 일상적인 습관과 선택을 마주해야 한다는 사실이 불편하다고 시인했다. 하지만 소피아가 맡은 임무 덕분에 결국 그의 건강과 삶은 완전히 달라졌다.

소피아에게 음식은 보상이자 스트레스 해소 전략이었다. 지방은 9킬로그램 정도 많았지만 자기가 '통뼈'라서 그렇다고 생각했고 정기적으로 운동하지도 않았다. 첫날 진료실에 어슬렁거리며 들어와서는 이렇게 말했다. "좋아요, 해보죠. 하지만 분명히 말해두지만 전 제 체중에 완전히 만족하고 설탕과 탄수화물을 포기하지도 않을 거예요. 근력운동은 질색이고요."

음, 좋은 출발은 아니군. 나는 속으로 생각했다. 사실 나는 저항을 환영한다. 앞으로 나아가기 위해 귀 기울여야 할 부분을 정확히 짚어주기 때문이다.

소피아는 이렇게 말을 이었다. "전 자기 몸무게나 외모에 집착하는 사람이 되고 싶지는 않아요."

나는 비슷한 말을 많이 듣는다. 내 접근법은 그러한 말에 숨은 진짜 이야기를 찾는 것이다. 그가 정말 하고 싶었던 말은 첫째, 자신에게 집중되는 관심이 불편하다는 것, 둘째, 자신이 정말 원하는 신체적 목표에 다가가지 못할까 봐 두렵다는 것이었다. 내면의 속삭임은 소피아의 마음에 숨어 오랫동안 이어졌고, 그는 자존감이 부족한 탓에 변화를 시도할 의지마저 잃은 상태였다. 다행히 우리 둘 다 도전할 의지는 충만했다. 나

포에버 스트롱

는 전략적으로 밀고 나가야 한다는 사실을 알았다.

소피아는 현재 자기 체중에 만족한다고 말했지만, 혈액 검사 수치는 그렇지 않았다. 염증 표지자(혈액 내 염증 반응을 반영하는 지표-편집자) 수치가 높았고 주요 영양소는 부족했으며, 콜레스테롤, 인슐린, 혈당 수치도 높았다. 겨우 서른다섯 살이었는데도 말이다.

나는 생각의 틀에 집중해 그가 달라질 수 있고 더 멋지고 건강한 모습이 될 수 있다는 사실을 천천히 보여주는 편이 가장 좋다는 사실을 깨달았다. 정신이 맑아지고 활력 넘치며, 몸은 그에게 고마워할 것이다. 우리가 만난 1년 반 동안 그는 매달 나를 찾아와 검진받으며 진행 상황을 보고했다. 스스로 되뇌던 오래된 이야기를 포함해 정신적 저항에서 하나하나 벗어나며 그는 더욱 강하고 건강해졌다. 새로운 자신감으로 무장하고 신체적으로 도전할 의욕에 충만해지자 그는 나가떨어지기보다 오히려 힘을 얻었다.

소피아는 신체적 도전에서 얻은 성공을 정신적 영역으로 밀고 나갔다. 책상에 사탕을 올려두고 저항 근육을 키우기 시작했다. 눈에 보이는 건 모두 먹어 치워야 한다고 믿었던 적도 있다. 그는 이러한 생각에 오래 사로잡혀 있었지만 이제 그 생각에 대응할 새로운 방법을 마련했고, 더이상 낡은 생각에 얽매였다고 느끼지 않게 되었다.

이처럼 주체성을 갖게 되자 마주하는 모든 '유혹'에 달리 반응할 수 있었다. 소피아는 자기 삶의 주인이 되었다. 그는 매일 불편한 장애물 하나를 선택해 시험했다. 시간을 정해두고 휴대전화를 보지 않을 수 있는지 시험하기도 했다. 지하철을 타는 대신 걸어 다녔다. 오후에 마시는 커피 한 잔도 건너뛰었다. 극단적인 시도는 하나도 없었지만 모두 항상 '쉬운' 길을 고집하지 않는 연습에 도움이 되었다. 사소한 변화도 삶에 큰 영향을 미쳤다. 욕망하는 것이라면 모두 실행에 옮기던 소피아는 의식적으로 행동을 선택하고 절제했다. "탄수화물은 절대 포기 못 해"라던 그는 "그게 뭐라고? 어떻게 그런 음식 따위에 집착할 수 있었지?"라고 말하게 되었다. 혈당 균형을 맞추며 체지방을 몇 킬로그램이나 뺐고 근육을 키웠다. 무엇보다 그는 자신을 믿게 되었다.

건강한 접근법을 이용해 책임감 있는 선택을 하자 삶과 정신이 모두 달라졌다. 그는 자신이 될 수 있다고 생각하던 사람이 되었고 과거에서 완전히 벗어났다. 억지가 아니라 그저 좋아서 마라톤을 뛰기도 했다. 고강도 근력 훈련을 계획하고 자신이 전에 한 번도 해본 적 없던 활동에 도전했다.

내가 하는 일은 다른 사람의 인생을 바꾸는 일이다. 나는 이 목표를 위해 의학을 이용한다. 나는 환자들이 자유를 찾기를 바란다. 그 자유는 바로 환자 스스로 얻는 것이다. 당신도 살면서 이러한 자유를 누릴 수 있다. 계속 읽어 나가면서 나만의 방식으로 자유를 얻을 방법을 알아보자!

마른 비만

지방에 관한 두려움은 미국 식생활 지침의 이면에 있는 360킬로그램짜리 거대한 고릴라처럼 무겁다. 과학은 계속 달라져 왔지만 연방 정책 입안자들은 여전히 지방을 모든 악의 근원으로 본다. 의료 전문가들은 1970년대 초부터 지방과 콜레스테롤이 심장질환, 비만, 당뇨병, 암을 비롯한 거의 모든 건강 문제의 근원이라는 생각을 고수해왔다. 지방이 문제라는 이론은 논리적으로 타당해 보이지만, 사실 그 증거는 그들이 배워온 추측, 가정,

개인적 믿음에 바탕을 두고 있을 뿐이다. 거의 50년 동안 연구가 이어졌지만, 식이 지방에 반대하는 것이 옳다는 증거는 아직 밝혀지지 않았다. 사실 그 증거는 점차 약해지고 있다.

지방이 건강에 좋지 않다는 이론의 배경에는 다음과 같은 두 가지 믿음이 있다. 첫째, 동맥을 막는 플라크plaque(혈관 내벽에 콜레스테롤이나 찌꺼기가 쌓여 섬유화된 퇴적물로 혈관을 좁힌다. 경화반이라고도 한다-옮긴이)에 콜레스테롤이 들어 있기에, 콜레스테롤이 심장병을 유발한다고 볼 수 있다. 둘째, 지방을 먹으면 지방이 쌓인다. 왜냐하면…, 뭐 논리적으로 보이지 않는가?

두 이론 모두 틀렸다는 사실이 입증되었다.[10] 하지만 대형 식품회사는 식물성 기름을 화학적으로 초 가공한 마가린, 쇼트닝, 경화유를, 대형 제약회사는 콜레스테롤을 줄이는 스타틴statins 같은 처방 약을 판매하며 돈을 긁어모은다. 지방을 둘러싼 가짜 이론을 믿지 않는다면 이러한 가공식품이나 의약품을 구매하지는 않을 것이다.

지방을 선택할 때는 모든 지방이 똑같지는 않다는 점을 기억하자. 식이 지방은 단일불포화지방, 다가불포화지방, 포화지방, 트랜스지방이라는 네 가지 유형으로 구분된다. 이들은 건강에 시로 다른 영향을 미친다.

불포화지방

식물의 기름, 견과류나 씨앗에서 짠 기름 등 식물성 식품에 주로 함유된 불포화지방에는 혈중 콜레스테롤 수치를 개선하고 염증을 완화하는 등의 여러 이점이 있다.

단일불포화지방 공급원은 다음과 같다.

- 올리브
- 아보카도
- 아몬드, 헤이즐넛, 피칸 등의 견과류
- 호박, 참깨 등의 씨앗류

다가불포화지방 공급원은 다음과 같다.

- 호두
- 아마 씨
- 생선
- 생선알
- 조개류

다가불포화지방에는 필수지방산이 들어 있어 건강에 가장 좋다.[11] 데이터에 따르면 대사 증후군 환자가 포화지방 대신 다가불포화지방을 먹으면 체중이 줄지 않더라도 단일불포화지방을 먹을 때보다 중성지방이 더 많이 줄어든다. 대사 증후군 환자가 다가불포화지방을 먹으면 심장 대사 관련 위험을 줄일 수 있을지도 모른다는 사실을 나타내는 결과다. 열량을 현명하게 선택할 때는 다가불포화지방을 우선시해야 한다는 점을 기억하자.

근육 건강에 가장 중요한 영양소는 단백질과 탄수화물이다. 하지만 오메가-3omega-3 같은 필수지방산도 중요하다. 오메가-3 지방산은 몸속에서 만들어지지 않으므로 음식으로 섭취해야 하는 필수 다가불포화지방산이다. 오메가-3에는 건강상 여러 이점이 있다(오메가3를 '지방산'이 아니라 '비타민 F'라고 생각하자).[12] 노인이 생선 기름에서 추출한 오메가-3 보충제를 먹으면 체성분, 근력, 신체 능력 및 혈청 지질 조성이 좋아진다.[13] 오메가-3를 많이 먹으면 근감소증을 예방하는 데 도움이 된다는 사실을 보여주는 결과다.

생선에는 동물성 오메가-3가 가장 풍부하게 들어있다. 식물성 오메가-3 공급원으로는 해조류 기름 보충제, 아마 씨, 호박 씨, 호두 등이 있다. 오메가-3 지방산에는 식물에서 추출한 알파리놀렌산alpha-linolenic acid, ALA, 동물에서 추출한 에이코사펜타엔산 EPA, 도코사헥사엔산DHA이라는 세 가지 형태가 있다. 지난 300년 동안 미국의 식량 공급망이 달라지며 오메가-3 섭취량은 줄었지만, 총지방과 오메가-6 지방산 섭취량은 늘었다. 그 결과 오메가-6 대 오메가-3 섭취 비율은 농업 시대에는 1:1이었지만 오늘날에는 20:1을 넘게 되었다. 이렇게 되면 염증이 심각해진다.[14] 현대 농업이 질보다 양에 초점을 맞추면서 동물 사료도 달라졌고 이에 따라 육류, 달걀, 심지어 생선 등 흔한 식품에 들어 있는 오메가-3 지방산 함량도 줄었다. 그러면서 오메가-3를 충분히 섭취하기가 더욱 어려워졌다.

가축 사육 방식이 달라지며 가축의 지방 조직 구성도 달라졌다. 가축에게 곡물 위주의 사료나 방목용 사료를 먹이면 성장 요구량을 채우는 오메가-6 지방산이 늘어난다. 가축은 오메가-6 지방산의 주요 공급원이 아니지만, 이렇게 오메가-6가 늘면 오메가-6 대 오메가-3의 균형이 틀어진다. 특정 식품이 문제는 아니지만 오메가-3보다 오메가-6를 과하게 섭취하면 분명 문제가 된다. 이러한 불균형을 바로잡으려면 오메가-3가 풍부한 식품을 열심히 먹어야 한다. 야생이거나 풀을 먹고 자란 육상 동물성 식품을 구매하기가 형편상 부담스럽다면 스코틀랜드산 연어, 야생에서 잡은 정어리나 고등어 같은 작은 생선을 식단에 더해보자. 알려지지 않은 모든 이점까지 고려한다면 끼니마다 생선, 해조류, 크릴오일을 먹는 방법도 추천한다. 일반 소고기를 먹으며 오메가-3 보충제를 더할 수도 있다.

포화지방

지난 수십 년 동안 지방 중 가장 큰 관심의 대상이었던 포화지방에 관해 알아보자. 포화지방은 수백만 년 동안 인간이나 다른 포유류가 스스로 만들도록 진화한 유일한 지방이다. 매우 안정되고 산화 손상에 강하기 때문이다. 지금의 통념처럼 포화지방이 아주 독하다면 우리는 모두 이미 죽었을 것이다. **식이 포화지방은 열량과 탄수화물을 과하게 섭취할 때만 위험하다.**

포화지방은 주로 버터, 치즈, 붉은 고기 같은 동물성 식품에 많지만, 일부 식물성 식품(특히 코코넛 또는 코코넛 기름, 야자 기름, 야자핵 기름 등의 열대 지방 기름)에도 들어있다. 가축에게 풀 대신 곡물을 먹여 키우는 경제적인 현대 농업 관행 탓에, 요즘 축산물에는 포화지방이 더 많이 들어있다. 하지만 풀 먹인 소와 곡물을 먹인 소의 지방은 주로 단일불포화지방이고 포화지방은 그다음이다. 이 중 3분의 1은 콜레스테롤 수치를 높이지 않는 스테아린stearin 이라는 중성지방이다. 포화지방 자체는 문제를 일으키지 않는다는 사실을 기억하자. 하지만 포화지방은 열량 밀도가 높기에, 포화지방을 과식하면 열량 과다로 이어질 수 있다는 점에서 문제가 된다. 그러므로 육류를 섭취할 때는 가능한 한 지방이 적은 살코기 부위로 먹자.

나는 1980년대 많은 사람처럼 지방을 악마화하지는 않지만, 고지방 식단을 옹호하지도 않는다. 중요한 것은 지방 밀도다. 저지방 식단을 선택하면 열량을 조절하는 데 도움이 된다. 어쨌든 우리는 접시에 포화지방 이만큼, 단백질 저만큼, 탄수화물 요만큼을 담으며 다량영양소를 따로 섭취하지 않는다. 음식은 그렇게 섭취할 수 없다. 그러니 각 음식에 든 미량영양소와 다량영양소의 구성 정보를 바탕으로 음식을 선택해야 끼니마다 음식에서 건강한 균형을 찾을 수 있다.

포화지방을 과하게 섭취해도 이점이 없고 오히려 열량 섭취만 늘어난다. 따라서 섭취하는 포화지방에 주의를 기울여야 한다. 포화지방을 먹으면 LDL 콜레스테롤도 늘어난다. 가능하면 포화지방 대신 불포화지방, 특히 다가불포화지방을 먹자. 미국 심장학회American Heart Association는 여러 증거를 검토한 끝에, 섭취하는 지방의 종류를 이렇게 바꾸면 심혈관 질환 발생률이 낮아진다고 결론내렸다.[15]

콜레스테롤을 제대로 이해하려면 콜레스테롤이 생명을 유지하는 데 필수이며, 뇌부터 피부까지 몸 전체 세포 구조의 기초를 이룬다는 사실을 알아야 한다. 우리가 살아가려면 매일 콜레스테롤 1000밀리그램이 필요하다. 몸에서 콜레스테롤을 생성하도록 진화했을 정도로 콜레스테롤은 우리 몸에 필수다. 대다수는 간에서 하루에 약 800밀리그램의 콜레스테롤을 생산하고 하루 200그램 정도를 음식에서 얻는다. 콜레스테롤 문제가 있다면 간에서 콜레스테롤을 생산하는 속도나 혈중 콜레스테롤을 제거하는 속도 둘 중 하나에 문제가 있는 것이다. 연구 결과에 따르면 혈중 콜레스테롤은 음식으로 섭취하는 콜레스테롤에 관련 없다는 사실이 분명하다.

트랜스지방

논의를 이어가기 전에 트랜스지방을 잠시 살펴보자. 트랜스지방은 대체로 수소를 이용해 식물성 기름을 고형화하는 산업 공정에서 나온다. 트랜스지방은 스프레드(마가린 등), 빵류(시판 페이스트리, 머핀, 쿠키 등), 튀김(감자튀김, 치킨너깃, 도넛 등)에 들어 있다. 트랜스지방은 심장병, 뇌졸중, 제2형 당뇨병의 위험을 높이므로 멀리하자.[16]

인기 있는 많은 다이어트 식단에서는 식이 지방을 전반적으로 제한하고 포화지방은 끊으라고 권한다. 주로 지방의 열량이 높기 때문이다(지방 1그램당 9칼로리를 낸다). 하지만 지방은 포만감을 주고, 먹고 나서도 금세 배고파지고 배부른데도 다른 디저트를 찾게 만드는 탄수화물과 달리 포만감을 오래 유지한다. 체중과 체지방 관리는 섭취하는 열량에 따라 결정된다는 사실을 기억하자. 건강을 유지하려면 다량영양소의 균형을 맞추어야 한다. 포화지방에 집착하지 말고 필수 오메가-3를 섭취할 수 있는 나가불포화지방에 집중하자.

지방은 골격근에 매우 효율적인 연료다. 각 지방산은 모든 세포막, 특히 뇌의 신경 구조물을 감싸는 독특한 보호막에 꼭 필요하다. 따라서 지방산은 필수다. 하지만 우리에게 필요한 필수지방산은 하루 3그램 정도로 매우 적은 양이다. 식단으로 따지면 **하루 열량 중 25~35퍼센트를 지방으로 섭취하면** 필수지방산 3그램을 충족할 수 있다는 뜻이다. 물론 이 비율을 20퍼센트로 조금 낮추거나 최대 40퍼센트로 올릴 수도 있다.

대다수에게 하루 지방 섭취량은 30그램을 조금 넘는 정도가 이상적이다. 이 적절한 수준을 유지하면 포만감에 도움이 된다. '다이어트'를 해본 사람이라면 누구나 알겠지만 포만감은 꾸준한 다이어트 성공의 열쇠다.

| 마인드셋 리셋 | 건강할 권리 되찾기

건강할 권리를 되찾으려면 당신을 가로막는 장벽을 모두 허물어야 한다. 그러는 동안 마음속에서 온갖 반발이 쏟아질 수 있다는 사실을 미리 알려드리겠다. 하지만 걱정하지 말라. 반발하는 목소리는 모두 성장하고 변화하는 과정에서 오는 불편함에서 벗어날 방법을 타협하려는 마음의 소리일 뿐이다. 어려움을 예상하고, 현실적인 전략을 개발하고, 내면의 힘을 활용하면 새로운 건강 습관을 수월하게 따라 그 습관을 내 일부로 만들 수 있다.

나는 이러한 방식을 내 환자 에이바에게 적용했다. 에이바는 일할 때 언제나 아주 엄격했다. 부동산 중개소를 차려 성공한 그는 다른 사람에게 더 나은 결과를 가져다주는 데는 프로였지만, 정작 자신을 위해 그렇게 하지는 못했다. '건강하게 먹고 운동'했지만 어렸을 때부터 47세가 된

포에버 스트롱

지금까지 비만으로 고생했다. 나를 찾아왔을 때는 체성분과 대사 균형을 맞출 수 있으리라는 희망은 거의 접어둔 상태로 건강 문제가 넘쳐날 미래를 걱정하며 눈물을 흘렸다. 더 나은 미래를 만들기 위해 무엇을 해야 할지 함께 상상해보자, 그가 경력을 통해 갈고닦은 기술과 자질을 활용하여 건강을 개선해야 한다는 사실이 분명해졌다.

에이바의 사례는 내가 자주 보는 상황이다. 자기 일에 몰입해서 크게 성공한 이들은 모든 것에 노력과 활력을 쏟아붓는다. 건강만 빼고 말이다. (당신 주변에도 비슷한 사람이 있을 것이다. 아니면 바로 '당신'이 그러한 사람일지도?) 이 경우 첫 번째 단계는 자기 관리를 가로막는 잘못된 믿음을 찾는 것이다. 에이바가 지닌 생각의 틀을 살펴보자. 그의 발전을 가로막는 가장 큰 장애물을 확인할 수 있었다. 건강과 뛰어난 체력을 지니기에 스스로 걸맞지 않다고 생각하는 자괴감이었다. 내가 할 일은 에이바가 고객의 성공을 도왔듯, 자신의 건강이 나아지도록 스스로 도울 수 있다는 자신감을 주는 것이었다. 나는 자기 관리에 전념하는 모습이 언제나 그에게 있었다는 사실을 깨닫게 해주었다. 그는 자신이 바라는 최고의 자아상을 키운 다음, 계속 동기 부여받고 장기적으로 궤도에 오를 만한 결과를 얻기 위해 노력했다.

게이 헨드릭스Gay Hendricks는 이를 '상한선 문제upper limit problem'라고 부른다. 그는 저서 《위대한 도약The Big Leap》에서 누구나 기분 좋고 달성할 가치가 있다고 느끼는 건강 개선(체지방 감소, 대사 교정 등) 정도에 스스로 상한선을 설정한다고 설명한다.[17] 자아감이 부족하면 바깥으로 눈을 돌려 비난할 대상을 찾는다. 그래서 자기 모습을 싫어하고, 자기가 얼마나 상처받는지도 알지 못한 채 소셜 미디어를 뒤적이며 자신과 타인을 비교한다. 그러면서 자신이 한참 부족한 존재라고 생각한다. 패배감이 들고 왜 노력해야 하는지조차 알 수 없다면, 이제 그 낡고 흐릿한 렌즈를 새것으로 바꿀 때다.

에이바는 이 자존감의 상한선을 넘기 위해 매일 연습하고 자기 모습을 눈에 보이게 구체화했다. 결국 그는 타인을 돌볼 때만큼 자신을 잘 돌보는 방법을 배웠다. 자신의 가치를 내면화하자 변화에 전념할 수 있었다. 결국 그의 인생이 달라졌다.

그는 저녁에는 업무를 보지 않고 운동을 우선순위에 두었다. 운동에 에너지와 주의를 더욱 기울이기 위해 헬스장에서는 휴대전화도 사용하지 않았다. 생각 없이 먹지 않고 마음챙김하며 먹는 법을 배웠다. 우리는 천천히 나아갔다. 전에는 자주 배달 음식을 주문했지만 이제 식단을 계획했고, 식단을 유지하기 쉽도록 한꺼번에 요리해두었다. 굶거나 요요가 올 위험이 있는 다이어트는 그만두었다. 그 대신 자연식품을 먹고 열량을 점검했다. 운동과 식사 계획을 달력에 적어두고 고객에게 쏟는 것만큼 관심을 기울였다. 우리는 체중 감량을 중심에 두지 않았다. 그가 정신적·신체적으로 계속 계획을 지킬 수 있도록 신중하게 실천하는 데 집중했다. 우리는 매주 만나 긍정적인 방향으로 가속을 붙이기 위해 노력했다. 이렇게 지원 체계를 구축하자 에이바는 꾸준히 책임감을 느꼈고, 열심히 체중을 줄이고 근육을 키우며 푹 잘 수 있었다. 그는 체지방의 무게뿐만 아니라 수치심과 낮은 자존감의 무게도 벗어던졌다.

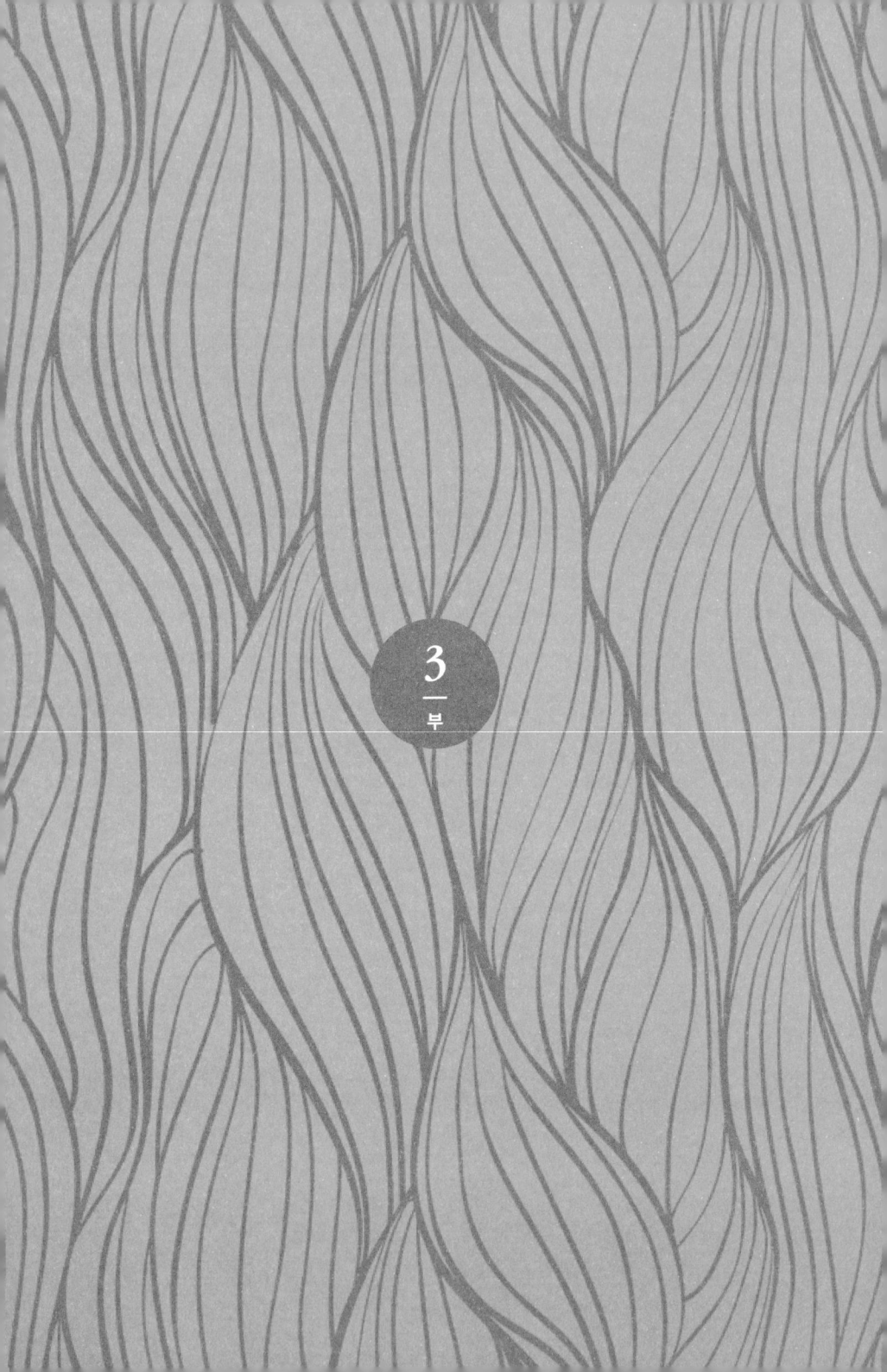

3
부

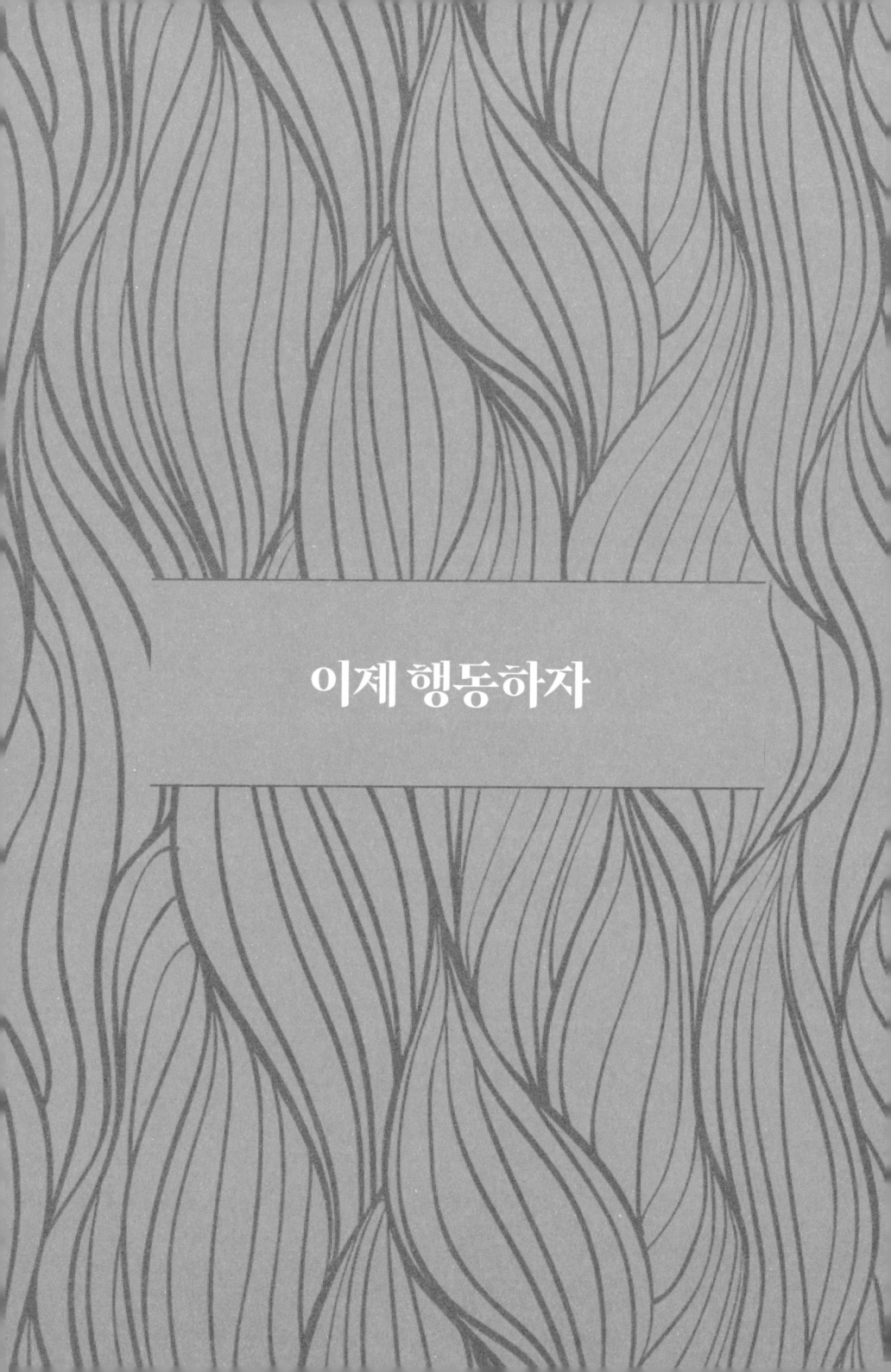

이제 행동하자

07

라이언 식단
프로그램

이제 지금까지 배운 것을 모두 실천에 옮길 때다. 이 장에서는 배고픔, 대사, 장수를 조절하는 데 확실히 도움이 될 균형 잡힌 단백질 중심 식단을 설계해보자. 나는 수천 명의 환자를 만나며 앞으로 설명할 내용과 똑같은 지침을 드렸다. 근육 건강에 도움이 되는 단백질 중심 식단으로 전환할 때의 놀라운 사실은 그 효과를 즉시 경험할 수 있다는 점이다. 적절한 단백질을 꾸준히 섭취하면 식욕이 줄고 혈당이 균형 잡히고 근력이 향상되며 활력이 넘치고 정신이 맑아진다. 이제 당신도 이런 이점을 곧바로 누릴 수 있을 것이다.

새로운 프로그램을 시작할 때 많은 사람은 다음 두 가지를 걱정한다. 배고파지면 어쩌지? 계속할 수 있을까? 라이언 프로그램을 실천할 때는 다른 다이어트를 할 때만큼 배고픔을 느끼지 않을 것이다. 그뿐만 아니라 당신은 분명 이 프로그램을 감당할 수 있고, 평생 즐겁게 식단을 유지할 수 있을 것이다. **라이언 프로그램은 그저 식단이 아니라, 정보에 바탕을 둔 생활 방식이다.** 이 프로그램에서는 현명하게 설계한 근육 건강을 중심에 둔다. 우아하게 나이 들거나 멋진 몸을 가꾸거나 정신적·신체적 힘을 오래 유지하고 싶다는 등 당신의 궁극적인 건강 임무를 완수하기 위해 섭취량과 소비량을 가다듬는 방법이다.

단백질 중심 생활 방식은 운동과 시너지 효과를 내어 골격근을 보호하는 동시에 체지방을 줄여 건강한 다이어트에 도움이 된다. 이제 식단 계획에 관해 자세히 알아보자.

일일 다량영양소 목표 계산하기

모든 영양 계획의 기본은 질 좋은 단백질이다. 이상적인 체중 1파운드(454그램)당 단백질을 최소 1그램 섭취하는 것이 목표다. 단백질 1그램당 4칼로리를 낸다는 사실을 기억하자. 근육량을 늘리거나 체지방을 빼려 할 때 끼니당 단백질 30~50그램을 섭취하면 골격근량을 유지하는 데 도움이 된다. 이 권장량은 근육·단백질 합성을 최적화하려면 류신 등의 필수아미노산을 적정량 섭취해야 한다는 전제하에 계산된 것이다. 질 좋은 모든 단백질, 즉 동물 단백질은 상호 교환될 수 있다. 육상 포유류 고기 28그램에는 단백질이 7그램 들어 있고, 생선 28그램에는 단백질이 5그램 들어 있다. 식단 구성비로 단백질을 환산하는 방법은 구시대적 발상이다. 단백질은 근육 및 기타 조직을 보호하는 데 필수적이므로 섭취 열량을 줄여도 단백질 섭취량은 유지하거나 더 늘려야 한다.

다음으로 탄수화물을 계산해보자. 탄수화물을 둘러싼 확고한 의견과 말도 안 되는 유행 다이어트 식단을 볼 때, 탄수화물은 분명 많은 사람이 가장 혼란스러워하는 다량영양소다. 일일 열량의 45~65퍼센트를 탄수화물로 섭취해야 한다는 식생활 지침을 들어본 적 있을 것이다. 이러한 지침은 프로 운동선수나 활동량 많은 건설 노동자에게는 맞을지 모르지만, 대다수 성인이 이렇게 탄수화물을 많이 먹으면 열량을 너무 많이 섭취하게 된다. 그러므로 현대인의 생활 방식에 더 걸맞은 접근법을 생각해보아야 한다. 대사가 건강한 사람이라면 단백질 대 탄수화물 비율을 1:1로 맞추고, 끼니당 탄수화물 섭취량을 30~50그램으로 맞춰 인슐린 반응을 최소화하자. 운동 프로그램에 고강도 운동(심박수가 분당 120회 이상이 되도록 하는 운동)이 포함되어 있다면 탄수화물을 더 먹어도 된다. 중강도에서 고강도 운동을 1시간 더 할수록 탄수화물을 60그램 더 섭취할 수 있다. 활동량이 이보다 적다면 탄수화물은 하루 90~130그램 사이로 조절해야 한다. 과체중이거나 혈액 검사에서 탄수화물 불내증carb intolerance 같은 비정상적인 지표가 보인다면 우선 전분과 곡물을 하루 30그램 이내로 줄여보자. 그다음 나머지 탄수화물을 녹색 잎채소, 붉은색 및 주황색 채소, 산딸기류(혹은 베리류) 등의 섬유질 풍부한 과일로 채우자.

마지막으로 지방 목표를 설정해보자. 지방은 뇌의 신경 구조물을 둘러싼 독특한 보호막을 포함해 몸속 모든 세포막을 구성하는 요소다. 근육에 중요한 연료를 공급하기도 한다. 실제로 다량 영양소의 비율을 구성할 때는 지방과 탄수화물을 맞교환할 수 있다. 먼저 단백질 목표량을 정하고 그에 해당하는 열량을 맞춘 다음, 활동량에 따라 총 탄수화물 섭취량을 정한다. 남은 열량은 건강한 지방으로 채운다. 6장에서 살펴보았듯 지방을 너무 많이 먹으면 열량과 LDL 콜레스테롤이 늘거나 식단에서 단백질이 밀려날 수 있다. 전체 열량 중 지방에서 얻는 열량을 유지하자. 지침에 따르면 보통 지방에 허용되는 양은 체중 1킬로그램당 0.7~2.2그램이다. 지방 1그램당 9칼로리를 내며, 개인의 취향이나 열량 섭취량에 따라 지방을 탄수화물로 대체할 수 있다는 점을 기억하자. 건강에 좋은 음식을 선택해서 지방 섭취량을 조절하자.

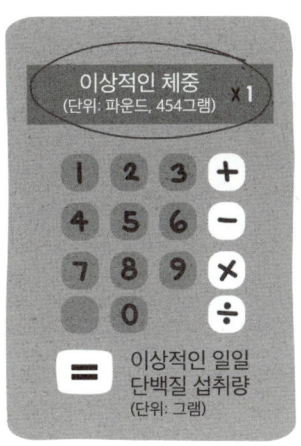

다량영양소 권장량

- 이상적인 체중 1파운드(454그램)당 단백질 1그램
- 단백질과 탄수화물 비율은 1:1(대사적으로 건강한 사람인 경우)
- 일일 지방 섭취량은 체중 1킬로그램당 지방 0.7~2.2그램

이제 이러한 구성요소를 직접 실전에 적용해보자. 다음은 질 좋은 탄수화물, 단백질, 지방을 식단에 더하기 위한 몇 가지 권장 사항이다.

- 항상 질 좋은 식품을 선택하자. 포장된 초가공식품은 피한다. 신선한 채소, 과일, 육류, 유제품, 달걀을 구입하자.
- 식물성 탄수화물을 우선순위에 두자. 운동 전후 또는 다량영양소 비율에 맞는다면 전분을 더할 수 있다.
- 음식 무게를 재자. 평생 해야 하냐고? 아니다. 하지만 지금은 자기가 먹는 음식량을 정확히 파악하는 훈련을 하는 중이다. 자신에게 적합한 식사량을 파악하자. 식사량을 직접 눈으로 보는 연습을 많이 할수록 저울을 더 빨리 치워버릴 수 있다. 자주 먹는 음식이 그릇에 어느 정도 담겨있는지 기억해두면 좋다.

이제 이러한 중요한 단계를 실천하도록 노력하자. 물론 특별한 행사 때에는 예외가 있을 수 있다. 하지만 자주 예외라는 핑계를 대며 전반적인 일관성을 흐트러뜨리지는 말자. 이 지침을 생활의 기본 틀로 삼자.

**내가 먹는 음식을 살펴보지 않고 살을 빼려 하는 것은
나침반 없이 항해를 떠나는 일이나 마찬가지다.**

이 접근법을 사용하면 즉시 배고픔을 조절하고 뼈, 장기, 근육을 보호할 수 있다. **딱 한 끼만 이 계획을 따라도 곧바로 변화를**

성공적인 식사 계획을 위한 전략

자신이 선택한 식사 계획을 실천하기 전에, 이러한 계획을 성공적으로 따르기 위해 반드시 지켜야 할 몇 가지 사항을 알아보자.

- 식사 시간을 규칙적으로 지키자. 음식은 몸의 일주기 리듬에 영향을 미치고 몸은 이 리듬에 따라 일정을 짠다. 음식 때문에 주의가 흐트러지면 안 된다. 계획을 충실히 따르자.
- 무턱대고 아무거나 먹지 말자. 식사 계획을 미리 세우자. 한 주를 시작할 때 필요한 음식을 미리 준비해서 보관해두자.
- 정말 변화를 느끼고 싶다면 외식을 끊자. 외식은 적을수록 좋다. 식당에서 먹어야 한다면 메뉴를 미리 살펴보고 무엇을 먹을지 계획을 세우자.
- 기대치를 관리하자. 달성할 만한 가치가 있는 목표의 마법은 그 목표를 달성하기 위해 꾸준히 노력할 때만 나타난다.
- 목표에서 벗어나라고 유혹하는 마음속 속삭임이 있다는 사실을 미리 알아두자. 내적 독백을 스스로 지배하자.
- 스스로 밀어붙일 원칙을 세우자.
- 자신의 약점을 파악하고 이에 대비할 계획을 세우자. 미리 계획을 짜두고 이를 따르면 성공할 수 있다.

보고 느끼며 눈에 띄는 개선 효과를 확인할 수 있다! 끼니마다 내리는 단기적인 선택이 장기적인 결과를 좌우한다. 목표에 따라 어떤 길을 선택할지에 도움이 되도록 세 가지 개선 방법과 각 방법에 따른 자세한 사항을 간략히 알려드리겠다. 이 세 가지 길은 각각 장수, 체성분, 근육량 최적화에 중점을 둔 계획이다. 세 가지 방법을 번갈아 실천하면 웰니스라는 보물을 한껏 누릴 수 있다.

첫 번째 단계는 현재 자신이 먹는 양을 솔직히 살펴보는 것이다. 먼저 대사 계산을 위해 조금 셈을 해보자.

대사 계산
단순하게 하자. 명확하게 하자. 엄격하게 관리하자.

하루에 열량을 얼마나 섭취해야 할까? 하루에 섭취해야 하는 열량을 파악하려면 먼저 현재 상태를 알아야 한다. 먼저 간단히 지금 체중과 체성분을 그대로 유지할 때 필요한 총열량을 계산해보자. 현재 체중이 비교적 안정적이라면 '열량 유지량caloric maintenance' 수준으로 먹고 있다는 뜻이다. 열량 유지량이란 지금 체중을 유지하기 위해 섭취해야 하는 열량이다. 정확한 수치를 파악하려면 음식 무게를 달고 추적해야 한다.

- 특별한 일이 없는 평범한 2~4주 동안 음식 섭취량을 기록한다. 크로노미터Cronometer 같은 애플리케이션(이하 앱)에 수치를 입력하는 것을 추천한다. 다량영양소와 미량영양소를 모두 계산할 수 있다. 체중이 안정적이라고 가정할 때

평범한 2~4주의 데이터를 기록하면 열량 유지량을 알 수 있다.

평범한 2~4주의 열량을 측정한 결과,
내 열량 유지량은=_____칼로리다.

● 열량 유지량은 현재 상태를 나타낸다. 체성분을 바꾸려면 식단에서 열량을 재할당하거나 더하거나 빼야 한다. 권장 열량 섭취량은 성별, 나이, 활동 수준에 따라 다르다. 대체로 여성은 체중을 유지하는 데 하루 1600~2400칼로리, 남성은 2000~3000칼로리가 필요하다. 다량영양소를 적절하게 분배하면서 섭취 열량을 줄이면 근육을 축내지 않고 지방을 뺄 수 있다. 단백질을 우선순위에 두고 열량을 더 섭취하면 근육을 늘릴 수 있다.

● 분석적인 사람이라면 다음과 같은 계산법을 더 좋아할 수도 있다. 체중과 원하는 결과를 바탕으로 일일 권장 열량 섭취량을 결정하는 '약식' 계산법도 있다. 다음 공식을 이용해 계산할 수 있다.
• 체지방을 빼고 싶을 때=이상적인 체중 1파운드(454그램)당 열량 12~13칼로리 섭취

- 체중을 유지하고 싶을 때=현재 체중 1파운드당 열량 15~16칼로리 섭취
- 체중을 늘리고 싶을 때=현재 체중 1파운드당 열량 18~19 칼로리 섭취

사례: 나는 115파운드(52킬로그램)이므로 내 열량 유지량은 115(파운드) × 15칼로리=일일 1725칼로리다.

당장 프로그램을 시작하고 싶은데 지금 열량을 얼마나 섭취하고 있는지 잘 모르겠다면 대안으로 해리스-베네딕트 계산기 Harris-Benedict Calculator를 이용할 수 있다. 다음을 참고하자. https://www.inchcalculator.com/harris-benedict-calculator. 그 뒤에 열량 섭취량을 계속 추적하면 1회 식사량에 따라 자신의 식사량을 눈으로 보고 조정하는 방법을 배울 수 있다.

기초대사율

대사를 계산할 때 고려해야 할 또 다른 중요한 변수는 기초대사율basal metabolic rate, BMR이다. 기초대사율은 몸이 기본적인 생명 유지 기능을 이어가는 데 필요한 총열량이다. **기초대사율은 맞춰**

야 할 목표가 아니라 몸이 스스로 연료를 공급하는 데 필요한 최소한의 에너지양이다. 자신의 기초대사율을 알면 체성분 목표치를 달성해 가기 위해 매일 섭취해야 하는 총열량을 추정할 수 있다. 이때 총 일일 에너지 소비량total daily energy expenditure, TDEE이라는 지표를 이용할 수 있다. **총 일일 에너지 소비량은 24시간 동안 몸이 소비하는 열량의 총량**으로, 기초대사를 포함한 모든 신체 활동을 할 때 몸이 소비하는 열량이다.

하루에 섭취해야 하는 열량의 양에 '정답은 없다'라는 사실을 기억하자. 앞서 설명한 도구는 그저 추정치만 제공한다는 사실을 명심해야 한다. 섭취 열량 계산은 끊임없이 움직이는 목표물을 조준하는 일과 같다. 따라서 섭취량을 최적화하는 과정에서 시행착오는 꼭 필요하다. 지금 당신에게 가장 시급한 일은 여러 선택지 중 하나를 선택해 실천하는 것이다.

목표가 체중 감량/체중 증가(원하는 것에 ○표)일 때,
나의 총 권장 섭취 열량은=_____칼로리다.

필요한 열량을 확인했으니 이제 목표에 한발 다가가보자. 처음에는 이상적인 체중과 근육량을 결정하기가 어려워 보일 수 있다. 살면서 자기 외모나 몸이 가장 좋다고 느꼈던 때가 언제인지 기억나는가? 거기서부터 시작하자. 목표로 삼기 딱 좋은 시기

다. 다음은 다량영양소 요구량을 계산할 차례다. 언제나 그렇듯 단백질이 먼저다.

계산 사례

사라의 경우
체중 140파운드(63킬로그램)의 갱년기 여성
목표 체중: 125파운드(56킬로그램)
현재 체지방: 35퍼센트
열량 유지량: 2100칼로리, 4주간 음식 섭취량을 추적해 계산한 값
체중을 감량하기 위해 열량을 20퍼센트 줄이기로 설정한다.
2100칼로리 × 0.20 = 420칼로리
2100칼로리 - 420칼로리 = 1680칼로리
따라서 체중 감량을 위한 사라의 일일 권장 열량 섭취량은 1680칼로리다.

다음은 단백질 계산이다. 사라의 목표 체중은 125파운드(56킬로그램)이므로, 일일 총 단백질 목표 섭취량은 125그램이다. 단백질 1그램당 4칼로리를 내므로 125그램×4칼로리/그램, 즉 하루 500칼로리를 단백질에서 얻어야 한다.
　단백질은 끼니마다 골고루 섭취해야 하므로, 하루 세 번 약 40그램씩 단백질을 먹거나, 하루 세 번 30그램씩 먹고 간식으로 단백질 30그램을 더 먹으면 된다.
　단백질 열량을 계산하고 남은 열량은 1180칼로리다. 사라는 하루 탄수화물 섭취량이 300그램은 훌쩍 넘는 표준 미국인 식단Standard American Diet, SAD을 따르고 있었다. 그러므로 사라가 새로운 식사 패턴에

포에버 스트롱

적응하도록 탄수화물과 단백질 비율을 1:1로 할당했다.

따라서 탄수화물 할당량은 125그램이 된다. 탄수화물은 1그램당 열량 4칼로리를 내므로 열량 500칼로리를 탄수화물에서 얻는다.

사라가 단백질과 탄수화물에서 얻는 총열량은 1000칼로리이므로, 이제 지방으로 섭취할 수 있는 열량 680칼로리가 남았다. 지방은 1그램당 9칼로리를 내므로, 사라는 680칼로리를 9칼로리/그램으로 나눈 값, 즉 지방 약 75그램을 먹을 수 있다.

따라서 사라의 최종 다량영양소 분배는 단백질 125그램, 탄수화물 125그램, 지방 75그램이다.

이 다량영양소 분배를 실제 음식에 어떻게 적용할지 계속 살펴보자.

단백질 위주의 식단을 구성할 때의 지침

단백질 섭취량을 목표에 맞게 꾸준히 유지하는 일은 라이언 프로그램에서 절대 타협할 수 없는 우선순위다. 단백질은 음식을 먹을 때 가장 먼저 먹어야 하는 다량영양소다. 단백질에 비해 탄수화물이나 지방은 다소 타협할 여지가 있는 영양소다. 열량 예산을 지키고 있다면 취향에 따라 탄수화물 또는 지방 중에서 선택해 섭취할 수 있다.

탄수화물이나 식이 지방과 달리 단백질에서 얻는 열량은 지방으로 거의 저장되지 않고 항상 체성분 개선에 도움을 준다. 호세 안토니오Jose Antonio 박사는 〈국제 운동과학 저널International Journal of Exercise Science〉에 발표한 리뷰에서 탄수화물 과다 섭취와 단백질 과다 섭취는 다르다며 명확히 선을 그었다.[1] 그는 "단백질을 과다 섭취할 때는 그렇지 않지만, 탄수화물 또는 지방을 과다 섭취할 때는 체성분 변화가 일어난다"라고 말하며 "3500칼로리는 체지방 1파운드(450그램)에 해당하며, 이렇게 에너지 균형이 달라지면 당연히 체중도 달라진다"라는 흔한 믿음에 반박했다. 그는 이러한 결론을 입증하는 기존 문헌은 없다고 설명했다.

오히려 과식해서 에너지가 과잉될 때 **단백질은 지방이 늘지 않도록 막는 효과가 있는 것으로 보인다.** 저항운동을 더하면 이러한 효과는 더욱 커진다. 증거에 따르면 **식이 단백질은 체성분을 좋은 방향으로 바꾸는 주요 다량영양소다.** 식이 단백질은 근육을 강화하는 능력이 있으므로, 나는 나이가 많든 적든 누구나 이상적인 체중 1파운드(454그램)당 단백질 1그램을 섭취하는 간단한 공식을 사용하도록 권한다.

단백질로 하루의 시작을 활기차게

아침 식사가 하루 식사 중 가장 중요하다는 말은 어느 정도 일리가 있다. 라이언 프로그램에서 근육 조직을 보호하는 동시에 체지방을 줄이는 몸의 능력을 강화하는 핵심은 밤새 굶은 다음 먹는 첫 끼니에서 나온다. 앞서 설명한 필수아미노산인 류신에서 충분한 신호가 오지 않으면, 근육은 그 식사를 단백질 합성에 필요한 영양분이 부족한 식사로 여긴다. 그래서 몸은 섭취한 열량을 일단 지방으로 저장하고 단백질이 충분히 들어올 때까지 계속 근육을 분해한다. 아침 식사로 단백질을 충분히 섭취해 단백질 합성을 촉진하면 장·단기적으로 성공할 수 있다.

헤더 레이디Heather Leidy 박사의 연구에 따르면 하루의 첫 끼에 풍부한 단백질을 섭취하면 하루 전체의 식사 패턴이 바뀐다. 그는 연구에서 18~20세의 과체중 또는 비만 여성 청소년 20명을 세 코호트로 나누었다. 1코호트는 아침 식사를 거르고, 2코호트는 시리얼(단백질 13그램)을 먹고, 3코호트는 달걀과 소고기 살코기로 이루어진 고단백(단백질 35그램) 식사를 했다. 레이디는 식이 지방, 섬유질, 당분 함량을 고려해 모든 아침 식사 식단의 열량을 350칼로리로 맞췄다. 각 식사의 유일한 차이점은 단백질과 탄수화물군이라는 다량영양소였다. 고단백 아침 식사를 한 그룹은 단백질과 탄수화물 비율을 1:1로 맞추었지만, 아침 식사로 시리얼을 먹은 그룹은 단백질 13그램과 탄수화물 57그램을 섭취해 그 비율이 1:4였다. 저녁 식사 전 기능적 자기공명영상functional magnetic resonance imaging, fMRI으로 참가자의 뇌를 스캔해 음식 충동과 보상 중심 식사 행동을 조절하는 신경학적 신호를 추적했다. 그러자 연구진은 놀라운 사실을 발견했다.

고단백 아침을 먹은 그룹은 포만감 또는 '만족감'을 더 많이 느꼈고 뇌 활동으로 볼 때 음식 갈망을 덜 느꼈다. 이들은 시리얼을 먹거나 아침 식사를 거른 그룹보다 저녁에도 고지방·고당분 간식을 덜 먹었다. 결론은 하루 첫 끼로 단백질이 풍부한 음식을 먹으면 나중에 고지방·고당분 간식이 당길 때 식탐을 억제하는 데 도움이 된다는 점이다. 따라서 **과식을 예방하고 식단의 질을 개선하는 쉬운 전략 중 하나는 아침으로 고단백 식품을 먹는 것이다.**

탄수화물 조절을 위한 지침

다음으로 탄수화물 조절이다. 탄수화물을 과다 섭취해 혈당이 치솟고 염증과 대사 스트레스가 일어나는 결과를 피하려면 끼니마다, 특히 아침에 먹는 탄수화물에 유의해야 한다.

탄수화물 조절은 정확한 정보를 바탕으로 제대로 선택하는 일에서 시작된다. 섬유질 대 탄수화물 비율이 6 미만인 탄수화물을 우선으로 하되 좋아하는 탄수화물을 선택한다. (레이먼 박사

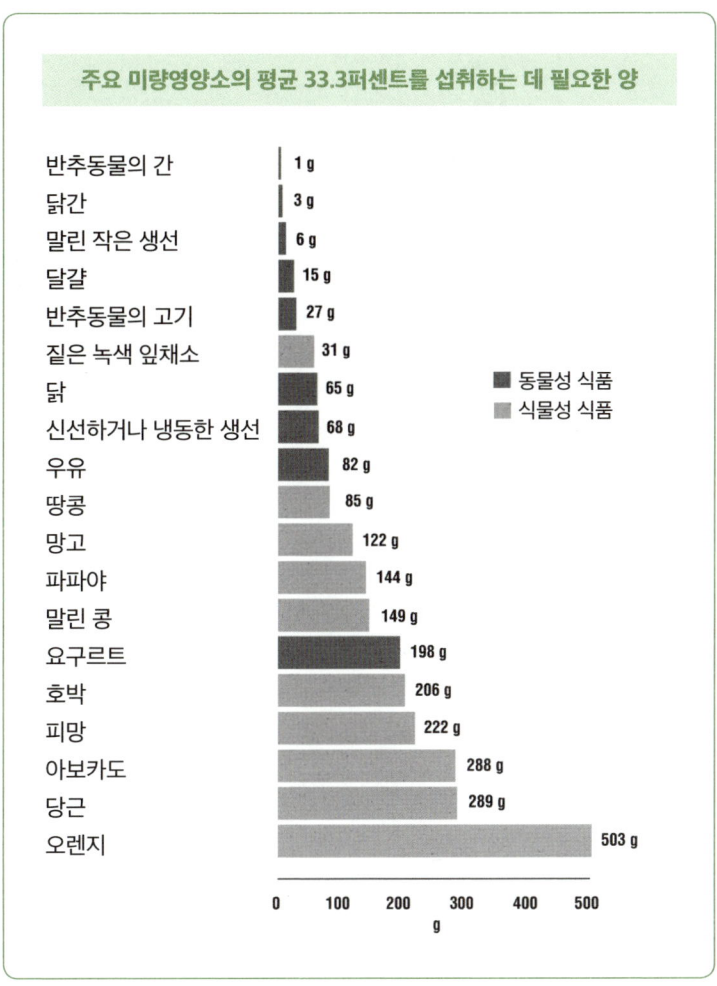

주요 미량영양소의 평균 33.3퍼센트를 섭취하는 데 필요한 양

반추동물의 간	1 g
닭간	3 g
말린 작은 생선	6 g
달걀	15 g
반추동물의 고기	27 g
짙은 녹색 잎채소	31 g
닭	65 g
신선하거나 냉동한 생선	68 g
우유	82 g
땅콩	85 g
망고	122 g
파파야	144 g
말린 콩	149 g
요구르트	198 g
호박	206 g
피망	222 g
아보카도	288 g
당근	289 g
오렌지	503 g

■ 동물성 식품
■ 식물성 식품

※ 저소득 및 중간 소득 국가의 식단에서 흔히 부족한 주요 미량영양소인 철분, 비타민 A, 아연, 엽산, 비타민 B12, 칼슘 요구량의 평균 33.3퍼센트를 섭취하는 데 필요한 양.2 케냐의 보조식품으로 계산함(각 미량영양소의 일일 요구량을 100퍼센트로 설정)

의 연구실에서 활용했고 지금도 내가 진료실에서 사용하는 190쪽 표를 참고하자.) 건강에 도움이 된다고 알려진 폴리페놀polyphenol과 기타 식물영양소도 고려해야 한다. 탄수화물에는 이 같은 이로운 요소가 들어 있기에 나는 개인적으로 지방보다 탄수화물을 선호한다. 지방보다 탄수화물을 더 먹으면 풍부한 섬유질과 미량영양소를 얻을 수 있다. 건강하고 활동적인 사람이고 단백질 필요량을 충족한다면 탄수화물과 지방 비율을 맞교환해 조절할 수 있다. 다만 총 탄수화물 양은 염두에 두어야 한다. 인슐린 반응을 최소화하려면 한 번에 탄수화물을 50그램 이하로 섭취하고 항상 단백질과 약간의 지방을 곁들이자.

탄수화물에는 근육을 키운다는 또 다른 이점도 있다. 나는 식품을 선택할 때 섬유질 함량뿐만 아니라 다른 생리활성 화합물이 충분한지도 살핀다. 영양소 풍부한 식물성 식품에 들어 있는 이러한 화합물은 염증 조절, 근육 건강, 기타 몸속 여러 과정을 조절하는 데 도움이 된다. 식품 선택에 도움이 되도록 섬유질 대 탄수화물 비율이 이상적인 식물성 식품을 정리한 표를 참고하자.

포에버 스트롱

지방에 관한 사실과 숫자

사람은 특정 지방을 꼭 먹어야 하지만 식단에 지방을 더하는 문제는 까다롭다. 모든 지방이 몸에 똑같이 영향을 주지는 않기 때문이다. 내 중심 목표는 열량을 유지하면서도 유연성을 갖는 것이다. 환자의 식단에 지방을 더하는 데 집중하는 일은 거의 없다. 앞서 설명했듯 가장 먼저 할 일은 단백질 목표를 설정한 다음, 남은 열량을 탄수화물과 지방에 할당하는 것이다. 지침에 따라 보통 하루에 지방으로 먹을 수 있는 열량을 고려하면, 먹을 수 있는 지방은 체중 1킬로그램당 하루 지방 0.7~2.2그램이다.

야생 식물을 먹어 성공하자

여러 식용 야생 식물에는 오메가-6와 오메가-3 지방산이 균형 있게 들어 있다. 때로 잡초라고 천대받기도 하는 쇠비름에는 시금치, 적상추, 상추, 겨자채보다 8배나 많은 알파리놀렌산ALA이 들어 있다. 게다가 야생 블루베리 같은 야생 식물은 재배한 식물보다 식품 매트릭스의 생리활성값bioactive food matrix value이 훨씬 높다.[3]

오늘날 양식업에서는 더 많은 사람을 먹이고 비용을 절감하기 위해 노력한다. 이에 따라 생선의 영양학적 조성도 달라졌다. 양식 어류에는 바다, 강, 호수에서 자란 자연산 어류에 비해 오메가-3 지방산이 훨씬 적

다.[4]

한편, 방목한 닭이 낳은 달걀노른자의 지방산 조성은 오메가-3 대 오메가-6 비율이 1.3인데 비해, 미국 농무부 인증 달걀의 비율은 19.9로 오메가-6가 훨씬 많다.[5] 닭에게 생선이 많이 든 사료를 먹이면 오메가-3 대 오메가-6 비율이 6.6이 되지만, 아마씨가 많이 든 사료를 먹이면 1.6으로 낮아진다.

따라서 목초를 먹여 키운 동물 단백질과 야생에서 자란 동물 단백질, 지역에서 자란 신선한 제철 과일과 채소를 함께 먹어야 한다.

자, 이제 건강을 최적화하는 세 가지 길 중 내게 맞는 식사 계획을 선택할 차례다. 하지만 그전에 먼저 즐거움을 위한 식사에 관해 몇 마디 해보자.

즐거움을 위한 쾌락적 식사와 진짜 배고픔을 구분할 수 있는지 없는지에 따라 계획의 결과가 완전히 달라진다. 영양소를 골고루 섭취하는 습관은 어떤 영양소를 섭취하는지만큼 중요하다. 따라서 주의를 돌리기 위해 음식을 이용하지 말고 입에 넣는 음식에 집중해야 한다. 쾌락적 식사는 장기적으로 치명적인 영향을 미친다. 따라서 몸이 보내는 배고픔 신호에 긴밀하게 반응하는 데 익숙해져야 한다. 진짜 몸이 배고플 때 음식을 먹는 것이 전략 성공의 비결이다.

자, 이제 시작해보자! 지금까지 배운 것을 모두 더해 앞으로 나아가고 영양 계획을 선택할 때다.

쾌락적 식사일까? 아니면 진짜 배고픔일까?	
쾌락적 식사:	**진짜 신체적 배고픔:**
지루함/산만함, 습관적,	열량 부족, 혈당 저하,
감정적/스트레스, 특정 음식을	배가 꼬르륵거림, 그저 즐거워서
갈망함, 과식	먹는 것이 아니라 배고파서
	먹는 식사, 배부르면 그만 먹음

계획 설계

1. 계획을 선택한다.
2. 기본 필요 열량을 계산한다.
3. 식습관을 평가하고 약점을 파악해 계획에 전반적으로 힘을 싣는다.
4. 일일 총단백질 열량을 계산한다.
5. 일일 탄수화물 열량을 계산한다.
6. 일일 지방 열량을 계산한다.
7. 계획을 실행에 옮긴다.

이 계획에서는 **장수 최적화, 체성분 최적화, 근육 최적화** 등 세 가지 계획 중 하나를 골라 목표로 삼는다. 당신이 계획하는 길을 선택하면 그 목표에 도달하기 위해 열량을 얼마나 섭취해야 할지 결정할 수 있다. 출발점이 정해지면 계획을 선택하고 실행에 옮기자.

식습관 퀴즈

다소 비과학적으로 보일 수 있는 이 퀴즈는 현재와 미래의 목표를 바탕으로 당신의 선호도를 명확히 파악하는 데 도움을 주도록 고안되었다. 지방을 더 잘 활용하고 태우는 사람이 있는가 하면, 탄수화물을 더 잘 활용하는 사람이 있다. 우리는 대사 병동에 격리된 상태가 아니라 일상생활에서 이를 측정해야 하므로, 퀴즈 결과는 다소 주관적일 수 있다. 따라서 여기에 라이언 프로그램의 기술을 적용해야 한다.

당신은 어떤 음식을 좋아하는가? 그 음식을 먹을 때 기분이 어떤가? 그 음식은 당신의 건강 목표에 잘 맞는가? 이러한 질문에 대한 답이 의식 바깥에서 당신을 지배하고 있다면 미래에 건강을 얻는 데 필요한 의식적인 변화를 이룰 수 없다. 지금이 바로 주인의식을 가질 때다.

단백질 선호도 파악하기
단백질을 더 먹는 것을 좋아하는가, 덜 먹는 것을 좋아하는가?

_____

어떤 단백질을 가장 좋아하는가? _____

세 가지 건강 최적화의 길

1. 장수 최적화 계획 Optimizing Longevity Plan

이 계획은 더 건강하게 오래 살고 싶은 사람을 위해 고안되었다. 비교적 체중이 일정하고 전반적으로 건강해 보이는 사람도 근육이 약하거나 근육량이 부족하고 체지방이 과다할 수 있다. 근육이 부족하면 일상생활에서 피로나 활력 부족이 나타날 수 있고, 시질이나 포도당 같은 임상직 혈액 생체지표에 이상이 나타날 수도 있다. 다량영양소 섭취를 목표로 삼고 규칙적으로 저항운동을 하는 근육 중심 생활 방식을 따르면 이러한 상태를 되돌리고 장수하면서도 기분 좋게 느낄 수 있다.

장수 최적화 계획은 체성분에는 만족하지만 장수를 둘러싼 여러 이야기 때문에 혼란을 느끼는 사람을 염두에 둔다. 이 계획에서는 균형 잡힌 영양소가 풍부하게 들어 있는 음식을 선택해 근육을 좋은 상태로 유지하는 방법을 알려준다. 이 계획을 따르면 꾸준히 활력을 얻을 수 있다. 전체 섭취 열량은 달라지지 않지만, 다양한 생체활성 화합물이 포함된 식품을 선택해 다량영양소와 영양 밀도를 교정하는 것이 핵심이다. 이 계획을 따르면 내가 무엇을, 왜 먹는지 정확히 알 수 있다. 아는 것이 곧 건강 자산이다.

장수 최적화 상세 계획

- 끼니 두 번과 중간 간식 한 번을 먹는다.
- 몸에서 필요한 단백질량을 명확히 파악했다면 전체 단백질 목표 달성을 위해 전반적인 단백질 섭취량을 늘릴 수 있다.
- 이 계획에서는 원한다면 탄수화물과 단백질 비율을 1:1로 맞출 수도 있지만, 계획 성공 여부는 자신의 탄수화물 내성에 달려 있다.
- 이것만은 기억하자. 모든 성인은 체격에 상관없이 매일 단백질을 100그램 이상 섭취해야 한다.
- 이 계획의 핵심 원리는 현재 열량 유지량을 재조정하는 것

이다.

- **단백질**: 체중 1킬로그램당 1.2~2.2그램(체중 1파운드당 0.7~1.0그램)을 섭취하자.
- **탄수화물**: 탄수화물 섭취량을 결정하자. 대사적으로 건강하다고 가정했을 때, 기본 탄수화물 섭취량은 90~130그램, 즉 단백질과 탄수화물 비율이 1:1이 되는 것이 적당하다. 중강도 또는 고강도 운동을 1시간 할 때마다 탄수화물을 하루 60그램 추가할 수 있다. 인슐린 반응을 최소화하려면 운동하지 않는 날에는 끼니당 탄수화물이 40~50그램을 넘지 않도록 하자.
- **지방**: 체중 1킬로그램당 0.7~2.2그램(체중 1파운드당 0.32~1.0그램)을 섭취하자. 나머지 열량을 지방으로 채울 수 있다.

하루의 첫 끼니에 단백질을 최소 40~50그램을 먹어야 류신 역치를 넘어 단백질 합성 반응을 유도할 수 있다. 몸은 밤새 공복 상태를 거친 뒤 처음 들어오는 단백질량에 강하게 반응해 근육 건강을 최적화할 준비를 마친다. 첫 끼니에서 탄수화물은 30그램 이하로 맞춘다.

낮 동안 단백질 간식을 조금 먹는다면 최소 10그램의 단백질을 먹어야 한다. 열량 예산 범위 내에 있다면 탄수화물 또는 지방을 곁들일 수 있다. 이 간식은 근육을 키우기 위한 것이 아니라 배고픔을 막기 위한 것이다. 간식에 단백질이 더 많이 들어있어도 좋지만, 꼭 그럴 필요는 없다.

하루 중 두 번째인 마지막 끼니에는 단백질 목표량에 따라 약 50그램 이상의 단백질이 들어있어야 한다. 격렬한 운동을 하지 않는다면 필요에 따라 여기에 50그램 이하의 탄수화물과 지방을 더할 수 있다. 운동한다면 운동 후 회복을 위해 끼니당 탄수화물 섭취량을 늘릴 수 있다. 밤새 굶기 전 단백질 풍부한 식사를 하면 근육 조직을 보호할 수 있다.

언제나 그렇듯 중요한 다량영양소인 단백질부터 시작해보자. 연구에 따르면 일반인이 근육을 유지하기 위해 먹어야 할 하루 최소 단백질 섭취량은 체중 1킬로그램당 1.2~2.2그램이다.[6] 운동선수이거나 탄수화물 섭취를 줄이고 싶다면 체중 1킬로그램당 단백질 2.2그램을 권한다. 이는 체중 1파운드(454그램)당 단백질 0.54~1.0그램에 해당한다. 식물성 식품을 주로 먹는다면 이 수치를 더 높여야 최소 아미노산 요구량을 맞출 수 있다는 사실을 명심하자. 몸이 스트레스받는 상태라면 이 양은 최적 요구량보다 부족할 수 있다. 유지량에는 이러한 점이 반영되지 않지만, 이 정도만 먹어도 어쨌든 효과를 볼 수는 있다. 다시 말하지만, 체격에 상관없이 성인이라면 하루 100그램 이상의 단백질을 먹을 것을 권한다.

체중이 130파운드(59킬로그램)이고 자신의 체중과 체성분에 만족한다면, 섭취해야 하는 최소 단백질은 체중 1파운드당 총 0.54~0.70그램이고 이를 환산하면 70~91그램이 된다. 하지만 이 책에서 제시한 개념을 이해했다면 자연식품으로 두 끼를 섭취해서 이 하한선을 맞춘다고 해서 근육 최적화에 필요한 단백질을 충분히 섭취할 수는 없다는 사실을 잘 알 것이다.

신체 활동이 많거나 나이가 많거나 영양실조, 갑작스러운 부상, 만성 부상을 겪고 있다면 단백질 목표를 체중 1킬로그램당 1.6~2.2그램(체중 1파운드당 0.7~1.0그램)으로 설정하는 편이 더 낫다. 나이에 따른 단백질 필요량을 살핀 PROT-AGE 연구 결과에서 제시한 입장이나 내가 환자들을 보아 온 경험에 따르면 목표를 높게 잡을 때 보호 효과가 더 크다.[7]

어떻게 생각해도 성인이 섭취해야 할 최소 단백질량은 하루 100그램이라는 내 믿음은 변함이 없다.

참고: 374쪽부터 이어지는 부록에서 이 식사 레시피와 영양 정보를 확인할 수 있다.

장수 최적화 계획

1일차	
첫 번째 식사	**셰이크+달걀** 열량 580칼로리, 단백질 50그램, 탄수화물 32그램, 지방 28그램, 섬유질 8그램
두 번째 식사	**칠면조 양배추 클럽 랩** 열량 297칼로리, 단백질 24그램, 탄수화물 21그램, 지방 13그램, 섬유질 9그램
세 번째 식사	**스테이크+채소+밥** 열량 547칼로리, 단백질 49그램, 탄수화물 45그램, 지방 19그램, 섬유질 14그램

2일차	
첫 번째 식사	**덴버 스크램블** 열량 539칼로리, 단백질 49그램, 탄수화물 34그램, 지방 23그램, 섬유질 7그램
두 번째 식사	**새우볶음** 열량 353칼로리, 단백질 23그램, 탄수화물 18그램, 지방 21그램, 섬유질 4그램
세 번째 식사	**버펄로 치킨 샐러드** 열량 558칼로리, 단백질 48그램, 탄수화물 43그램, 지방 22그램, 섬유질 10그램

3일차	
첫 번째 식사	**치아씨드 푸딩** 열량 435칼로리, 단백질 48그램, 탄수화물 36그램, 지방 11그램, 섬유질 11그램
두 번째 식사	**칠면조 양배추 클럽 랩** 열량 297칼로리, 단백질 24그램, 탄수화물 21그램, 지방 13그램, 섬유질 9그램

세 번째 식사	**스테이크+채소+밥** 열량 547칼로리, 단백질 49그램, 탄수화물 45그램, 지방 19그램, 섬유질 14그램

4일차	
첫 번째 식사	**셰이크+달걀** 열량 580칼로리, 단백질 50그램, 탄수화물 32그램, 지방 28그램, 섬유질 8그램
두 번째 식사	**새우볶음** 열량 353칼로리, 단백질 23그램, 탄수화물 18그램, 지방 21그램, 섬유질 4그램
세 번째 식사	**타코 채운 피망** 열량 540칼로리, 단백질 50그램, 탄수화물 49그램, 지방 16그램, 섬유질 9그램

5일차	
첫 번째 식사	**덴버 스크램블** 열량 539칼로리, 단백질 49그램, 탄수화물 34그램, 지방 23그램, 섬유질 7그램
두 번째 식사	**참치+비트 샐러드** 열량 289칼로리, 단백질 21그램, 탄수화물 22그램, 지방 13그램, 섬유질 5그램
세 번째 식사	**대구와 구운 감자** 열량 612칼로리, 단백질 51그램, 탄수화물 48그램, 지방 24그램, 섬유질 7그램

6일차	
첫 번째 식사	**셰이크+달걀** 열량 580칼로리, 단백질 50그램, 탄수화물 32그램, 지방 28그램, 섬유질 8그램

두 번째 식사	**참치+비트 샐러드** 열량 289칼로리, 단백질 21그램, 탄수화물 22그램, 지방 13그램, 섬유질 5그램
세 번째 식사	**타코 채운 피망** 열량 540칼로리, 단백질 50그램, 탄수화물 49그램, 지방 16그램, 섬유질 9그램

7일차	
첫 번째 식사	**덴버 스크램블** 열량 539칼로리, 단백질 49그램, 탄수화물 34그램, 지방 23그램, 섬유질 7그램
두 번째 식사	**칠면조 양배추 클럽 랩** 열량 297칼로리, 단백질 24그램, 탄수화물 21그램, 지방 13그램, 섬유질 9그램
세 번째 식사	**대구와 구운 감자** 열량 612칼로리, 단백질 51그램, 탄수화물 48그램, 지방 24그램, 섬유질 7그램

2. 건강한 체중 감량 최적화 계획 Optimizing Quality Weight Loss

미국 성인의 대략 75퍼센트가 과체중이며, 40퍼센트 이상이 임상적으로 비만이다. 목표 체중에서 4.5킬로그램 이상 벗어나 있다면 식단에서 단백질, 탄수화물, 지방의 균형을 다시 맞춰야 할 때다. 열량도 중요하지만, 단백질과 탄수화물 사이에서 제대로 선택하지 않으면 지방과의 전쟁에서 지는 싸움을 하게 될 것이다.

포에버 스트롱

건강한 체중 감량 최적화 상세 계획

- 주 끼니 세 번을 먹되 중간 간식 한 번을 선택할 수 있다.
- 끼니마다 단백질과 탄수화물을 골고루 먹는다.
- 첫 끼는 열량 조절을 위해 단백질 셰이크를 먹는다.
- 4.5킬로그램 이하로(또는 여성의 경우 체지방을 28퍼센트 이하로, 남성의 경우 체지방을 22퍼센트 이하로) 살을 빼는 것이 목표라면 섭취하는 열량을 유지량보다 10~20퍼센트 줄여야 한다.
- 4.5킬로그램 이상 살을 빼는 것이 목표라면 섭취하는 열량을 유지량보다 20~30퍼센트 줄여야 한다.

단백질: 총열량을 줄이려 한다면 단백질 섭취량을 늘려야 한다(이상적인 체중 1파운드당 목표 단백질 섭취량 0.8~1.1그램이 목표다). 이렇게 하면 제지방량을 유지하는 데 도움이 된다.[8]

- 열량을 적게 섭취할수록 단백질 비율은 높여야 한다.
- 근육을 보호하려면 운동 상태에 따라 이상적인 체중 1파운드당 단백질 1그램, 가능하다면 그 이상을 섭취하는 것을 목표로 삼자.

탄수화물: 근육을 유지하고 건강한 체중 감량 최적화를 실천하는 것이 목표이므로 탄수화물은 적게 잡자. 주로 앉아서 생활

하거나 혈당, 인슐린, 중성지방 수치가 높아져 있는 등 혈액 지표가 비정상이라면 끼니당 탄수화물 30그램에서 시작하는 편이 좋다.

지방: 체중 1킬로그램당 0.7~2.2그램(체중 1파운드당 0.32~1.0그램)으로 맞추자. 나머지 열량을 지방으로 채울 수 있다. 체중 감량 정체기에 들어섰다면 지방으로 섭취하는 열량을 먼저 줄인다.

얼마나 살을 빼려 하는지에 따라 다르지만 건강한 체중 감량 최적화 계획을 실행하는 첫 2주 동안 0.9~1.8킬로그램을 감량해야 한다. 배고픔을 느끼겠지만 체중계 눈금이 움직이면 동기를 얻게 될 것이다. 이 2주간의 적응기 동안 기대치를 설정하고 달성해야 한다. 공짜는 없다.

여기서 우리 목표는 느리지만 통제하에 체성분을 바꾸는 것이다. 이렇게 하면 몸에 스트레스를 덜 주면서도 근육을 유지하는 데 도움이 된다. 내추럴 보디빌딩계와 에릭 헬름스Eric Helms 박사의 연구에서 배울 점이 많다. 내추럴 보디빌딩과 신체 재구성을 결합하면 건강으로 나아갈 수 있다. 근육을 최대한 유지하려면 일주일에 약 0.5~1퍼센트 체중을 줄이는 수준으로 열량 섭취량을 설정한다.[9]

열량 섭취량을 결정하려면 에너지가 부족할 때 부족한 에너지양에 따라 조직이 손실된다는 점을 알아야 한다.[10] 에너지가

포에버 스트롱

많이 부족할수록 체중 감소는 빠르지만, 감량한 체중 일부는 제 지방량이 빠진 것이다. 따라서 서두르지 않고 꾸준히 진행하는 편이 좋다.

건강한 체중 감량 최적화 계획

1일차	
첫 번째 식사	**단백질 셰이크** 열량 421칼로리, 단백질 38그램, 탄수화물 29그램, 지방 17그램, 섬유질 4그램
두 번째 식사	**그린 콥 샐러드** 열량 422칼로리, 단백질 36그램, 탄수화물 29그램, 지방 18그램, 섬유질 9그램
세 번째 식사	**버거+쌀** 열량 498칼로리, 단백질 47그램, 탄수화물 29그램, 지방 21그램, 섬유질 7그램

2일차	
첫 번째 식사	**버거+달걀** 열량 417칼로리, 단백질 38그램, 탄수화물 28그램, 지방 17그램, 섬유질 6그램
두 번째 식사	**새우 채소볶음** 열량 386칼로리, 단백질 30그램, 탄수화물 26그램, 지방 18그램, 섬유질 4그램
세 번째 식사	**치킨을 곁들인 버펄로 샐러드** 열량 433칼로리, 단백질 39그램, 탄수화물 30그램, 지방 17그램, 섬유질 8그램

3일차	
첫 번째 식사	**치아 푸딩** 열량 382칼로리, 단백질 42그램, 탄수화물 31그램, 지방 10그램, 섬유질 10그램
두 번째 식사	**그린 콥 샐러드** 열량 422칼로리, 단백질 36그램, 탄수화물 29그램, 지방 18그램, 섬유질 9그램
세 번째 식사	**아보카도오일 새우 볶음** 열량 465칼로리, 단백질 43그램, 탄수화물 26그램, 지방 21그램, 섬유질 4그램

4일차	
첫 번째 식사	**단백질 셰이크** 열량 421칼로리, 단백질 38그램, 탄수화물 29그램, 지방 17그램, 섬유질 4그램
두 번째 식사	**쌀을 곁들인 버거** 열량 421칼로리, 단백질 29그램, 탄수화물 29그램, 지방 21그램, 섬유질 6그램
세 번째 식사	**돼지고기+고구마** 열량 462칼로리, 단백질 39그램, 탄수화물 27그램, 지방 22그램, 섬유질 5그램

5일차	
첫 번째 식사	**치아 푸딩** 열량 382칼로리, 단백질 42그램, 탄수화물 31그램, 지방 10그램, 섬유질 10그램
두 번째 식사	**돼지고기+고구마** 열량 393칼로리, 단백질 33그램, 탄수화물 27그램, 지방 17그램, 섬유질 5그램

포에버 스트롱

세 번째 식사	**연어+비트 샐러드** 열량 502칼로리, 단백질 42그램, 탄수화물 34그램, 지방 22그램, 섬유질 19그램

6일차	
첫 번째 식사	**버거+달걀** 열량 417칼로리, 단백질 38그램, 탄수화물 28그램, 지방 17그램, 섬유질 6그램
두 번째 식사	**참치를 곁들인 소고기 샐러드** 열량 393칼로리, 단백질 26그램, 탄수화물 25그램, 지방 21그램, 섬유질 6그램
세 번째 식사	**스테이크+깍지콩** 열량 494칼로리, 단백질 43그램, 탄수화물 31그램, 지방 22그램, 섬유질 9그램

7일차	
첫 번째 식사	**단백질 셰이크** 열량 421칼로리, 단백질 38그램, 탄수화물 29그램, 지방 17그램, 섬유질 4그램
두 번째 식사	**스테이크+깍지콩** 열량 494칼로리, 단백질 43그램, 탄수화물 31그램, 지방 22그램, 섬유질 9그램
세 번째 식사	**치킨을 곁들인 버펄로 샐러드** 열량 433칼로리, 단백질 39그램, 탄수화물 30그램, 지방 17그램, 섬유질 8그램

3. 근육 최적화 계획 Optimize Muscle Plan

근육을 늘려야 하는 성인이 많다. 힘을 더하거나 외모를 멋지
게 만들고 싶어 근육을 늘리려는 사람도 있지만, 사실 모든 성인

은 근육을 키우면 더 많은 힘과 안정성을 얻고 대사가 건강해지는 이점을 누릴 수 있다. 근육이 늘어나 비대hypertrophy해지려면 저항운동 훈련과 단백질 섭취 최적화를 둘 다 해야 한다. 단백질만 먹는다고 근육이 붙지는 않으며, 단백질 섭취가 부족하면 훈련 효과가 줄거나 아예 나지 않는다. (자신의 체형과 목표에 맞게 완벽한 운동 일정을 짜는 방법은 304쪽에서 자세히 알아보자) 네 끼에 나눠 영양소와 단백질을 골고루 먹자. 이렇게 하면 근육 성장에 필요한 단백질 역치에 도달할 수 있고 근육 자극에 속도가 붙는다.

- 단백질과 총열량 섭취량을 맞추기 위해 3~4시간마다 식사한다.[11]
- 운동 전후에는 목표 수준의 탄수화물을 섭취하고[12] 나머지 시간 동안 남은 탄수화물을 균형 있게 골고루 먹는다. 운동 1~2시간 전에는 브로콜리나 고섬유질 오트밀처럼 섬유질 대 탄수화물 비율이 낮은 식품을 선택한다. 데이터에 따르면 운동을 시작할 때 인슐린 반응이 높으면 총운동량total output, 힘, 지구력이 줄어든다. 운동 후, 특히 다음 운동까지 남은 시간이 짧다면 바나나처럼 섬유질 대 탄수화물 비율이 높은 식품을 먹자.
- 운동 전후에는 저지방 식단을 먹자. 지방을 먹어도 몸은 지방을 빠르게 연료로 활용하지 못한다. 게다가 지방은 소화

와 위 배출 속도를 늦춰 운동하는 도중 속을 더부룩하게 만든다.

- 총단백질과 열량 필요량을 충족하는 것이 가장 중요하다.

- 크레아틴과 생선 기름 보충제를 먹자.

- 다른 음식으로 넘어가기 전에 접시에 담긴 단백질은 다 먹는다. 음식을 다 먹기 힘들다면 단백질을 우선 먹어 근육 건강에 가장 중요한 다량영양소를 챙기자.

- 근육 성장을 위해 꾸준히 운동하고 운동 계획을 차근차근 실행한다. 모든 계획에서 운동은 타협할 수 없는 요소이지만, 목표로 설정한 근비대(근육 성장) 저항운동을 빼고는 근육 최적화 계획을 실행할 수 없다.

- 휴식하고 회복할 시간을 확보하자. 잠자는 시간은 몸이 성장하고 회복하는 시기이므로 최우선으로 두어야 한다. 18세 이상 미국인의 약 3분의 1이 권장 수면 시간인 7~9시간을 채우지 못한다. 만성적으로 수면이 부족하면 골격근이 소모되고 포도당 수치가 나빠지며, 내분비계와 호르몬 수치도 악화되어 비만, 인슐린 저항성, 제2형 당뇨병 같은 건강 문제가 일어날 수 있다.

- 식사량이 많아질 것이므로 주말에 모든 음식을 미리 준비해 두거나 아이콘밀스ICON Meals 같은 밀프렙meal-prep 서비스를 이용해 준비된 식재료를 대량으로 주문해 두면 다량영

양소 요구량을 충족하는 데 도움이 된다.

● 인바디InBody 분석이나 체성분 이중에너지 X-선 흡수 측정
법Dual-Energy X-ray Absorptiometry, DEXA 스캔으로 근육 증가를 추적
해 신체 변화를 꾸준히 점검한다.

● 체력과 성과 지표를 기록해 6~8주마다 진행 상황을 재평
가한다. 운동 능력이 좋아졌는가? 근력이 향상되었는가?
이 계획은 근력 향상을 위한 프로그램은 아니지만 점점 운
동에 익숙해질수록 몸을 자극하려면 더 큰 노력을 들여야
한다. 따라서 꼭 정기적으로 재평가해야 한다.

● 마지막으로 한 가지를 덧붙이겠다. 즐기자! 지루한 일과가
아니라 장수에 도움이 되는 기관을 늘리는 즐겁고 신나는
여정이라고 생각하자.

수면

연구 결과 건강한 성인 남성이 수면 장애를 겪으면 근육-단백질 합성
속도가 늦춰져 점차 제지방량이 줄고 근력 및 여러 기능이 약해진다.13
단기 수면 부족(24시간 수면 제한) 및 장기 수면 부족(5일 수면 제한) 상태
가 되면 일주기 리듬이 교란되어 근육-단백질 합성 속도가 느려진다. 하
지만 수면이 제한된 기간에도 고강도 인터벌훈련HIIT을 실시하면 근육-
단백질 합성 속도가 유지된다. 즉, 운동하면 나쁜 수면 패턴 때문에 근
육-단백질 합성 속도가 느려지는 부정적인 영향을 일부 완화할 수 있다.

포에버 스트롱

근육 최적화 상세 계획

주요 동력은 충분한 에너지, 아미노산, 저항 훈련이라는 자극이다.

- 네 끼에 나눠 각각 40~60그램의 단백질을 섭취한다.
- 단백질: 이상적인 체중 1파운드(454그램)당 1.0~1.2그램을 섭취한다.
- 열량은 10~20퍼센트 많이 먹는다. 다만 단백질이 우선이다.
- 탄수화물: 체중 1파운드당 1.4~3.6그램을 섭취한다.[14]
- 지방: 체중 1킬로그램당 0.7~2.2그램(체중 1파운드당 0.32~1.0 그램)을 섭취한다. 지방이 많은 음식보다 탄수화물이 많은 음식을 선호한다면 지방으로 섭취하는 열량은 최대한 적게 잡는다.

이 계획은 열량이 가장 높은 계획으로, 잘 훈련된 사람이라면 열량을 10~20퍼센트, 근육량을 늘리기 위해 저항운동을 시작한 사람이라면 열량을 20~30퍼센트 더 섭취할 수 있다. 열량을 과다 섭취하면 체지방이 늘어날 수 있다. 열량이 과다한지 확인하려면 체지방이 늘어나는지 꼭 확인해야 한다. 체성분 균형을 적절하게 맞추려면 시행착오를 거쳐야 한다.

근육 최적화 계획

1일차	
첫 번째 식사	**셰이크+달걀** 열량 536칼로리, 단백질 49그램, 탄수화물 22그램, 지방 28그램, 섬유질 6그램
두 번째 식사	**연어+비트 샐러드+밥** 열량 470칼로리, 단백질 45그램, 탄수화물 23그램, 지방 22그램, 섬유질 3그램
세 번째 식사	**소고기를 넣은 양상추 랩** 열량 478칼로리, 단백질 51그램, 탄수화물 46그램, 지방 10그램, 섬유질 12그램
네 번째 식사	**채소를 곁들인 돼지갈비** 열량 637칼로리, 단백질 52그램, 탄수화물 42그램, 지방 29그램, 섬유질 11그램

2일차	
첫 번째 식사	**치아씨드로 만든 푸딩** 열량 390칼로리, 단백질 49그램, 탄수화물 26그램, 지방 10그램, 섬유질 9그램
두 번째 식사	**새우+채소볶음** 열량 538칼로리, 단백질 49그램, 탄수화물 27그램, 지방 26그램, 섬유질 4그램
세 번째 식사	**돼지갈비+채소** 열량 637칼로리, 단백질 52그램, 탄수화물 42그램, 지방 29그램, 섬유질 11그램
네 번째 식사	**버펄로 소스를 곁들인 치킨 샐러드** 열량 623칼로리, 단백질 56그램, 탄수화물 49그램, 지방 23그램, 섬유질 11그램

3일차	
첫 번째 식사	**셰이크+달걀** 열량 536칼로리, 단백질 49그램, 탄수화물 22그램, 지방 28그램, 섬유질 6그램
두 번째 식사	**연어+비트 샐러드+밥** 열량 470칼로리, 단백질 45그램, 탄수화물 23그램, 지방 22그램, 섬유질 3그램
세 번째 식사	**소고기를 넣은 양상추 랩** 열량 478칼로리, 단백질 51그램, 탄수화물 46그램, 지방 10그램, 섬유질 12그램
네 번째 식사	**돼지고기 우둔살+채소** 열량 586칼로리, 단백질 45그램, 탄수화물 43그램, 지방 26그램, 섬유질 17그램

4일차	
첫 번째 식사	**덴버식 스크램블 에그** 열량 535칼로리, 단백질 48그램, 탄수화물 34그램, 지방 23그램, 섬유질 7그램
두 번째 식사	**미트 소스 스파게티** 열량 508칼로리, 단백질 49그램, 탄수화물 24그램, 지방 24그램, 섬유질 5그램
세 번째 식사	**버펄로 소스를 곁들인 치킨 샐러드** 열량 623칼로리, 단백질 56그램, 탄수화물 49그램, 지방 23그램, 섬유질 11그램
네 번째 식사	**돼지고기 우둔살+채소** 열량 586칼로리, 단백질 45그램, 탄수화물 43그램, 지방 26그램, 섬유질 17그램

5일차	
첫 번째 식사	**치아씨드로 만든 푸딩** 열량 390칼로리, 단백질 49그램, 탄수화물 26그램, 지방 10그램, 섬유질 9그램
두 번째 식사	**새우+채소볶음** 열량 538칼로리, 단백질 49그램, 탄수화물 27그램, 지방 26그램, 섬유질 4그램
세 번째 식사	**돼지고기 우둔살+채소** 열량 586칼로리, 단백질 45그램, 탄수화물 43그램, 지방 26그램, 섬유질 17그램
네 번째 식사	**버거 샐러드** 열량 592칼로리, 단백질 49그램, 탄수화물 45그램, 지방 24그램, 섬유질 10그램

6일차	
첫 번째 식사	**셰이크+달걀** 열량 536칼로리, 단백질 49그램, 탄수화물 22그램, 지방 28그램, 섬유질 6그램
두 번째 식사	**미트 소스 스파게티** 열량 508칼로리, 단백질 49그램, 탄수화물 24그램, 지방 24그램, 섬유질 5그램
세 번째 식사	**참치 치즈 샌드위치** 열량 664칼로리, 단백질 53그램, 탄수화물 50그램, 지방 28그램, 섬유질 12그램
네 번째 식사	**버거 샐러드** 열량 592칼로리, 단백질 49그램, 탄수화물 45그램, 지방 24그램, 섬유질 10그램

7일차	
첫 번째 식사	**덴버식 스크램블 에그** 열량 535칼로리, 단백질 48그램, 탄수화물 34그램, 지방 23그램, 섬유질 7그램
두 번째 식사	**구운 소고기 양상추 랩** 열량 467칼로리, 단백질 50그램, 탄수화물 24그램, 지방 19그램, 섬유질 9그램
세 번째 식사	**구운 감자를 곁들인 대구** 열량 612칼로리, 단백질 51그램, 탄수화물 48그램, 지방 24그램, 섬유질 7그램
네 번째 식사	**버펄로 소스를 곁들인 치킨 샐러드** 열량 623칼로리, 단백질 56그램, 탄수화물 49그램, 지방 23그램, 섬유질 11그램

간식 필요하세요?
코코넛 밀크 '아이스크림'을 먹어보자

얇게 썰어서 얼린 바나나 1개

냉동 파인애플 조각 150그램

통조림 코코넛 밀크 50밀리리터

● 바나나, 파인애플, 코코넛 밀크를 푸드프로세서에 넣고
간다.

● 가끔 옆면을 긁어내며 재료가 부드러워질 때까지 3분 정도 계속 간다.

● 그릇에 떠서 부드러운 상태로 바로 즐기거나, 아이스크림처럼 단단한 상태를 원한다면 냉동용 밀폐용기에 넣어 1시간 이상 얼린 다음 떠먹는다.

단백질이 30그램 이상 함유된 레시피를 더 많이 알고 싶다면 다음 링크에서 '30gs Recipes'에 가입해 보자. www.drgabriellelyon.com/30gs-recipes/. 우리 팀에서 매주 레시피를 보내 드리니 무엇을 먹을지 고민할 필요가 없다.

이것도 해보자: 육식 리셋

육식 리셋은 초반에 바짝 성과를 거둘 수 있는 훌륭한 방법이다. 식물성 식품만 먹는 제한식은 익숙할 것이다. 육식 리셋은 말하자면 동물성 식품만 먹는 제한식이다. 동물성 식품을 아주 많이 먹고 채소는 극히 적은 양으로 제한한다. 이 계획을 2~4주간 따른다. 이 식단을 따른 많은 사람은 기분이 확실히 좋아질 뿐만 아니라 혈액 지표도 긍정적으로 달라졌다고 보고했다. 내가 추천하는 육식 리셋은 **클리블랜드 클리닉**Cleveland Clinic**의 단백질보존 조정 단식 프로그램**Protein-Sparing Modified Fast Program과 비슷하다. 지금으로서는 '증거에 기반한 계획'은 아니지만, 내가 수년에 걸쳐 환자들에게 적용하며 큰 성공을 거둔 방법이다.

내가 제안하는 육식 리셋은 다음과 같다.

포에버 스트롱

열량을 조절하기 위해 달걀, 고기, 생선을 먹고 첫 끼에 단백질 셰이크를 먹는다. 이 셰이크는 유청 또는 쌀/완두콩 혼합 단백질 50그램, 녹색 또는 붉은색 식물 영양소(예를 들어 프리바이오틱스 섬유질, 폴리페놀, 비타민 C, 루테인) 1주걱, 중쇄중성지방 1큰술을 아몬드 우유 또는 물에 타서 만든 것이다. [유제품이 잘 받지 않는 몸이라면 유청단백질 파우더 대신 소고기 단백질 1.5주걱과 류신 파우더 1/2주걱(3그램)을 섞어 류신이 풍부한 유제품 단백질을 대체할 수 있다.]

이 계획을 따를 때는 유제품을 제외한 모든 동물성 식품을 섭취할 수 있다. (단, 단백질 파우더는 예외다) 유제품은 염증, 변비, 복부 팽만감을 유발할 수 있으므로 피한다. 고수, 파슬리, 파, 할라페뇨 같은 식물성 식품은 괜찮다.

이 육식 리셋은 열량 조절을 초점에 두고 있지는 않지만, 남성은 하루 1800~1900칼로리, 여성은 1500~1600칼로리 섭취를 목표로 삼을 수 있다.

섭취량은 적지만 영양이 풍부하고 맛있게 먹을 수 있는 이 식단 계획은 체중 감량을 촉진하고 식욕을 억제하며 최적화된 생활 방식으로 나아갈 추진력을 기를 훌륭한 방법이다.

저녁 의식

스스로 이렇게 질문해보자.

- 오늘 내가 한 선택이 자랑스러운가?
- 내가 되고자 하는 사람에 걸맞은 특성을 보였는가?
- 내일 더 잘할 수 있는 한 가지는 무엇인가?

- 앞으로 마주칠 건강에 좋지 않은 행동을 반복하지 않으려면 어떻게 대비할까? (예를 들어 밤 10시에 부엌에 갈 때마다 쿠키를 하나 집어 먹게 된다면 미리 대안을 생각해 두자. 놀랄 만한 새로운 일은 없다. 다음에 이러한 충동이 일어날 때를 대비해 다른 결과를 상상해둔 다음 실천하자)
- 내일 일정상 내 계획을 지키는 데 도움이 될 만한 선택을 할 전략은 무엇인가?

| 마인드셋 리셋 | **책임감을 갖기 위한 가드레일 세우기**

내 목표는 어떤 장애물이 생겨도 목표로 나아가는 수레에서 굴러떨어지지 않을 안정적인 발판을 마련하도록 돕는 것이다. 이렇게 하려면 경험을 처리하고 실행하고 내면화하는 방식을 결정하는 기본 운영 체계를 단단히 잡아야 한다. 자신의 웰니스를 어떻게 측정하는가? 의사와의 관계를 어떻게 생각하는가? 자신의 성실함과 책임감을 어떻게 이해하고 있는가? 이 기본 체계를 업그레이드하고 최적화하려면 의식적으로 깨달아야 한다. 경험을 어떻게 처리하느냐가 결과를 좌우한다.

이제 측정할 수 있는 목표를 염두에 두고 명확하고 구체적인 계획을 세워보자. 계획은 왜 중요할까?

- 계획이 있으면 성실하게 나아갈 가드레일을 세우고 다른 일에 집중할 마음의 여유를 가질 수 있다. 이미 답을 알고 있기에 '무엇을 먹어야 할까?' '어떻게 운동해야 할까?'를 끊임없이 고민할 필요가 없다.
- 계획이 있으면 꾸준히 나아가는 데 걸림돌이 되는 '만약에' 같은 의문을 없애고 음식이나 운동과 타협할 기회를 아예 차단할 수 있다.

마음과 내면의 이야기를 다스리면 곧바로 성공의 길로 나아갈 수 있다. 내면의 원칙을 반복해서 연습하면 감정과 믿음을 조절하는 데 도움이 된다. 꿈에 도달하는 데 방해가 되는 반복되고 게으른 생각을 먼저 찾아내어 알아차려야 한다는 뜻이다.

내 경우를 예로 들어보겠다. 큰아이를 키우며 작은아이를 임신했을 때, 나는 너무 감정에 휩싸여 불안해했다. 이 상태에서는 운동하거나 업무를 제대로 해낼 수 없다는 내면의 속삭임에 사로잡힐 수도 있었다. 하지만 나는 그러한 생각이 꿈을 가로막는 방해물이라고 생각했다. 고조된 불안이나 감정적인 생각에 휩쓸린 생각은 모두 방해물이다. 자신을 다그치는 것조차 방해가 될 수 있다.

내면의 운영 체계를 업그레이드하고 튼실한 계획을 세우면 다음과 같은 것을 포함해 약물, 시간 낭비, 부정적인 감정을 일으키는 요소 등 과다한 것을 모두 버릴 수 있다.

- 술
- 각성제
- 설탕
- 빵
- 텔레비전/소셜 미디어
- 부정적인 생각
- 자기를 속이는 일
- 사교 모임
- 전화/문자

모두 주의를 흐트러뜨린다.

소소한 것부터 시작하자. 적어도 처음에는 그렇게 하자. 책임감을 갖자. 성공은 지금 내가 마주한 과제를 해내는 작은 실천 하나하나에서 온다.

기본 평가:
지금 나는 어디쯤 있을까?

목적지에 도착하려면 우선 지금 내가 어디쯤 있는지 파악해야 한다. 스스로 질문해 보자. 내 목표는 무엇이고, 어떻게 그 목표를 이룰 수 있을까? 그다음 거기에서부터 확실한 성공으로 나아갈 실행 단계를 고민하자. 꾸준히 지방을 감량하고 근육을 최대로 늘려 장수하려면 신중한 자가 진단부터 시작해야 한다.

해마다 건강검진 결과를 확인해 건강 위험 요소를 미리 확인하고 최적의 식단을 짤 실마리를 얻을 수 있다. 키, 몸무게, 허리둘레, 혈중 중성지방, 공복 혈당은 모두 영양학적으로 성공하기 위한 필요와 목표를 정의하는 데 도움이 된다. 치료를 위해 어떤 식단과 운동을 활용할지 결정할 때는 영양사나 피트니스 전문가의 안내를 받아 진행 상황을 추적하고 다듬어야 한다. 여러 지표를 활용하면 건강으로 나아가는 첫걸음을 훌륭하게 내디딜 수 있다.

혈압

고혈압은 조기 심장질환을 유발하는 가장 흔한 위험 요인임이 분명하지만 예방할 수 있다! 고콜레스테롤, 당뇨병, 심지어 흡연은 고혈압보다 덜 위험하지만, 안타깝게도 이러한 요인에 고혈압까지 더해지면 흔히 전반적인 위험이 더욱 커진다. 건강에 좋지 않은 식단, 운동 부족, 과체중이나 비만이 있어도 심혈관 질환 위험도가 높아진다.

2017년 미국심장협회American Heart Association와 미국 심장학회 American College of Cardiology가 정한 기준에 따라 혈압 건강을 살펴보자.

- 정상 혈압=수축기 120mmHg 미만 _그리고_ 이완기 80mmHg 미만
- 높은 혈압=수축기 120~129mmHg _그리고_ 이완기 80mmHg

미만

- 고혈압 1단계=수축기 130~139mmHg 또는 이완기 80~89mmHg

- 고혈압 2단계=수축기 140mmHg 이상 또는 이완기 90mmHg 이상

- 고혈압 위기(즉시 의사를 만나라!)=수축기 180mmHg 이상 및 이완기 120mmHg 이상

허리둘레 및 허리둘레 대 키 비율

허리둘레waist circumference, WC로 심혈관 질환 위험을 빠르고 간단하게 평가할 수 있다. 피하 지방은 피부 아래에 보이지만, 내장지방은 영상 촬영을 하지 않으면 보기 어렵다. 그래서 내장지방을 파악할 때는 허리둘레를 대신 이용한다. 허리둘레로 지방 분포를 알아낼 수 있으므로, 허리둘레를 측정하면 체질량지수BMI를 이용할 때보다 건강을 더욱 명확하게 파악할 수 있다.

그렇다면 허리둘레의 지방은 건강과 어떤 관련이 있을까? 허리둘레는 모든 원인에 의한 사망률과 밀접한 관련이 있다. 허리둘레가 클수록 어떤 원인으로든 사망할 확률이 커진다. 국립 심

장·폐·혈액연구소National Heart, Lung, and Blood Institute에 따르면 대부분의 지방이 엉덩이가 아닌 허리에 몰려 있으면 심장병과 제2형 당뇨병에 걸릴 위험이 높아진다.[1] 허리둘레가 여성의 경우 35인치(88센티미터) 이상, 남성의 경우 40인치(102센티미터) 이상이면 더욱 위험하다.[2] 허리둘레 지방이 너무 많다는 것은 내장을 둘러싼 내장지방visceral fat이 많다는 것이다. 혈중 지방, 고혈압, 당뇨병, 염증을 높이는 지방이다.[3]

나는 전임의로 일하는 동안 허리둘레를 이용해 환자들의 심혈관 및 대사 기능뿐만 아니라 노년기의 인지 장애를 파악하고 위험을 평가했다.[4] 하지만 요즘에는 성인의 경우 이 책에서 다루는 많은 질병의 발생 위험을 조기에 파악하는 데 BMI나 허리둘레만 이용하기보다 **허리둘레 대 키 비율**waist-to-height ratio, WHtR을 이용하는 편이 더 낫다는 증거가 속속 등장하고 있다.[5]

허리둘레를 정확하게 측정하려면 먼저 고관절 뼈 바로 위인 허리 부분에 줄자를 두른다. 똑바로 서서 숨을 내쉰 다음 측정한다. (정확한 측정법을 알아보려면 내 유튜브 채널에서 영상을 찾아보라. https://www.youtube.com/@DrGabrielleLyon.) 허리둘레가 키의 절반 미만이면 이상적이다.

허리둘레 대 키 비율이 0.5 이상이면 복부비만 때문에 질병이 발생할 '초기 건강 위험'이 있다고 볼 수 있다.[6] 허리둘레 대 키 비율을 확인하려면 허리둘레를 키로 나눈다. 둘 다 인치면 인치, 미터면 미터 같은 단위로 측정한다. 예를 들어 키가 5피트 7인치, 즉 67인치이고 허리둘레가 36인치라면 WHtR은 36을 67로 나눈 값인 0.53이 된다. 정신적·신체적 건강을 모두 지키려면 허리둘레가 키의 절반 미만, 즉 WHtR이 0.5 미만이 되도록 유지하자.

체지방률

의료 전문가들은 보통 과체중인지 비만인지 진단할 때 세계보건기구WHO에서 정한 체질량지수BMI를 사용한다. 하지만 방금 살펴보았듯 BMI로는 실제 체성분을 파악하기 어렵다. 정확한 체지방률 측정은 조금 까다롭지만, 이 수치는 훨씬 유용하다.

　보통 남성은 체지방률이 25퍼센트 이상, 여성은 35퍼센트 이상이면 비만으로 본다.[7] 하지만 이렇게 단순히 이분법적으로 분류하는 대신 이상적인 체지방률을 파악하고 이를 목표로 삼아야 한다. 그래야 진정으로 건강을 개선할 수 있다.

　　　　　　　　　　　　　　　　　　포에버 스트롱

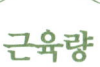

근육량

근육량만 측정해서는 골격근 건강이나 근감소증 위험을 판단하기 어렵다. **골격근량은 근력을 함께 측정해서 평가해야 한다.** 골격근량은 지방을 뺀 체질량인 제지방량을 구성하는 가장 큰 요소다. 제지방량은 근육, 피부, 인대, 조직 등 지방과 뼈를 제외한 신체 요소를 말한다.[8]

건강한 근육이 많아지면 건강이 좋아진다는 사실은 과학적으로 충분히 입증되었다. 그렇다면 구체적으로 근육량을 어떻게 측정할까? 간단히 말해 근육량은 측정할 수 있다. 하지만 장비가 필요하다. DEXA 전신 체성분 스캔이나 생체전기 임피던스 분석bioelectrical impedance analysis, BIA을 이용하면 건강을 평가할 중요한 자료인 팔다리 골격근 질량, 즉 부속기 골격근량appendicular skeletal muscle mass, ASMM을 측정할 수 있다. 가장 흔한 BIA 장비로는 전문가용 인바디 720(체성분 평가에 사용되는 고정식 기기)이 있고, 이보다 저렴한 이동식 인바디 H20N도 있다. 이러한 선택지가 없다면 정확도는 조금 떨어지지만, 가정용 체중계를 이용해도 된다. 체성분은 수분 섭취량과 생리 주기의 영향을 받고, 체중 역시 하루 중에도 계속 달라진다는 점을 알아두자. 그러므로 매일 같은 시간에 측정해야 가장 정확한 결과를 얻을 수 있다.

체성분

- 인바디 H20N 전신 체성분 측정 기기(측정 범위 10~150킬로그램), 가정용, 가격 279.20달러.
- 줄자, 가격은 다양함.
- 삼성 갤럭시 워치4, 가격 279.99달러.

전반적인 건강

- 연속 혈당 측정기, 뉴트리센스(Nutrisense), 1, 3, 6, 12개월 프로그램(가격 월 199~350달러).
- 애플 워치, 가격 399달러부터.
- 악력 측정기, 예: 캠리(CAMRY) 디지털 손 악력기, 가격 30달러.

영양 추적

- 식품용 저울, 예: 이텍시티(Etekcity) 식품용 저울, 가격 14달러.
- 크로노미터(Cronometer), 음식 추적 앱(무료 버전 사용 가능).

근육량 측정법마다 정확도가 약간씩 다르기는 하지만, 현실적인 선택지 중에서는 보통 DEXA 스캔이 가장 정확하다고 알려져 있다. (물론 MRI와 CT 스캔을 통해서도 정확한 수치를 얻을 수 있지만, 이러한 진단을 하려면 방사선을 너무 많이 쬐어야 하므로 일상적으로 사용하기는 어렵다)

어떤 평가 방법을 사용하든 각자의 ASMM을 평가하면 전반적인 건강, 질병에 걸릴 위험 또는 질병으로 인한 사망 위험(이환율/사망률)을 효과적으로 간단히 측정할 수 있다. 근육량을 측정해 근감소증을 파악하는 한편, 이 방법을 더욱 널리 이용해 나이 및 운동 유형에 따른 근육량을 전방위적으로 확인해야 한다. 안타깝게도 오늘날 의사나 학자들 사이에서 최적의 근육량을 평가하기 위해 사용하는 보편적인 기준은 없다. 질병에 초점을 맞춘 기준만 있을 뿐이다. 따라서 가능한 한 건강한 근육을 많이 만들고 유지하는 편이 좋다. 이에 더해 골격근을 측정하는 다음과 같은 선도적인 방법도 알아보자. 나는 숙련된 프린스턴대학교 연구원 알렉시스 코완Alexis Cowan 박사와 함께 미국 내 여러 훌륭한 연구소에서 나온 데이터를 참조해 다음과 같은 표를 만들었다.[9] 복잡해 보이지만 사실 간단하다.

핵심: 부속기 골격근량을 DEXA로 측정했을 때 남성의 경우 7.0kg/m2 미만, 여성의 경우 5.4kg/m2 미만인 경우 근감소증으로 분류한다.

분류	DEXA 스캔한 골격근량 (단위: kg/m2)	인바디 H20N 측정 골격근량 (단위: kg/m2)	인바디 270 측정 골격근량 (단위: kg/m2)
일반인 성인 남성(65세 미만)	8.6	9.5	10.5
일반인 성인 여성(65세 미만)	7.3	7.3	10.6
남성 운동선수	10.2	11.7	13.0
여성 운동선수	8.0	8.6	11.4
노년 남성(65세 이상)	7.7	8.1	8.7
노년 여성(65세 이상)	5.9	5.3	7.8
근육 부족 남성(근감소증)	7.0	7.2	7.4
근육 부족 여성(근감소증)	5.4	4.6	6.9

▲ 체성분은 근육량을 킬로그램으로 측정한 값을 키의 제곱미터로 나눈 표준 단위로 나타냈다. 이를 일반인(일반적으로 건강한 사람을 의미함), 운동선수, 노년(65세 이상), 근감소증(근육이 충분하지 않음)인 사람으로 분류했다.

DEXA 스캔이나 인바디 체중계로 근육량을 측정할 수 없다면 다음 근육 건강 퀴즈를 풀어보자.

근육 건강 확인하기

● **전반적인 건강**
나이: 45세 미만(1점), 45~65세(0점), 65세 초과(-2점)
성별: 남성/여성
체중(파운드): _____
키(인치): _____
BMI: 35 초과(-2점), 28~35(-1점), 28 미만(1점)

● 운동

- 당신은 어떤 운동 유형입니까?

  운동 중독자(2점), 평생 운동해온 사람(1점), 주말에만 가끔 운동하는 사람(0점), 소파에만 앉아 있음(-2점)

- 저항운동(근력운동 또는 요가 45분 이상)을 일주일에 몇 번 하십니까?

  0일(0점), 1일(1점), 2~3일(3점), 4일 이상(5점)

- 일주일에 45분 이상 달리기, 일립티컬(elliptical, 팔과 다리를 교차하며 타원형으로 움직이는 유산소운동 기구-옮긴이), 수영, 자전거 타기, 단식 테니스 등 호흡과 심박수를 늘리는 유산소운동을 일주일에 몇 번 하십니까?

  0일(0점), 1일(1점), 2~3일(2점), 4일 이상(3점)

● 영양

- 지난 7일 동안 아래 식품을 얼마나 섭취했는지 각각 표시해 일일 단백질 섭취량을 추정한 다음 총 단백질 점수를 확인하세요.

  달걀 _____개

  우유 또는 요구르트(컵 또는 1회 제공량 단위로 주당 섭취량 표시)

  _____회분

  육류(소고기, 돼지고기, 닭고기 또는 생선, 1회 제공량은 115그램으로 환산) _____그램

  콩 또는 렌틸콩(1회 제공량 200그램) _____회분

- 단백질 점수

  하루 140그램 이상(5점), 110~139그램(3점), 90~110그램(2점), 75~90그램(0점), 75그램 미만(-1점)

  참고: 달걀 1개=단백질 6그램, 우유 또는 요구르트 1회분=단백

질 8그램, 육류(115그램당)=단백질 28그램, 콩 1회 제공량=단백질 12그램으로 계산했다. 모든 사람이 곡물로 하루 약 25그램의 단백질을 섭취한다고 가정했다. 이러한 추정치와 체중을 바탕으로 '건강한 근육 역치'를 1일 체중 1킬로그램당 1.2~1.5그램으로 설정했다.

● **근육 나이**(위 점수를 모두 합한다)
  10점 이상: 근육이 젊고 성장하는 중이다
  6~9점: 좀 더 노력해야 한다
  5점 이하: 근육을 키워야 한다

검사 결과에 숨은 이야기

앞으로의 여정을 계획하려면 지금 내가 어디에 서 있는지 알아야 한다. 이제 자신의 기준선을 자세히 살펴보자. **혈액 지표는 생활 방식을 바꾸기만 해도 직접 개선할 수 있는 건강 정보를 알려준다.** 맞춤형 검사를 실시하면 자신의 건강 상태를 더 자세히 파악할 수 있다는 사실을 아는가? 각 검사 결과가 구체적으로 보여주는 정보를 바탕으로 어떤 검사를 언제 받아야 할지 정확히 안내해 드리겠다. 자기 검사 결과를 살펴보고, 건강을 개선하기 위해 합리적인 목표치를 설정하고, 이러한 목표치를 달성 가능하고 측정할 수 있는 목표로 전환하는 방법도 알려드리겠다.

개인이 직접 의뢰할 수 있는 검사 센터나 병원에서 채혈 검사를 예약하자. 검사 결과를 보면 몸속 중요한 시스템에 관해 알려주는 객관적인 측정치를 알 수 있다. 내 몸이 비행기이고 내가 조종사라 생각하자. 혈액 지표는 성공적으로 비행하려면 어떤 결정을 내려야 할지 알려주는 조종석 나침반이다.

나는 환자를 진료할 때 검사 결과를 기본 요소로 활용한다. 이를 통해 환자에게 시작점을 보여주고, 나아갈 방향을 제시하며, 나중에 성공 여부를 측정할 수 있다. **이 책에서는 식단과 운동으로 스스로 바꿀 수 있는 변수로만 검사를 한정했다.** 근육을 더하고 지방을 빼면 검사 수치가 모두 좋아진다. 게다가 골격근은 탄수화물과 지방의 주요 조절자이므로, 근육 건강 측정값은 음식 대사에 영향을 미친다.[10] 그 뒤 운동한 다음 운동 효과를 일부 보여주는 마이오카인 같은 인자를 측정하면 운동 처방을 세심하게 조정해 내릴 수 있다.

지질 조절

먼저 지질(생물체 안에 존재하는 유기 화합물-편집자)에 관해 이야기해보자. 지질 조절 능력을 검사할 때는 크게 식단과 대사 두 가지를 조사한다. 어떤 음식을 먹는지, 몸이 섭취한 지방을 어떻게 사용하는지 나타내는 지표다. 일반 혈액 검사에는 총콜레스테롤, HDL 콜레스테롤, LDL 콜레스테롤(계산하거나 직접 측정), 중성지방을 평가하는 지질 검사가 흔히 포함된다. 이러한 중요한 수치는 혈류에 지방 수치가 높을 때 늘어나는 심장질환 위험을 측정하는 데 도움이 된다. 콜레스테롤은 건강한 세포를 만드는 데 필수지만, 너무 많으면 지방 침전물을 형성해 동맥 혈류를 방해할 수 있다. 중성지방이 많아도 비슷한 문제가 생긴다.

중성지방

곧바로 사용할 양보다 더 많이 열량을 섭취할 때마다 몸에서는 남은 열량을 중성지방triglycerides, TG으로 전환한다. 중성지방은 세포와 혈액에 지방산 형태로 저장된 지방으로, 주요 지방 운반체 역할을 하며 조직에서 에너지를 생산하는 일을 돕는다. 건강한 사람이 식이 지방을 섭취하면 이 지방은 지단백lipoproteins이라는 입자 형태로 혈류를 통해 운반된다. 그러면 중성지방 수치가 올라간다. 지단백의 주요 역할은 중성지방을 지방 조직에 전달하는 것이다. 중성지방 일부는 지방 조직에 저장되고, 일부는 심장 등의 조직이 기능하도록 돕는다. 공복 상태에서는 식사한 다음보다 중성지방 수치가 낮으므로, 조직에 필요한 에너지를 공급할 때 유리지방산을 주로 사용한다. 하지만 공복 상태에서는 중성지방과 유리지방산 모두 지방 에너지로서 중요하기는 하다.

지방이 쌓이는 지방 조직이 아니라 근육 안팎에 중성지방이 저장되어 있다는 것은 근육의 지방 산화 능력이 손상되었다는 뜻이다. 이는 인슐린 저항성일 때 나타나는 특징이다. 이렇게 근육에 지방이 쌓이면 점차 몸에서 여분의 열량을 관리하지 못하게 된다.

특히 고탄수화물 위주로 먹어 소비하는 열량보다 섭취하는 열량이 많은 경우가 잦으면 중성지방 수치가 높아져 심장마비, 뇌졸중, 췌장염, 비알코올성 지방간nonalcoholic fatty liver 질환 위험이 커진다. 높은 중성지방 수치는 에너지 과잉을 나타내는 신호로, 소비하는 에너지보다 더 먹고 있다는 뜻이다. 비알코올성 지방간 질환은 들어보았을 것이다. 근육에서도 비슷한 일이 일어난다. 미국 콜레스테롤 교육프로그램National Cholesterol Education Program 성인 치료 패널 3판Adult Treatment Panel III, ATP III의 지침에서는 12시간 금식한 다음 혈액에서 측정한 중성지방이 150mg/dL 미만이면 정상, 150~199mg/dL이면 주의, 200~499mg/dL이면 높음, 500mg/dL 이상이면, 매우 높음으로 분류한다. 하지만 최근 미국 심장협회에서 공복 중성지방에 관해 발표한 과학적 진술에 따르면, 미국보다 관상동맥질환 위험이 비교적 낮은 나라에 사는 사람들은 공복 중성지방 수치가 낮은(즉, 100mg/dL 미만) 경우가 흔하다고 한다. **나는 최적 공복 중성지방 수치를 100mg/dL 미만, 최적 비공복 중성지방 수치를 150mg/dL 미만으로 맞추도록 권한다.**

행동 지침 ▶ 식후 4시간까지는 식이성 중성지방이 늘어날 수 있다. 일관된 변화를 보려면 며칠 혹은 몇 주에 걸쳐 살펴보아야 한다. 2~3개월 꾸준히 생활 방식을 바꾼 다음 재검사하자.

HDL 콜레스테롤

HDL 콜레스테롤은 운동해서 스스로 개선할 수 있는 또 다른 지표다. HDL 콜레스테롤은 혈류에서 다른 콜레스테롤을 제거하는 데 도움이 되며, 이 수치가 높을수록 심장질환 위험이 줄어든다. HDL 콜레스테롤은 보통 '좋은 콜레스테롤'이라고 불리지만 진짜 이야기는 조금 복잡하다. HDL 콜레스테롤의 역할은 다양하지만, 이것이 몸속에서 어떤 역할을 하는지 보여주는 검사 표지자는 아직 없다. HDL 콜레스테롤이 건강상 이점을 나타내려면 특정 기능을 해야 한다. 염증이 심할 때는 HDL 콜레스테롤이 손상되어 몸이 이를 보충하기 위해 계속 HDL 콜레스테롤을 만들기도 한다. 이러한 경우라면 HDL 콜레스테롤이 많다고 좋은 것은 아니다. 운동은 건강한 HDL 콜레스테롤을 늘리는 좋은 방법 중 하나다. 식단에 오메가3를 더해도 도움이 된다.

비만이거나 고혈압이 있거나 혈당 수치가 높은 사람은 보통 HDL 콜레스테롤 수치가 낮다. 운동을 많이 하면 HDL 콜레스테롤 수치를 높이는 데 도움이 된다. 매주 60분 정도 중강도로 유산소운동을 해도 효과가 있다. 고강도 인터벌 훈련HIIT은 HDL 콜레스테롤과 그 기능에 가장 큰 영향을 미친다.

| 최적 HDL 콜레스테롤 수치는 얼마일까? |

	위험함	건강함
남성	40mg/dL 이하	60mgdL 이상
여성	50mg/dL 이하	60mg/dL 이상[11]

행동 지침 ▶ 2~3개월 꾸준히 생활 방식을 바꾼 다음 HDL 콜레스테롤 수치를 재검사하자.

LDL 콜레스테롤

LDL 콜레스테롤은 과거에 생각했던 것만큼 임상적으로 건강과 크게 연관 있지는 않지만, 여전히 논쟁에서 뜨거운 화두이기는 하다. 미국 심장협회는 많은 사람이 건강하지 못한 생활 방식을 따른 탓에 LDL 콜레스테롤 수치가 높아졌다고 한탄하지만,[12] 사실 유전적 원인도 LDL 콜레스테롤 수치를 높이는 데 큰 역할을 한다. 중강도의 운동을 적당히 하면 LDL 콜레스테롤을 10~15 퍼센트까지 낮출 수 있다. 주당 최소 기준선인 약 1200칼로리 이상을 소모하는 유산소운동을 하면 지질 조성을 정상적으로 관리하고 심혈관 질환 위험을 줄이는 데 도움이 된다.[13] 하지만 문헌에 따르면 사람마다 그 영향은 상당히 다르다. 식단을 바꾸는 것만으로도 LDL 콜레스테롤을 17~25퍼센트까지 줄인 사람도 있다.[14] 하지만 내가 진료실에서 살펴본 바로는 식단으로 LDL 콜레스테롤을 10퍼센트 이상 낮추기는 힘들다.

오히려 흔히 유전적 특성 때문에 LDL 콜레스테롤이 늘어난다. 연구에 따르면 혈장 LDL 콜레스테롤 수준의 40~50퍼센트는 유전으로 설명할 수 있다.[15] 심장 건강에 도움을 주려면 포화지방, 특히 붉은 고기를 적게 먹어야 한다는 흔한 지침과 상반되는 중요한 사실이다. 나는 유전적으로 LDL 콜레스테롤 문제가 없고 열량 섭취를 조절하는 사람에게는 포화지방이 문제가 되지 않는다고 생각한다. 여기에서는 LDL 콜레스테롤과 관련해 유전적 문제가 없는 일반인을 중심으로 살펴보겠다.

내게 유전적 문제가 있는지, 식단과 운동이 도움이 될지 어떻게 알 수 있을까? 콜레스테롤 수치가 높고(300mg/dL 이상) LDL 콜레스테롤도 높으며(190mg/dL 이상) 조기에 심혈관 질환에 걸린 가족력이 있는 사람이라면 유전적 요인의 영향을 받을 수 있다. 평소에는 지질 수치가 '정상'이었는데 케톤식이나 다른 생활 방식

포에버 스트롱

을 따르던 중 LDL 수치가 치솟았다면 유전적 요인이 있더라도 생활 방식을 바꿔 수치를 낮출 수 있다. '정상' LDL 콜레스테롤 수치에 도달하려면 어떤 예방법을 적용할지에 따라 다각적인 접근법을 실행해야 한다.

일차 예방법: LDL 콜레스테롤 수치가 190mg/dL 미만이라면, 일반의나 심장 전문의와 상담해 위험 요인을 파악한다.

이차 예방법: LDL 콜레스테롤 수치가 190mg/dL 이상이라면 유전적 요인 때문에 수치가 상승했을 가능성이 높으므로 약물을 복용해야 할 수 있다. 식단을 바꿔 수치를 낮출 수는 있지만 몸은 결국 유전적으로 정해진 기준선으로 돌아가려 할 것이기 때문이다.

> **행동 지침 ▶** 해마다 혈액 검사를 받아 LDL 콜레스테롤 수치를 확인하자.

나는 LDL 입자 수를 여러 크기의 LDL 콜레스테롤이라는 작은 배를 싣고 다니는 화물선에 비유한다. 작은 배(즉, 작은 LDL 입자)가 너무 많으면 물길(동맥)을 막고 동맥벽에 낄 확률이 높아진다. LDL 입자 크기는 인슐린 감수성과 깊은 관련이 있으며, 작은 입자가 많을수록 인슐린 저항성이 높아진다는 사실을 기억하자.

> ### 아포지단백 B
>
> HDL 콜레스테롤과 LDL 콜레스테롤은 심장 건강을 다룰 때 흔히 언급된다. 하지만 다른 지표인 아포지단백Bapolipoprotein B, Apo-B(아포-B)을 들어본 적이 있는가? LDL 콜레스테롤을 구성하는 단백질인 아포-B를 측정하면 LDL 입자LDL particles, LDL-P 수를 구체적으로 알 수 있어 심장 건강 상태를 더욱 정확하게 파악할 수 있다.

게다가 LDL 입자 크기가 작을수록 총 LDL 입자 수는 늘어나는 경향이 있다. 혈류에 LDL 입자가 많을수록 이러한 입자가 동맥벽에 부딪힐 확률이 늘어난다. 그래서 작은 LDL 입자는 큰 LDL 입자보다 심혈관 질환을 일으킬 확률이 높다.

단백질인 아포-B는 몸 구석구석으로 지방, 콜레스테롤, 인지질을 운반한다. 기존 문헌을 면밀히 검토한 결과, 아포-B는 LDL 콜레스테롤보다 심혈관 건강을 측정하는 데 훨씬 나은 지표로 밝혀졌다. LDL-P에는 아포-B 한 분자가 들어 있다. 아포-B 수치가 높다는 것은 LDL-P 수치가 높다는 뜻이고, 따라서 심장병 위험도 높다는 뜻이다. **이들을 종합할 때 아포-B 목표 수치는 80mg/dL 미만, 이상적으로는 60mg/dL 미만이면 좋다.**

행동 지침 ▶ 3~6개월마다 아포-B 검사를 받자. 아포-B 수치가 높으면 3개월마다 받고, 이상적인 수치에 도달하면 검사 주기를 조금 늘려도 된다.

간 효소

체성분이 개선되었는지 추적할 수 있는 다른 혈액 표지자로는 간에서 분비되는 두 가지 효소인 알라닌아미노전달효소 alanine aminotransferase, ALT와 아스파르트산아미노전달효소aspartate aminotransferase, AST가 있다. 비만이거나 과체중이면 간에 지방이 쌓여 만성 염증과 상처를 유발하지만, 그 증상은 흔히 눈에 띄지 않는다. ALT와 AST를 측정하면 비알코올성 지방간이 있는지 확인할 수 있을 뿐만 아니라 **체중을 감량했을 때 간 건강이 좋아졌는지도 알 수 있다.**[16]

이상적인 혈중 ALT 수치는 여성의 경우 혈청 1리터당 20단위, 남성은 30단위 미만이다. 보통 나는 환자들에게 체중을 계속 감량해 이 수치를 맞추라고 권한다. 여성의 경우 다이어트해서 살을 뺀 직후에는 간 효소 수치가 일시적으로 상승할 수 있다는 연구 결과도 있지만, 일시적인 상승이라면 걱정할 필요가 없다.[17]

격렬한 운동을 해도 수치가 높아질 수 있다는 사실을 알아두자.

알라닌아미노전달효소(ALT)[18]

● 남성: 29~33단위/L

● 여성: 19~25단위/L

아스파르트산아미노전달효소(AST)

● 남성: 10~40단위/L

● 여성: 9~32단위/L

행동 지침 ▶ 3~6개월마다 ALT 및 AST 수치를 검사하자.

염증 지표

염증은 여러 심혈관 질환 중 무엇보다 심장마비, 심부전, 뇌졸중을 일으킨다고 알려져 있다. 염증을 나타내는 생물학적 지표는 심혈관 질환 증상이 나타나기 전에도 위험한 환자를 식별하는 데 중요하다. 흔히 심장 건강의 지표로 LDL 콜레스테롤을 언급하지만, 연구에 따르면 혈청 내 고감도 C-반응성 단백질(hs-CRP) 수치가 심혈관 질환을 더 강력하게 예측하는 인자다.[19] 이 비특이적이지만 중요한 염증 표지자는 전반적인 사망률을 강력하게 예측하는 지표이므로,[20] **hs-CRP를 신체 염증을 알려주는 일반적인 '신호'로 사용할 것을 권한다.** 이 단백질은 염증에 강력하게 반응하고 플라크를 형성하며 면역 반응을 유발하기 때문이다.[21] **이상적으로 이 수치가 1 미만이면 좋다.** 낮은 수준의 염증이 일어나 혈청 내 hs-CRP 수치가 조금만 높아져도 문제가 커진다. 낮은 수준의 염증이 있는데 비만하다면 근육을 키우기가 더 어려워진다는 결과도 있다.[22] 이러한 상황일 때 체성분을 교정하고 가속을 붙이는 일이 얼마나 중요한지 강조하는 결과다.

hs-CRP는 내장지방의 양과 기능 장애를 나타내는 유력한 생물지표다. 이를 추적하면 몸에 아주 해로운 영향을 미치는 지방을 파악할 수 있다. 이 염증 지표는 근감소성비만인 사람이 지닌 건강하지 못한 근육에서 나타난다. hs-CRP는 감염이나 염증이 있을 때 나타나는 신체 반응으로, 주로 간뿐만 아니라 백혈구 같은 다른 신체 부위에서도 생성된다. 대식세포 같은 면역세포가 산화된 LDL 콜레스테롤과 결합하도록 촉진하기도 한다. 앞서 언급했듯, 운동하며 근육이 수축할 때 생성되는 마이오카인은 이러한 염증 반응을 억제한다. 지질 감소와 관계없이 hs-CRP가 줄면 심혈관 질환 결과에 긍정적인 영향을 미친다는 증거도 있다.[23]

당 조절

앞서 설명했듯 포도당은 혈류를 통해 이동하는 당분으로 적절한 뇌, 심장, 소화의 기능에 필수다. 하지만 과다 섭취하면 독이 된다. 혈당을 측정하면 다른 생리적 요인을 고려했을 때 몸에서 음식과 운동의 균형이 어떻게 유지되는지 명확하게 파악할 수 있다.

포도당은 음식, 간, 신장이라는 세 가지 경로를 통해 혈류로 들어간다. 먼저, 우리가 섭취한 음식 속 당분이 장에서 흡수되면 혈당 수치가 올라간다. 혈당 수치는 식사 사이, 운동한 다음, 장시간 음식을 먹지 않은 뒤(예를 들어 매일 첫 끼니 전)에 가장 낮다. 두 번째 포도당 공급원은 간에 저장된 포도당인 글리코겐glycogen이 분해되는 것이다. 세 번째 공급원은 신장과 간에서 새로 만들어진 포도당이 분비되는 포도당신생합성gluconeogenesis이다.

몸에서 혈당을 낮추려면 인슐린이 있어야 한다. 혈당이 너무 낮아지면 몸에서는 글루카곤, 스트레스 호르몬, 코르티솔, 성장

호르몬을 늘리려 애쓴다. 모두 시스템 균형을 다시 맞추는 데 도움이 되는 물질이다. 앞서 살펴보았듯 혈당을 조절하는 또 다른 효과적인 방법은 운동이다. 근육이 수축하면 포도당이 소모되기 때문이다. 근육에 글리코겐 형태로 저장된 포도당은 젖산lactate이라는 대사산물을 만들며 다시 포도당으로 전환되어 혈당 수치에 간접적으로 영향을 미친다.

오늘날처럼 설탕과 탄수화물에 열광하는 사회에서 혈당은 양날의 검이다. 몸에는 일정량의 혈당이 돌아야 하지만 너무 많으면 해롭다. 탄수화물을 섭취하면 단백질이나 지방을 섭취할 때보다 혈당이 더 많이 상승한다는 사실은 잘 알려져 있다. 실제로 음식으로 포도당을 섭취하고 간에 저장된 글리코겐을 이용하는 사람보다, 고단백 식단을 따르고 고강도 운동을 충분히 해서 포도당신생합성을 이용하는 사람일수록 혈당이 더욱 안정적으로 유지된다.

우리 몸에서는 엄격한 조절 메커니즘을 이용해 혈당 수준을 적절하게 유지한다. 혈당은 혈액 1리터당 밀리몰mmol 단위로 측정된다. 기본 총 혈당은 항상 포도당 1작은술 정도다. 하지만 생활 방식이 나쁘면 이 섬세한 시스템이 무너져 건강에 해롭고 심지어 위험한 수준까지 혈낭이 높아지거나 낮이진다. 저혈당과 고혈당은 이러한 두 가지 스트레스 상태다.

- 고혈당증hyperglycemia은 혈당이 높은 상태가 계속되는 것으로 제2형 당뇨병의 특징이다.[24] 이런 상태가 오래 이어지면 장기와 혈관이 손상되어 심장마비, 뇌졸중 및 기타 문제가 일어날 수 있다.
- 반면 혈당이 낮은 저혈당hypoglycemia 상태이면 쇠약감, 어지러움, 현기증, 두통, 과민함, 혼란 같은 여러 신경계 문제가 일어난다. 혈당이 크게 떨어지면 발작이 일어나거나 심지어 사망에 이를 수 있다.

혈당은 분명 건강에 큰 영향을 미친다. 그래서 나는 우리 프로그램의 일부로 정기적으로 혈당을 측정한다. 내가 라이언 프로그램의 일부로 추천하는 도구 중 하나는 연속 혈당 측정기다. 처방전이 없어도 구입할 수 있는 이 기기를 이용하면 대사 건강 전반을 실시간으로 파악할 수 있다. 이 기기를 이용해 스스로 내린 선택이 대사에 어떤 영향을 미치는지 정확히 확인하자.

혈당 수치는 어느 정도여야 할까? 혈당 조절이 잘 되는 건강한 사람이라면 식후 2시간 뒤 혈당이 140mg/dL 이하여야 한다. 건강한 사람의 공복 혈당 수치는 70~99mg/dL이다.

당화혈색소A1C

적혈구의 헤모글로빈에 결합한 포도당인 당화혈색소(HbA1C

또는 A1C)는 점차 혈당 조절을 평가하는 표준 척도가 되었다. 적혈구의 평균 수명은 약 120일이고, 대략 3개월에 걸쳐 적혈구에 포도당이 점차 축적된다. 따라서 이 수치는 3개월 간의 평균 포도당 노출량을 나타낸다.

나를 찾아오는 환자 가운데 고단백 식단을 따르는 사람은 포도당 수치나 당화혈색소 수치가 높지만 정상 범위다. 두 가지 이유 때문이다. 첫째, 단백질에 들어 있는 아미노산 일부가 간에서 포도당으로 전환되므로 포도당 수치가 어느 정도 늘어나기는 하지만, 탄수화물을 먹을 때만큼 크게 늘지는 않기 때문이다. 둘째, 균형 잡힌 다량영양소를 먹으면 혈당 수치가 더욱 일정하게 유지되기 때문이다. 이렇게 혈당 수치가 안정되면 약간 높기는 해도 정상 범위 내에서 움직인다. 흔히 고탄수화물 식단을 먹을 때처럼 혈당 수치가 급격히 치솟지 않고 안정적으로 유지된다. 이 미묘한 차이를 보면 그저 개별 지표에 초점을 맞추기보다 전체적인 패턴을 주의 깊게 살펴야 한다는 사실을 알 수 있다.

- 정상 헤모글로빈 당화혈색소 수치의 범위는 4.0~5.6퍼센트다.
- 5.7~6.4퍼센트라면 당뇨병 진단계로, 당뇨병에 걸릴 확률이 높다는 뜻이다.
- 6.5퍼센트 이상이라면 당뇨병이 있다는 뜻이다.

식후 포도당 반응

식후 포도당 반응을 측정하면 음식을 먹었을 때 몸이 내는 반응을 알 수 있다. **내당능**glucose tolerance(생체가 포도당을 대사하는 능력- 편집자)**이 정상이라면 혈당이 140mg/dL를 넘지 않아야 하며, 식후 2시간이 지나면 정상 공복 혈당 수준으로 돌아와야 한다.**

식후 혈당 상승이 문제라면 운동으로 교정할 수 있다. 운동하면 근육이 약처럼 작용해 혈당이 낮아진다. 연속 혈당 측정기를 사용하면 운동 효과를 측정할 수 있다.[25] 식후 걷기만 해도 혈당 조절에 충분한지, 아니면 스쿼트처럼 더 격렬한 운동을 해야 하는지 실시간으로 확인할 수 있다. 목표는 포도당 시스템의 균형을 유지하는 기관으로 근육을 활용하는 것이다.

> **행동 지침 ▶** 내당능 검사, 혈당 측정기 착용, 식후 손가락 채혈로 혈당을 측정하자. 특히 일정 시간 동안 혈당이 얼마나 자주 상승하는지 확인하자.

체중 증가를 유발할 수 있는 약물

- 스테로이드
- 항히스타민제

- 선택적 세로토닌 재흡수 억제제selective serotonin reuptake inhibitors, SSRIs 등의 항우울증제
- 편두통 예방 약물
- 인슐린, 글리피지드glipizide 및 피오글리타존pioglitazone 등의 당뇨병약
- 베타차단제beta blocker 및 안지오텐신 수용체 차단제angiotensin-receptor blocker 등의 고혈압약
- 피임약, 특히 데포-프로베라Depo-Provera
- 항정신병 약물

골격근에 부정적인 영향을 미칠 수 있는 약물[26]

골격근은 체중에서 큰 비중을 차지하므로 약물의 부정적인 영향에도 매우 취약하다. 근육에는 혈액이 풍부하게 공급되며, 근육 자체도 높은 조직 교체율로 끊임없이 재건된다. 따라서 다음과 같은 일부 약물은 여러 방식으로 근 독성을 일으킬 수 있다.

1. 콜레스테롤을 조절하는 스타틴계 약물(statins)
2. 혈당을 조절하는 설포닐우레아(sulfonylureas)
3. 혈당을 조절하는 글리니드(glinide)

체력 평가

자신의 운동 효과를 정확하게 측정하기는 어렵다. 집중력, 노력, 실행력, 심지어 자존감에 이르기까지 각자 차이가 크기 때문에 혼란스럽기 때문이다. 하지만 어떤 프로그램이든 시작하려면 먼저 자신의 체력을 평가해야 한다. 자기가 어디에서 출발하는지 모른다면 어디로 가는지 어떻게 알겠는가?

음식 추적은 쉽다. 나는 임상적으로 음식 일기를 평가할 수는 있지만, 여러분이 운동에 쏟는 노력은 평가할 수 없다. 목표 달성을 위해 얼마나 열심히 노력하는지는 본인만이 알 수 있다. 나는 여러분의 노력에 보탬이 될 체계를 잡도록 도울 수 있고 당연히 그렇게 할 것이다! 여러분이 마땅히 누릴 자격이 있는 건강을 얻을 환경도 만들어 드리겠다.

자격이 있다는 말이 나온 김에 잠시 자존감 이야기를 해보겠다. 나는 진료실에서 스스로 체성분을 개선할 수 있다는 사실을 믿지 않는 사람을 너무 자주 본다. 이들의 절망감 뒤에는 자신도 알지 못하는 자신감 부족이라는 저항이 감춰져 있다. 진짜 변화를 이룰 노력을 '할 수 없는' 갖가지 핑계는 말할 것도 없다. 저항의 진짜 원인을 파악하면 쳇바퀴처럼 계속 나쁜 건강에 머물게 만드는 비관론과 자기 비하에서 벗어날 수 있다.

포에버 스트롱

자존감 온도 측정하기

자존감 온도를 시각적으로 살펴보려면 0에서 100까지 눈금이 있는 온도계 바늘을 떠올려 보자. 이 '온도계' 숫자는 당신이 지닌 생각의 틀에 영향을 미친다. 온도가 0에 가까울수록 자신의 가치를 낮게 평가하고 자존감이 낮은 상태다. 숫자가 높을수록 자신을 소중히 여기므로 웰니스와 장수라는 목표를 달성할 가능성이 크다. 물론 임상적 평가는 아니지만, 이러한 그림을 그려보면 발전을 촉진하거나 방해하는 요소를 파악하는 데 도움이 된다.

자존감 온도 퀴즈

내면의 속삭임에 귀 기울이고, 나를 사로잡는 악순환을 파악하고, 그 속삭임에 다른 말을 건네려 노력해왔다면 이제 여러분은 스스로 도움 되는 말을 건네는 생각의 틀을 구성하는 요소를 모두 섭렵한 셈이다. 목표를 달성할 때 내면의 자기 대화가 어떤 역할을 하는지 명확히 이해했다면, 이제 한 단계 더 들어가 자존감을 확인해보자. 자신에 관해 어떻게 느끼는지를 나타내는 자존감 요소는 웰니스 계획이라는 경이로운 실천의 문을 여는 데 큰 역할을 할 것이다.

다음 항목에 1~5점으로 답하며 자존감 온도를 측정해보자. 1점=아니다, 2점=거의 아니다(20퍼센트 미만), 3점=때때로(50퍼센트), 4점=자주(70퍼센트), 5점=항상으로 셈한다.

스스로 원하는 몸매를 가질 자격이 있다고 생각한다. _____

이 목표를 달성할 수 있다고 생각한다. _____

에너지 넘치고, 원하는 만큼 신체적 자유를 누리고, 어려움 없이 제대로 기능할 가치가 있다고 느낀다. _____

다른 사람들은 다들 쉽게 건강해지는 것 같은데 나는 지금 건강에 안주해야 한다고 느끼는 일은 없다. _____

이 항목에 관한 답변은 자신의 기준선을 이해하는 데 도움이 된다. 그다음 점수를 5점으로 끌어올리는 작업을 시작하면, 자신이 원하는 건강을 유지할 자격이 있음을 '항상' 깨달을 수 있다.

누구나 웰니스 목표 달성에 영향을 미치는 자존감 온도가 있다. 자존감 온도는 마음속 깊은 곳에서 내가 마땅히 있어야 한다고 생각하는 바로 그 지점에 있도록 붙잡는다. 성공하는 사람은 자신의 자존감 수준을 깨닫고 활용해 이를 좋은 방향으로 움직인다.

이제 평가의 마지막 부분인 신체 능력 평가로 넘어가보자.

신체 능력

이 부분에서는 초급자나 중급자가 쉽게 시작점을 측정하고 4~6주간 개선된 사항을 추적할 방법을 알려드리려 한다. 이 평가의 목표는 건강 전문가 없이 혼자서도 안전하게 할 수 있는 간단한 운동 세트를 표로 만들어 운동 '전후'를 평가하는 것이다. 파트너 없이 첫 세 가지 운동을 할 때는 타인의 관점에서 자기 모습을 바로 볼 수 있도록 동영상을 찍어두자. 최대한 노력하고 처음 숫자에 실망하지 말라. 그 숫자는 시작에 불과하다. 꾸준히 운동하면 4~6주 뒤에는 눈에 띄게 달라진 자기 모습을 보고 놀랄 것이다!

| 운동 전 평가 |

운동	시간/횟수
최대 팔굽혀펴기 횟수 (올바른 자세로 할 수 있는 팔굽혀펴기 방법 중 하나를 택한다) 참고: 발견한 사항을 기록하자. _____	☐
스쿼트 횟수(1분간) 참고: 발견한 사항을 기록하자. _____	☐
플랭크 유지 시간(손이나 팔뚝으로 버티기) 참고: 발견한 사항을 기록하자. _____	☐
1마일(1.6킬로미터) 소요 시간(할 수 있다면 뛰고 아직 어렵다면 빠르게 걷는다) _____	☐

| 운동 후 평가 |

운동	시간/횟수
최대 팔굽혀펴기 횟수 (올바른 자세로 할 수 있는 팔굽혀펴기 방법 중 하나를 택한다) 참고: 발견한 사항을 기록하자. _____	
스쿼트 횟수(1분간) 참고: 발견한 사항을 기록하자. _____	
플랭크 유지 시간(손이나 팔뚝으로 버티기) 참고: 발견한 사항을 기록하자. _____	
1마일(1.6킬로미터) 소요 시간(할 수 있다면 뛰고 아직 어렵다면 빠르게 걷는다) _____	

최대 팔굽혀펴기 횟수: 팔굽혀펴기를 연속으로 몇 번 할 수 있는가? 팔을 쭉 폈는가? 무릎을 대고 했는가? 몇 번째부터 피로를 느끼기 시작했는가?

스쿼트 횟수: 1분 동안 스쿼트를 몇 번 완료했는가? 중량을 더했는가? 그랬다면 몇 킬로그램을 더했는가? 몇 번째부터 피로를 느끼기 시작했는가? 중간에 쉬었는가?

플랭크 유지 시간: 얼마나 오래 버텼는가? 손으로 버텼는가,

팔뚝으로 버텼는가? 몇 분째부터 피로를 느끼기 시작했는가?

1마일(1.6킬로미터) **소요 시간**: 뛰었는가 혹은 걸었는가? 몇 분째부터 피로를 느끼기 시작했는가? 중간에 쉬지 않고 완주했는가?

평가 도구가 더 필요하다면 특정 운동을 한 번 할 때 들어 올릴 수 있는 최대 중량인 원렙맥스One-Rep Max 또는 운동 중 사용하는 최대 산소량인 최대산소섭취량VO2 Max(운동 능력을 최대로 발휘하는 시점에서 1분당 1kg의 몸무게가 소비할 수 있는 최대 산소량-옮긴이 주) 같은 도구를 활용하자. 다음 웹사이트에서 서식을 내려받을 수 있다. www.foreverstrongbook.com.

안정 시 심박수

심장과 폐를 관리하면 삶의 질이 크게 달라진다. 기차를 잡으러 달리거나, 아기를 따라 뛰거나, 하프코트에서 농구할 때도 변화가 나타난다. 목표에 도달하기 전에 이미 지쳐버리고 싶은 사람이 누가 있겠는가? 안정 시 심박수를 측정하려면 피트니스 시계나 심박수 모니터를 이용할 수도 있고, 그저 간단히 두 손가락과 휴대전화의 스톱워치 기능을 사용해도 된다. 직접 60초 동안 심박수를 측정해 분당 심박수beats per minute, bpm를 확인하자.

- 손목에서 엄지손가락 쪽 뼈와 힘줄 사이에 있는 요골 동맥이 뛰는 곳을 찾는다.
- 15초간 맥박을 센다.
- 이 숫자에 4를 곱한다.

심박수가 60~100bpm 사이인가? 메이요클리닉Mayo Clinic에서 정상으로 보는 범위다.[27] 안정 시 심박수가 낮을수록 심장이 더 효율적으로 기능하며 심혈관 기능이 더 좋다는 뜻이다. 예를 들어 고도로 훈련된 운동선수는 안정 시 심박수가 보통 40bpm 정도다.

안정 시 심박수에 영향을 주는 다른 요인도 있다.

- 나이
- 운동
- 흡연 여부
- 심혈관 질환, 고콜레스테롤, 당뇨병 유무
- 체위(일어서 있거나 누워 있는 등)
- 감정

● 체구

여러분이 원하는 사람이 되려면 행동에 옮겨야 한다는 사실을 기억하자. 이 신체적 리부트를 개인적·정신적 리셋이라고 생각하자. 살면서 새로운 기술을 배울 여지는 항상 있다. 완벽하게 실천해야 달라질 수 있는 것은 아니지만, 원하는 사람이 되려면 꾸준히 노력해야 한다. 그 길에서 궁극적인 잠재력을 발휘하도록 이끌어주는 특성을 발견하게 될 것이다.

도전을 받아들이자. 자신을 밀어붙여야 한다. 그래야 여러분의 몸이 얼마나 많은 것을 할 수 있는지 알게 된다. 여러분이 어떤 사람인지 보여줄 수 있어서 나는 아주 기쁘다. 여러분의 몸과 마음은 회복력과 강인함을 갖게 되어 있다. 운동은 여러분이 타고난 권리다. 멋진 기분을 누리기에 너무 이르거나 늦었을 때는 없다!

| 마인드셋 리셋 | 저항 극복하기

여러분은 힘든 일도 해낼 수 있다. 최고의 나는 그저 편안함에 안주하는 대신 수양해야 만들어진다.

인간은 복잡한 존재디. 사람들은 흔히 생물학직 과정을 넘어 작용하는 생각과 감정의 영향을 받아 내적 자극에 반응하며 장기적으로 자신에게 해를 끼칠 수도 있는 선택을 한다. 우리는 얽히고설킨 건강과 웰니스의 여러 면을 풀어나가며 인간 본성의 복잡한 면을 깨닫고, 비만과 기타 대사 장애에서 오는 '모든' 요소를 고려해야 한다.

인간은 예측할 수 있는 존재이기도 하다. 반발하라는 말도 우리가 지닌 습관처럼 꾸준히 작용한다. 나는 자신을 하찮게 여기면서 목표를 가로막고 원하는 삶에서 멀어지도록 작정한 듯 부정적인 혼잣말을 되뇌는 사람이 얼마나 많은지 볼 때마다 깜짝 놀란다. 나 역시 혼자만의 생각에 사로잡혀 충분히 건강해질 수 없다고 생각했고, 삶의 다른 면은 무시한 채 하루 몇 시간씩 운동에만 매달린 적도 있었다. 여러 운동 프로그램을 기웃거리느라 자신의 웰빙은 신중하게 대하지도 못했다.

이 사실을 기억해야 한다. **반발하라는 목소리와 '타협해서는 안 된다.'** 반발하라는 목소리는 당신의 꿈과 당신이 마땅히 누려야 할 건강에서 멀어지게 한다. 그 목소리는 당신의 건강을 그저 그런 상태로 유지하거나 더 나빠지게 할 것이다. 갑상샘에서 갑상샘 호르몬이 나오는 일을 나에게만 일어나는 일로 받아들이는가? 절대 아닐 것이다. 그러므로 뇌가 부정적인 생각을 만든다면 그것을 나에게만 일어나는 일로 받아들이지 말라. 그런 생각은 대체로 소음일 뿐이다. 이러한 소음에 관심을 끊을 방법을 배워야 한다. 패배주의적 사고가 지배하도록 놓아두어서는 안 된다.

끊임없이 연습하면 불편함을 받아들이고 심지어 그 불편을 발전의 신호로 삼을 생각의 틀을 만들 수 있다. 고통은 그저 몸에서 사라질 나약함일 뿐이라는 말을 아는가? 달라진다는 것은 성장한다는 뜻이다. 하지만 성장이 항상 편안하지만은 않다. 예를 들어 배고픔이 위급 상황은 아닌데도 흔히 그렇게 해석한다. 내적·생리적·신체적 신호를 다시 살피는 간단한 변화만으로도 통제력을 되찾을 수 있다.

하지만 라이언 프로그램을 따를 때는 아미노산의 힘 덕분에 배고픔을 그리 자주 느끼지 않을 것이다. 일단 신체적 목표를 달성하면 약간 허기를 느껴도 이를 극복하고 한 걸음 더 나아가기로 마음을 다잡을 수 있다. 하지만 허기를 느껴도 그 허기는 긍정적이라는 사실을 기억하자! 배고픔이라는 느낌 자체는 몸이 저장된 연료를 에너지로 활용하고 있다는 증거이기도 하다. 미량영양소의 균형을 적절히 맞추면 배고픔을 최소화하는 데 큰 도움이 된다. 나는 보통 환자들에게 배고픔(굶주림 아님)을 극복할 수 있다고 한다. 배고픔은 당신이 올바른 방향으로 움직이지 못하게 방해하는 과도한 지방 조직을 태우고 있다는 신호다.

운동에 대해서도 나는 환자들에게 이와 비슷하게 이야기한다. "한 번이라도 그만두고 싶지 않다면 충분히 열심히 하고 있지 않다는 뜻입니다." 열심히 해야 한다. 인간의 몸과 마음은 쉬운 길을 찾으려 하지만, 도전할 때 성장한다.

우리 모두 여러 형태의 저항과 싸운다. 피곤해서 운동하러 가고 싶지 않다, 스트레스 넘치는 하루를 보냈는데 쿠키가 나를 유혹한다고 말할 수도 있다. 이렇게 늦은 시간에 운동하는 것은 비생산적이다, 탄수화물을 좀 더 먹으면 활력이 생긴다는 둥 갖가지 이야기를 꾸며내어 운동을 미룰 핑계를 찾기도 한다. 나는 환자들이 같은 이야기를 조금씩 바꿔 가며 반복하는 것을 여러 번 보았다. 예를 들면 다음과 같다.

- 음식은 제 유일한 즐거움이에요. 저는 OO(건강 목표에서 멀어지게 하는 좋아하는 음식을 이 자리에 넣는다) 없이는 살 수 없거든요.
- 절대 OO를 포기할 수 없어요. 그러면 너무 슬플 거예요.
- 그건 너무 힘들어요.
- 뭔가 먹으며 마음을 달래는 것으로 스트레스를 풀어요.
- 친구들과 외식할 때 같이 먹거나 마시지 않으면 불편해요.
- 그냥 OO를 포기해버린다니, 너무 비현실적인 생각이에요.
- 절대 효과 없을걸요. 할 수 있는 건 다 해봤어요.

더 이상 오래된 습관에 얽매이지 말라!

웰니스로 향하는 꿈을 이루지 못하도록 막는 가장 흔한 네 가지 핑계는 다음과 같다.

- 시간이 없어요.
- 내가 과체중이든 건강이 좋지 않든 누가 신경 쓴대요?
- 효과 없을 게 뻔한데 왜 애써 노력해야 하죠?
- 계획은 '현실적'이어야죠.

다음은 이러한 핑계를 두고 내가 가장 자주 하는 답변이다.

- 운동할 시간은 없는데, 병에 걸릴 시간은 있나요? 건강을 돌볼 시간을 찾으려 하지도 않은 것 같은데요. 시간을 '만들어야죠'. 너무 바빠서 헬스장 갈 시간도 없다고요? 이 스크린 타임 기록은 대체 뭐죠?
- 이 과정을 아주 쉽게 만드는 방법이 하나 있어요. 바로 100퍼센트 집중하는 겁니다. 목표 달성에 전념하면 근육보다 훨씬 많은 것을 얻고 지방보다 훨씬 많은 것을 뺄 수 있어요.
- 가장 중요한 것을 만들려면 가장 중요하지 않은 것을 버리세요.
- 계획을 실천하고 여기에 몰두하는 것은 다른 사람의 생각 때문이 아닙니다. 자신의 건강은 자기 책임이기 때문이죠.
- 지금이 바로 그때입니다. 최고의 나를 만들 기회는 다시 오지 않아요. 후회로 가득한 마음의 가책만 현실로 남을 뿐이죠. 달성할 수 있었을 목표를 아쉬워하며 왜 후회하려고 하세요?

핑계는 언제나 있다. 하지만 핑계 대면 원하는 곳에 도달하지 못한다. 우리는 자신을 스스로 책임져야 한다.

운동: 최소 노력으로
최대 효과를

운동은 우리 몸이 타고난 권리다. 인간은 몸을 움직이도록 설계되어 있고, 우리 몸은 놀라운 능력을 발휘할 수 있다. 운동을 건강에 도움이 되는 활동만으로 여기지 말고, 웰니스를 위한 기본 조건이자 건강을 유지하고 수명을 보호할 필수 요소로 생각하자.

인류 역사 대부분 동안 뛰어난 운동 능력은 생존에 필수였다. 검치호랑이가 살던 시절 포식자와 먹잇감을 제압하는 능력은 모두 신체적 힘에 달려 있었다. 하지만 지금 대다수가 눈에 불을 켜고 사냥할 때라고는 휴대전화 배터리가 1퍼센트밖에 남지 않아 허겁지겁 충전 케이블을 찾을 때뿐이다. 파파라치에게 쫓기지 않는 이상 우리가 유일하게 도망칠 때는 슈퍼마켓이나 회식에서 달갑지 않은 사람이 말을 걸어올 때뿐이다.

우리는 현대 사회에서 많은 압박을 받으며 살면서 인간 존재의 핵심인 육체성을 쉽게 잊는다. 겉모습에만 신경 쓰면 어려운 일을 해내고 힘든 일에 도전하며 몸을 움직일 때 발견하는 아름다움을 깨달을 수 없다. 대다수는 운동을 미적 도구로만 삼으며 근육 운동이 기본적인 일상생활의 필수 요소라는 사실을 잊는다.

2장에서 살펴보았듯 운동은 여러 질병을 해결하는 일차적인 치료법이다. 우리는 건강할 권리가 있다. 아프거나 고통받아 마땅한 사람은 없다. 일상 업무를 수월하게 처리하고, 평생 자신을 보호해 줄 갑옷인 골격근을 만들 권리가 있다는 사실을 알면 힘이 나지 않는가? 라이언 프로그램은 치료제인 근육을 가장 중요하게 본다. 훈련은 필수 요소다. 제대로 설계된 프로그램도 중요하다. (전문가의 조언: 소파에 드러누워 단백질만 먹는다고 몸에 필요한 근육-단백질 합성이 촉진되지는 않는다!)

내 운동 프로그램의 목표는 운동 능력이나 외모 개선이 아니다. (물론 운동하면 둘 다 아주 좋아진다!) 그게 아니라 질병 예방, 치료, 전반적인 건강 개선이 중심이다. 근육을 장수에 도움이 되는 신체 기관으로 이해하면 쓸데없는 이야기를 줄이고 과다한 정보에서 알맹이를 골라낼 수 있다. 피드에 올라오는 새로운 조언이나 비법을 전부 따르려 애쓰지 말고, 근육을 키우고 보호하는 데만 집중하자. 이렇게 하면 건강 전반과 삶의 질을 향상하려 할 때 평생 지속될 엄청난 결과를 얻을 수 있다.

자신의 해부학적 몸을 구성하는 설계자가 되려면 우선 운동이 양치질만큼 중요하다는 사실을 받아들여야 한다. 자동차, 비행기, 기차를 오래 타거나 책상 앞에 몇 시간이나 앉아 있다 보면 허리와 엉덩이가 쑤시고 아픈 것을 누구나 경험해보았을 것이다. 이러한 느낌은 우리 몸이 '야, 너! 움직여야 해! 난 가만히 앉아 있게 되어 있지 않아!'라고 말하기 때문이다.

소파에 누워 감자칩 봉지만 끌어안고 여러 해를 보내다 보면 몸을 일으켜 방향을 되돌리기가 점점 더 어려워진다. 그러므로 운동은 타협할 수 없는 문제다. 일주일만 운동을 쉬어도 근력이 대략 12퍼센트 손실된다.[1] 감염되거나 부상을 입어 분해대사(근육 손실 또는 소모)가 일어나면 근력이 훨씬 많이 손실된다. 안타깝게도 이처럼 예상치 못한 휴지는 어쩔 수 없이 발생한다. 진지한 목표를 향해 나아가고 있다는 사실을 깨달았든, 한동안 제자리걸음만 하고 있었다는 사실을 깨달았든, 지금이야말로 인생에서 변화를 모색할 때다.

근육에 쌓인 지방 탱크를 비우자

어떻게 지방이 근육 안팎에 쌓여 조직을 마블링된 스테이크처럼 만드는지는 이미 살펴보았다. 이제 이렇게 지질이 쌓이면 노화가 빨라지고 인슐린 저항성, 당뇨병, 이상지질혈증dyslipidemia, 비만이 생길 뿐만 아니라 당뇨병 징후도 나타난다는 사실을 알았다. 근육에 지질이 과하게 쌓이면 인슐린 감수성과 신호 전달을 억제한다. 이러한 이유만으로도 '건강한 좌식 생활'이라는 말은 할 수 없다. 운동하지 않으면 근육 글리코겐이 근육 조직에 가득 채워지다 꽉 찬 여행 가방처럼 언젠가는 터져 나온다.

테스토스테론, 성장호르몬, 인슐린, 필수아미노산은 모두 직접 합성대사를 촉진해 골격근을 형성하고 몸의 성장을 준비한다. 운동하면 이러한 성장 효과가 더욱 촉진된다. 나이 들면 몸에서 자연스럽게 생성되는 테스토스테론과 성장호르몬 양이 줄기 때문에, 자연스럽게 호르몬 수준을 예전만큼 높이고 유지할 방법은 생활 방식, 무엇보다 운동밖에 없다. 단백질 섭취가 부족하고, 코르티솔이 급증하고, 질병에 걸리거나 스트레스가 늘면 분해대사가 일어난다. 근육 조직이 많으면 이러한 문제에 맞설 저장고를 늘릴 수 있다.

저항운동은 아미노산 저장고에 반응해 합성대사를 촉진하며 근육-단백질 합성 잠재력을 높이는 데 중요하다. 다시 말해 아미노산은 근육이 수축하는 동안 새로운 근육 조직을 만드는 데 사용되는 탱크 속 연료다. 따라서 아미노산을 제대로 섭취해야 건강한 근육을 키우고 유지할 신체 능력을 갖출 수 있다.

근육-단백질 합성 속도는 근육 소모와 근육 생성 비율에 따라 결정된다. 우리의 목표는 가능한 한 오래 근육이 재형성되는 긍정적인 상태를 유지하는 것이다. 이처럼 소모하고 다시 채우는 과정은 끊임없이 반복된다. 나이 들거나 부상 당하면 신체 균형은 근육 형성에서 근육 붕괴로 기운다. 이러한 일은 '일어날지 아닐지'의 문제가 아니라 '언제 일어날지'의 문제다. 그전에 우리는 근육이라는 갑옷을 만들어 대비할 수 있다. 행동할 동기가 찾아오기를 가만히 앉아서 기다릴 수는 없다. 지금이 바로 행동할 때다.

이렇게 달라지려면 스스로 변화를 원하고, 변화를 달성할 수 있다고 믿어야 한다. 이 장에서는 필요한 정보와 도구를 여러분에게 쥐여줘 변명의 고리를 끊고 스스로 일어설 수 있도록 도우려 한다. 이 장을 다 읽으면 실제로 원하는 결과를 얻을 방법을 알게 될 것이다.

근육 리모델링

전통적으로 운동은 지구력 운동(유산소운동)과 근력운동(웨이트 운동)으로 나뉜다. 이러한 운동 구분은 여러 운동 스펙트럼의 양 끝을 이해하기에 좋은 출발점이다. 하지만 여러 운동은 더 복잡하게 상호작용한다. 게다가 어떤 훈련이 효과적이라 주장하는 통념들은 연구 발전 속도를 따라가지 못한다. 오늘날 많은 사람은 적절한 훈련 프로그램을 짤 때 여러 운동을 어떻게 끼워 넣어야 할지 모르고 자신감도 부족하다. 어떤 운동을, 언제, 어떻게, 왜 해야 하는지 혼란스러워하는 사람도 부지기수다.

저항운동훈련resistance exercise training, RET은 지구력 훈련 같은 다른 운동과 다르다. 각 운동의 구체적인 과제와 이점을 알면 운동을 어디에 적용할지 결정하는 데 도움이 된다. 저항운동 훈련의 목표는 무거운 중량을 가해 근육을 규칙적으로 강하게 수축시켜 근육량과 근력을 늘리는 것이다. 근육을 찢었다가 복구하는 과정이므로 일주일에 최소 세 번 이상 훈련해야 한다. 충분한 중량을 가해 규칙적으로 훈련하면 근육이 찢어진 다음 복구되거나 비대해지며 새롭고 더 강한 근육 조직이 만들어지는 흐름이 형성된다. 이 훈련의 목표는 자극을 주어 근육이 적응하도록 만드는 것이다.

지구력 운동endurance exercise은 이와 반대로 저강도 근육 수축을 장시간 지속해서 호흡, 심박출량, 혈류량을 늘리는 운동이다. 그 결과 산화 능력이 늘어 심혈관 기능과 피로 저항력이 향상된다.[2]

고강도 인터벌훈련 High-intensity interval training, HIIT은 짧은 시간 고강도 운동을 한 다음 짧은 시간 저강도 운동을 이어가는 인터벌 훈련이다. 고강도 인터벌훈련은 최대 심박수의 80퍼센트 이상으로 심박수를 올리는 고강도 운동을 몇 분 한 다음 휴식하거나 저강도 운동을 하면서 회복하는 과정을 반복하는 형태로 구성된다. 단시간에 심박수를 높이는 데 중점을 둔 훈련이기 때문에 '운동할 시간이 없다'라는 핑계는 통하지 않는다. 고강도 인터벌훈련 중 인기 있는 두 가지는 타바타Tabata 운동과 서킷circuit 훈련이다. 고강도 인터벌훈련의 기본은 짧은 시간에 효과를 보는 것이다. 보통 30분에서 45분 정도의 짧은 시간, 타바타 운동의 경우에는 4분처럼 훨씬 짧은 시간에 할 수 있다.

운동할 때 많은 혼란을 겪는 원인은 훈련 프로그램이 너무 다

양하기 때문이다. 개인별 맞춤화된 프로그램을 짜려면 다양한
세부 사항을 고려해야 한다. 누구나 시간과 에너지를 투자해 처
음부터 튼실한 계획을 세우는 방법을 배울 수 있는 것도 아니다.
개인 트레이너에게 의뢰해도 좋지만, 모든 트레이너가 똑같지는
않다. 자격증도 너무 많고, 이를 위한 교육 커리큘럼이나 평생교
육 요건도 넘쳐난다.

그렇다면 **내 목표 달성에 도움이 되는 전문가를 어떻게 찾아**
야 할까? 몇 가지 유용한 조언을 드리겠다.

- 개인 트레이너를 고용하기 전에 공신력 있는 자격증이 있
  는지 확인하자. ACSM(미국 스포츠의학회), NASM(국제 스포츠
  의학회), ISSA(국제 스포츠과학협회), NCSF(국제 운동처방협회) 등
  미국 정부의 자격증 인증기관에서 인정한 자격증은 모두
  인증 프로그램을 이수해야 받을 수 있으며 자격증 취득자
  에게 인턴십 및 취업 기회를 제공한다.
- 당신이 이루고자 하는 구체적인 목표를 위해 함께 노력한
  경험이 있는 트레이너인지 확인하자. 트레일 하이킹이나
  크로스컨트리 달리기를 하기 위해 지구력을 키우는 것이
  당신의 목표라면 보디빌더와만 작업해본 트레이너는 그다
  지 적절하지 않을 것이다.
- 8주 뒤에 진행 상황을 확인하자. 2달 동안 식단 및 수면 개

포에버 스트롱

선, 회복에 최선을 다했지만, 별다른 진전을 보지 못했다면 상황을 점검해야 할 때다. 트레이너와 함께 더 큰 결과를 얻을 방법을 논의하자. 아직 확신이 서지 않는다면 당신의 요구에 더 잘 맞는 사람을 찾을 때다.

트레이너는 다른 사람의 체성분 변화를 도울 능력을 습득한 고숙련자다. 그 점은 높이 평가한다. 하지만 나는 '여러분 스스로' 근육 건강을 최적화할 방법을 이해하도록 돕고 싶다. 표준 훈련 권고 지침에 담긴 과학적 근거를 살펴보고, 운동 프로그램을 설계하는 법과 여러분이 마주할 흔한 장벽을 극복하는 법을 이해하고, 이 모든 것에 바탕이 되는 '이유'를 알아보자.

운동을 잘못하는 한 가지 확실한 방법은 운동을
전혀 하지 않는 것이다.

먼저 자신의 체형, 체력 수준, 생활 방식, 목표, 목표를 이루려는 동기를 파악하자. 외부의 영향에 흔들리지 말고 자신만의 필요와 우선순위에 따라 각자의 기준을 세우자. 그러면 자기 능력을 과대평가하거나 과소평가하지 않을 수 있다.

주간 훈련 목표

- 주당 150분의 중강도~고강도에서 격렬한 운동
- 일주일에 3~4일의 저항운동
- 매주 1회 HIIT 운동

성공의 열쇠

- 지금 자신의 체력에 맞는 운동을 선택하자.
- 한 번에 두 개 이상의 근육을 사용하는 복합 동작을 넣자.
- 충분히 잠을 자고 영양을 섭취하자.
- 운동과 진행 상황을 계속 점검하자.

유산소운동

신체 활동을 많이 할수록 혈압을 확실히 낮추고 콜레스테롤과 혈당 수치를 더 잘 유지할 수 있다. 유산소운동(일명 심폐 운동)은 심장 건강 외에 대사에도 큰 이점을 준다. 특히 유산소운동을 하면 모세혈관 밀도가 높아지고[3], 신체 조직에 영양과 산소가 충분히 공급되어 미토콘드리아가 건강해진다.[4] **다양한 강도의 운동을 하면 운동할 때 이용할 수 있는 최대산소섭취량**$VO_2 max$**이 늘어**

난다. 최대산소섭취량이 점차 늘면 더 오래 운동하면서도 에너지를 유지할 수 있다. 반대로 최대산소섭취량 감소는 심혈관 질환과 모든 원인에 의한 사망률(사망 가능성)을 예측하는 가장 강력한 인자다. 이 수치로 건강을 쉽게 측정할 수 있다.

심박수

운동 중 심박수는 훈련 효과를 측정하는 중요한 척도다. 종합 훈련 프로그램에는 각 유산소운동을 할 때의 목표 심박수 범위가 들어 있다. 60초 심박수를 bpm 단위로 계산하는 방법을 기억하는가? 15초 동안 맥박을 재고 그 수에 4를 곱하면 된다.

저항훈련

건강해지려면 유산소운동도 꼭 필요하지만, 저항운동을 더하면 그 효과가 크게 늘어난다. 근력운동을 하면 대사 저장고(포도당이나 지방산 같은 영양분을 흡수하는 능력) 역할을 하는 근육 조직이 늘어난다. 그뿐만 아니라 유산소운동과 저항운동을 정기적으로 함께 하면 감량한 지방이 다시 쌓이지 않아 다이어트 요요를 막을 수 있다.

근력 운동량을 늘리는 것은 체성분을 바꿀 효과적인 도구 중 하나다. 특히 정체기일 때는 더 효과적이다. 근육은 빠른 속도로 교체되기 때문에 꾸준히 운동해야 한다. 간단히 말해 저항운동을 해서 근육을 찢은 다음 단백질로 근육을 회복해야 한다. 단백질은 근육-단백질 합성 과정을 거쳐 근육을 형성한다. 이 과정을 통해 근육이 더욱 튼튼해지고 새 근육이 생긴다. 이제는 잘 알겠지만, 근육 조직을 건강하게 만들면 평생 체성분이 건강해진다.

내가 환자의 운동 계획을 짤 때 가장 먼저 조정하는 부분은 저항운동을 늘리는 것이다. 그다음 최대 심박수의 80퍼센트 이상 심박수를 끌어 올리는 고강도 운동에 저강도 운동이나 휴식을 하는 회복기를 더한 HIIT를 추가한다.

스스로 계획을 짤 때 지침이 되도록 ACSM에서 정한 초급, 중급, 고급자용 권장 기준을 알려드리겠다.

초급자(기본 수준)

- 주당 150분 이상의 중강도 유산소운동 **또는** 75분의 고강도 유산소운동 **또는** 중강도의 유산소운동과 고강도의 유산소운동을 골고루 조합

그리고

● 일주일에 최소 2일 이상 모든 주요 근육을 포함해 중강도 이상의 강도로 진행하는 저항운동 또는 일주일에 2일 전신 저항운동

중급자

● 주당 150분 이상의 고강도 유산소운동
● 일주일에 3~4회 모든 주요 근육을 포함해 중강도 이상으로 진행하는 저항운동, 운동당 8~12회 반복

고급자

● 주당 150분 이상의 고강도 유산소운동
● 일주일에 4~6회 모든 주요 근육을 포함하는 고강도 저항운동, 특정 목표에 맞게 조정

| 훈련 수준 결정하기 |

훈련 수준	훈련 경험	훈련하지 않은 시간 (훈련 또는 운동하지 않음)	운동 기술 및 형태
초급자	최대 2개월	8개월 이상	연습 중
중급자	2~12개월	4~8개월	좋음
고급자	1~3년	1~4개월	훌륭함

나는 트레이너의 도움을 받으며 운동하거나 혼자서 운동하며 효과를 보지 못해 걱정하고 좌절하는 사람들의 이야기를 자주 듣는다. 그 이유를 몇 가지 살펴보겠다.

- 점진적으로 부하를 늘리지 않는다. 몸은 지금의 스트레스/운동 수요에 적응했는데 운동의 난이도를 점차 늘리지 않는다는 뜻이다.
- 꾸준히 하지 않는다. 사실 계획을 지키지 않는다는 뜻이다.

자신의 변수 안에서 실천할 수 있는 계획을 세워야 한다. 운동 루틴은 직장 업무, 자녀의 일정, 여행 계획 등 생활과 맞물려야지 생활에 역행해서는 안 된다. 물론 앞서 현재 상태에 따라 권장하는 운동 빈도를 언급했지만, 포기할 수 없는 삶의 요건과 어긋난 계획은 실패할 수밖에 없다. 꾸준히 성과를 낼 프로그램이 필요하다.

첫 번째 단계는 훈련 목표를 파악하는 것이다. 목표 설정은 프로그램을 설계할 때 흔히 간과되는 요소 중 하나다. 이 단계를 건너뛰면 집이나 헬스장에서 무엇을 해야 할지 갈피를 잡지 못한다. 미리 정해둔 프로그램을 떠올리며 준비된 상태로 운동을 시작하는가? 웨이트 머신을 기웃거리며 무엇을 해야 할지 고민하다가 아무거나 붙잡고, 운동하는가? 아니면 수많은 헬스 기구에 주눅 들어, 유산소운동만 하는가? 명확하고 구체적인 운동 목표를 세우면 부담감을 극복하고 자신을 밀고 나가는 데 도움이 된다.

내 상태가 지금 어떤지, 어떤 방향으로 나아가고 싶은지, 그곳에 도달할 가장 좋은 방법은 무엇인지 파악하자. 이 단계를 건너뛰는 편이라면 지금까지 원하는 결과를 얻지 못했을 가능성이 크다. 훈련의 목표를 파악하고 계획대로 진행할 한 가지 방법은 스마트SMART한 목표를 세우는 것이다. 구체적Specific이고, 측정 가능하고Measurable, 실행 중심이고Action-oriented, 현실적이고Realistic, 시의적절한Timely 목표다.

현실적인 운동 계획을 세우기 위한 다섯 가지 조언

- 나만의 '이유'를 찾아 시각화한다.
- 큰 목표를 작은 부분으로 세분화한다.
- 목표에 도움이 되는 일상 습관을 쌓는다.
- 도전적이지만 성취할 수 있는 목표를 세운다.
- 어려움을 즐긴다.

스마트(SMART) 목표 예시

성별: 여성
나이: 40세
현재 체지방률: 35퍼센트
훈련 수준: 중급

SMART 목표
구체적인 목표(S): 살을 빼서 가족과 함께 수월하게 등산하고 싶다.
측정할 수 있는 목표(M): 체지방을 10퍼센트 빼고 싶다.
실행 중심 목표(A): 일주일에 5일 운동한다.
현실적이거나 관련 있는 목표(R): 전신 저항운동과 규칙적인 유산소운동
은 하이킹한다는 내 목표와 일치하고 현실적으로 내 일정과도 맞는다.

조언: 목표가 현실적인지 알아보려면 다음 요소를 확인하자.

- 나는 몇 살인가?
- 훈련 경험은 얼마나 있는가?
- 훈련에 얼마나 많은 시간을 쏟아야 하는가?

흔히 우리는 과욕을 부리고 때로 말도 안 되는 목표를 노린다. 따라서 원
래 세운 목표에서 10퍼센트 정도는 빼는 것이 적절하다.

시의적절한 목표(T): 주간 목표는 일주일에 5번 운동하는 것이고, 장기
적인 목표는 이 프로그램을 6개월 동안 유지하는 것이다.

최종 SMART 목표: 체지방을 10퍼센트 감량해 가족과 함께 등산을 즐

기고 싶다. 이를 위해 집에서 주 3일 전신 저항운동을 하고, 매주 2일 심혈관 운동을 병행해 6개월 뒤 하이킹 여행을 떠날 수 있도록 준비한다.

나만의 SMART 목표를 적어 보자: _____

_____

_____

SMART 목표를 하나 또는 최대 두 개까지 정했다면, 목표를 향해 나아가는 경로에 방해가 될 장애물을 파악하자. 일정이든 뭐든, 목표 달성을 방해할 만한 것이라면 무엇이든 적어보자. 몇 시에 출근해야 하는가? 몇 시에 아이들을 데리러 가거나 운동 연습 또는 행사에 데려가야 하는가? 집에서 아이가 아프면 어떻게 해야 하는가? 자주 다치는가? 여행을 자주 다니는가? 일정에서 버릴 수 없는 부분이나 약속을 모두 적어두고, 돌발 상황이 생겼을 때 적용할 해결책을 생각해두자.

사례: 나는 매일 오전 8시 30분에 출근한다. 한 달에 한 번은 출장을 간다. 가족과 시간을 보내려면 저녁 8시까지는 개인적인 활동을 모두 마쳐야 한다.

● 일상에 쫓겨 정식으로 운동하기 힘들다면 팔굽혀펴기 15

회, 스쿼트 25회, 동네를 빠르게 걷는 운동을 한다.

● 출장 중이라면 호텔 헬스장을 이용하거나 아침에 맨몸운
동을 한다. 출장 중 가장 중요한 일은 영양을 제대로 섭취
하는 것이다.

**문제가 발생할 때를 대비해 방해 요소와 이에 대한 몇 가지 대
안을 적어두자:**

_____

_____

_____

_____

_____

다음으로 목표 일정과 주간 운동 횟수를 정한다. 달력을 보고
계획된 일정을 미리 확인하자. 일정에 따라 3개월, 6개월, 1년 등
목표를 달성하기 위한 현실적인 일정을 짜자. 매주 5일 운동할
시간을 낼 수 있는가? 날짜는 언제든 늘릴 수 있으니 매주 달성
할 수 있는 기본 목표를 설정한다.

사례: 주 3일 저항운동과 주 2회 유산소운동을 해서 6개월 안
에 체지방을 10퍼센트 뺄 것이다.

포에버 스트롱

나만의 SMART 목표 일정을 적어보자:

_____

_____

_____

SMART 목표를 명확히 정하고, 버릴 수 없는 일정을 확인하고, 꾸준한 실천을 방해할 수 있는 장애물을 예상하고, 운동 횟수와 일정을 설정했다. 이제 어떤 운동을 할지 살펴보자.

운동의 기본

몸은 운동의 여러 측면에 다르게 적응한다. 자신의 운동 수준과 SMART 목표에 따라 구체적인 운동 단계를 설정하자. 다음은 미국 스포츠의학아카데미National Academy of Sports Medicine에서 제안한 5가지 운동 단계다.[5]

1. **안정성**stabilization: 모든 동작을 할 때 올바른 자세를 유지할 수 있도록 움직이는 관절을 지지하는 능력이다. 초급자가 운동에 부하(또는 중량)를 더하기 전에 기본을 다질 출발점

이다.

2. **근지구력**muscular endurance: 오랫동안 힘을 내고 유지하는 능력이다.

3. **근비대**muscular hypertrophy: 골격근 섬유질을 키워 근육의 크기를 늘린다.

4. **근력**muscular strength: 내적 긴장을 유도해 외부에서 오는 힘을 극복하는 신경근계 능력이다. (이렇게 적응하려면 우선 안정성을 든든하게 확보해야 한다)

5. **순발력**muscular power: 가능한 한 짧은 시간에 최대의 힘을 내는 신경근계 능력이다. 폭발적인 움직임을 생각해보자.

이 책의 목표에 맞도록 여기에서는 초급자와 중급자를 중심으로 근지구력과 심혈관 훈련을 병행할 것이다. 각자 체력에 맞는 운동법을 더 찾아보려면 다음 웹사이트를 방문해 다양한 훈련 목표에 따른 프로그램 사례를 찾아보자. www.foreverstrongbook.com.

준비운동

준비운동은 부상을 예방하는 데 가장 중요하고 필수적인 부분임이 분명하다. 하지만 많은 사람이 이 단계를 건너뛴다. 준비운동을 하면 가동 범위가 늘고, 근육으로 가는 혈류가 개선되며,

강도 높은 운동을 하기 전에 몸이 전반적으로 활성화되어 다음 운동을 할 준비가 된다.

정적인 스트레칭이 아닌 동적인 준비운동을 하려면 먼저 러닝머신, 스테어마스터StairMaster, 제자리에서 무릎 높이 들기 같은 심혈관 운동을 저강도에서 중강도로 5분 한 다음, 그날 운동 계획에 따라 개별 운동을 5~15분 한다. 준비운동에서 중요한 부위는 발목 복합체, 고관절 복합체 등 중앙의 흉추다. 유산소운동을 하는 날에도 준비운동은 필수다.

운동 선택과 실행 규칙

다음 조언은 운동 프로그램에 어떤 운동을 넣을지 선택하는 데 도움이 될 것이다.

- 제대로 하는 방법을 확실히 아는 운동을 선택하자. 어떤 운동을 할 때든 정확한 자세가 가장 중요하다.
- 근육군과 움직임 패턴 사이의 균형을 유지하자. 각 특정 근육군을 주 3~5회 훈련하고 그사이에 48~72시간의 회복기를 갖는다.
- 한 발 나아갈 준비가 되었다면 지금 선택한 운동의 난이도를 올릴 방법을 생각해보자. 부하(중량)를 더할까? 긴장 유지 시간을 늘릴까?

● 운동 능력은 수면과 영양의 질에 좌우된다. 회복을 최우선으로 삼지 않으면 운동이 괴로워진다.

● 보너스 조언: 더욱 큰 효과를 보려면 컨디셔닝conditioning(유산소운동과 무산소운동을 결합해 전반적인 체력, 지구력, 대사 향상을 노리는 운동-옮긴이) 운동과 인터벌 운동을 아침에 따로 하고, 6~8시간쯤 뒤에 저항운동을 한다. 연구에 따르면 근력운동과 지구력운동을 연이어 하면 회복 시간이 충분치 않아 최대 효과를 얻기 어렵다.[6] 하지만 이러한 일정이 이상적인 것도, 꼭 필요한 것도 아니다. 가장 중요한 것은 어떻게든 운동을 완료하는 것이다.

이쯤 되면 정보가 너무 많아 버겁다고 느낄 수 있다. 시간을 갖고 천천히 받아들이자. 그다음 운동을 시작할 간단한 틀을 제공해 드릴 테니 안심하라. 프로그램을 설계하는 데 정답은 없지만, 운동 자신감을 키울 기본기를 다지도록 도와드리겠다.

우리 몸은 3차원이라는 사실을 기억하자. 당연한 말처럼 들릴지 모르지만, 운동하면서 몸을 앞뒤로 움직이는 시상면운동sagittal plane movement 말고 다른 식으로 움직일 수 있다는 사실을 까맣게 잊은 듯한 사람을 자주 본다. 우리 몸은 옆으로(좌우로) 움직일 수도 있고 돌릴 수도 있다. 균형 잡힌 프로그램이라면 모든 움직임 패턴을 고려해 근육군 사이의 균형을 맞춰야 한다. 당기는 동작

(로우, 바이셉 컬, 랫 풀다운 등)과 미는 동작(팔굽혀펴기, 체스트 프레스, 오버헤드 프레스 등)의 균형도 맞아야 한다. 다리운동은 당기거나 미는 움직임이 아닌 별개의 동작이다. 특정 근육이 기구에서 떨어지지 않는 한 대체로 전방(앞쪽) 및 후방(뒤쪽) 근육을 동시에 사용하기 때문이다.

밀기, 당기기, 다리운동의 균형을 맞추면 운동 조합을 선택하기 어렵지 않다. 다음으로 동작의 면plane을 연결할 차례다. 예를 들어 체스트 프레스는 메커니즘적으로 보면 오버헤드 프레스와 비슷하지만, 엄연히 다른 운동 면에서 이루어진다. 각 운동이 목표로 삼는 근육군은 운동 공간에서 중량이 가해지는 위치에 따라 다르다.

조언: 가장 중요한 운동을 먼저 하자. 운동을 시작할 때 에너지, 정신 집중력, 시간이 가장 많다. 최적의 시간에 어떤 운동을 할지 먼저 정해두면 목표를 달성하는 데 한층 가까워질 수 있다. 운동을 중간에 멈추더라도 적어도 운동의 주요 목표는 꾸준히 실천한 셈이 되기 때문이다.

마음과 근육의 연결

운동은 뇌에서 시작된다. 운동하면 근력이 강화될 뿐만 아니라 주의력도 향상된다. 여러 연구에 따르면 운동할 때 목표로 삼은 근육을 머릿속에 그려보고 의식적으로 움직임에 주의를 기울이며 운동하는 동안 집중하면 근육 개선 효과가 늘어난다. 예를 들어 바이셉 컬을 할 때 한 동작 한 동작 할 때마다 이두근을 쥐어 짜는 동작에 집중해보자. 모든 운동을 할 때는 마음과 근육이 연결되어야 한다.

의도가 가장 중요하다. 집중하면 근육이 더욱 활성화되어 다른 근육에는 힘을 덜 쓰게 된다. 운동을 시작하기 전에 휴대전화는 끄고 운동에 집중하자. 문자나 알람에 신경 쓰지 않으면 운동에서 목표로 삼는 근육에 집중할 수 있다. 장기적으로 이렇게 접근하면 정신적·육체적으로 훈련 효과가 향상된다.[7]

이제 근지구력과 심혈관 훈련에 초점을 맞춘 초·중급자용 덤벨 운동 프로그램을 살펴보자. (고급자용 훈련 프로그램은 다음 웹사이트를 살펴보자. www.foreverstrongbook.com.)

이 프로그램은 집에서든 헬스장에서든 누구나 쉽게 따라 할 수 있도록 설계했다.

앞서 살펴본 예시를 다시 한번 확인해보자.

SMART 목표 1: 체지방을 10퍼센트 감량해 가족과 함께 등산하고 싶다. 이를 위해 집에서 주 3일 전신 저항운동을 하고 주 2일 심혈관운동을 병행해 6개월 뒤 하이킹 여행을 떠날 수 있도록 준비한다.

이 목표를 향해 나아갈 때 버릴 수 없는 것과 일정: 나는 매일 오전 8시 30분에 출근한다. 한 달에 한 번은 출장을 간다. 가족과 시간을 보내려면 저녁 8시까지는 개인적인 활동을 모두 마쳐야 한다. 집에서 아침에 할 수 있는 운동 계획을 짜야 한다.

시간 계획 및 운동 횟수: 주 3회 저항운동과 주 2회 유산소운동을 한다.

월요일: 전신 저항운동

화요일: 저강도 유산소운동

수요일: 전신 저항운동

목요일: 고강도 유산소운동

금요일: 전신 저항운동

운동 지침

필요한 장비: 덤벨(345쪽 '자주 묻는 질문과 답'의 '근력운동 시작하는 방법'에서 자세히 알아보자), 벤치(선택사항)

1단계: 준비운동(맨몸운동)

2단계: 첫 번째 서킷(덤벨 이용)

3단계: 두 번째 서킷(덤벨 이용)

쿨다운: 호흡조절. 박스 호흡box breathing(들숨을 쉰 뒤 잠시 숨을 참았다가 입으로 날숨을 내뱉는 호흡법-옮긴이) 등을 이용한다. 4초간 숨을 들이마시고 4초간 참은 다음 4초간 내쉬고 다시 4초간 참는 것을 반복한다.

1. 1단계(준비운동)를 2회 완료한다. 중간에 쉬지 않는다.
2. 2단계로 들어가 10분 안에 가능한 한 많은 횟수로 반복한다.
3. 2분간 휴식한다.
4. 3단계로 들어가 10분 안에 가능한 한 많은 횟수로 반복한다.
5. 쿨다운한다. 끝.

추가 참고 사항

- 한쪽만 하는 편측 동작일 경우 정해진 반복 횟수대로 양쪽을 번갈아 가며 실시한다.
- 아래 표의 '유지 시간 또는 횟수'에서 '각'이라고 적힌 부분은 '한 쪽씩'을 나타낸다. '덤벨'은 덤벨 이용, '교대'는 좌우

교대로 한다는 뜻이다.

- 운동을 시작하기 전에 www.foreverstrongbook.com 웹사이트를 참조해 운동 영상을 먼저 확인하자.

- 각 운동을 시작할 때 중량을 설정하는 방법은 345쪽을 참고하자.

5일 운동 프로그램

1일차-전신 저항운동			
운동	반복	유지 시간 또는 횟수	휴식
1단계-1: 스쿼트했다가 몸을 쭉 펴기	2번	5회	
참고:			
1단계-2: 힙 플렉서 스트레칭		20초(각)	0초
참고:			
다음 운동을 10분 안에 가능한 한 많은 횟수로 실시한다.			
2단계-1: 체스트 프레스(교대, 덤벨)		15회	
참고:			
2단계-2: 언더핸드 그립 로우(덤벨)		15회	
참고:			
2단계-3: 스플릿 스쿼트(덤벨)		15초(각)	0초
참고:			
2분간 휴식하고 다음 운동을 10분 안에 가능한 한 많은 횟수로 실시한다.			
3단계-1: 리버스 크런치		10초	

참고:			
3단계-2: 사이드 플랭크 엘보 투 니		10회(각)	
참고:			
3단계-3: 곰 기어가기		10초(각)	완료
참고:			

1일차 운동 자세히 살펴보기

1단계-준비운동

스쿼트했다가 몸을 쭉 펴기squat to reach: 이 운동은 엉덩이를 푸는 준비운동으로 흉추를 확장하며 회전한다. 운동하는 동안 천천히 호흡에 집중하자.

1. 스모 스쿼트sumo-squat 자세로 발을 어깨 너머로 약간 나가도록 넓게 벌린 상태에서 시작한다.

2. 최대한 몸을 낮춰 깊은 스쿼트 자세로 내려간다.

3. 오른쪽 팔꿈치를 오른쪽 무릎에 대고 팔꿈치로 무릎을 바깥쪽으로 살짝 밀어내면서 왼팔을 천장으로 뻗는다. 시선은 왼손을 따라간다.

4. 그다음 반대쪽을 한다. 왼쪽 팔꿈치를 왼쪽 무릎에 대고 팔꿈치로 무릎을 바깥쪽으로 살짝 밀어내면서 오른팔은 천장으로 뻗는다. 시선은 오른손을 따라간다.

포에버 스트롱

5. 중앙으로 돌아와 스쿼트 자세를 취한 다음 양팔을 머리 위로 V자로 뻗으며 일어난다.
6. 5회 반복한다.

런지 자세에서 몸을 앞으로 미는 힙 플렉서hip flexor **스트레칭**: 고관절을 푸는 준비운동이다.

1. 왼쪽 다리를 L자로 만들어 무릎을 바닥에 대고 오른발은 앞으로 내밀어 오른쪽 다리를 90도 세운다.
2. 엉덩이 근육을 쥐어짜며 왼쪽 대퇴사두근을 살짝 들어 올리는 느낌으로 고관절 굴근까지 몸을 전체적으로 앞으로 민다.
3. 이 자세에서 심호흡하면 호흡할 때마다 고관절 굴근이 열리는 것을 느낄 수 있다.
4. 20초간 유지했다가 반대편을 실시한다.
5. 스쿼트 자세로 돌아가 1단계 준비운동을 한 번 더 완료한다.

2단계-첫 번째 서킷

덤벨 들고 양쪽 번갈아 가며 체스트 프레스chest press: 양쪽을 번갈아가며 체스트 프레스하는 목적은 근육 긴장 시간을 늘려 심박수를 높이고 가슴, 어깨, 삼두근을 운동하는 동안 더 부하를 주는 것이다. 이 운동은 코어를 강화해 움직임을 계속 안정시키는

데도 아주 좋다.

1. 이 운동은 벤치 또는 바닥에 누워서 할 수 있다.
2. 양쪽 손에 덤벨(원하는 무게)을 들고 팔이 어깨와 일직선이 되도록 위로 쭉 뻗어 들고 시작한다.
3. 체스트 프레스 자세가 되도록 오른쪽 덤벨을 든 팔을 직각으로 내린다. 들어 올린 상태의 왼쪽 덤벨은 계속 공중에 든 채로 안정된 자세를 유지한다.
4. 오른팔을 다시 쭉 펴고 유지한 상태로 왼팔을 체스트 프레스 자세로 내리면서 안정된 자세를 유지한다.
5. 양쪽 팔을 번갈아 가며 15회씩 총 30회 반복한다.

덤벨 들고 번갈아가며 언더핸드 그립 로우underhand grip row: 이 운동은 허리(등)와 이두근을 단련하는 데 도움이 된다.

1. 발을 어깨너비로 벌리고 서서 양손에는 덤벨을 든다.
2. 손바닥이 앞쪽을 향하도록 돌리고 등을 최대한 평평하게 유지한 상태로 상체를 45~90도 앞으로 숙인다.
3. 견갑골을 쥐어짜듯 팔꿈치를 뒤로 당긴다. 팔꿈치를 뒤로 당길 때는 손이 바지 주머니를 스쳐간다고 생각하면 된다.
4. 팔을 다시 처음 위치로 곧게 편다.
5. 15회 반복한다.

덤벨 들고 스플릿 스쿼트split squat: 이 운동은 대퇴사두근, 햄스트링, 둔근, 고관절 복합근을 단련하는 데 도움이 된다.

1. 양손에 덤벨을 들고 한 발은 앞으로, 다른 한 발은 뒤로 엇갈리게 한 자세에서 뒷발의 뒤꿈치를 든다.
2. 앞쪽 다리 각도를 90도로 만들며 스쿼트 자세처럼 몸을 낮춘다. (무릎이 발가락보다 앞으로 나오지 않도록 주의한다) 상체는 수직으로 유지한다.
3. 시작 위치로 오도록 일어선다.
4. 한쪽 다리를 15회 한 다음 다른 다리도 15회 실시한다.
5. 2단계 첫 동작인 **체스트 프레스**로 돌아가 반복한다. 10분을 맞춰 둔 타이머가 울릴 때까지 2단계를 계속 반복한다.

3단계-두 번째 서킷

리버스 크런치reverse crunch: 이 운동은 코어를 태우는 운동이다. 복근이 불타는 듯 느껴질 테니 준비하시라.

1. 이 운동은 벤치 또는 바닥에서 할 수 있다.
2. 등을 대고 누워 무릎을 약간 굽힌 상태에서 발을 천장 쪽으로 든다. 이 자세를 취했을 때 허리가 너무 긴장한다면 양손을 삼각형 모양으로 만들어 꼬리뼈 아래를 받친다.
3. 발을 바닥 가까이 내린다. 이때 목표는 발을 바닥에서 5센티미터 정도 높이까지만 내리는 것이지만 허리를 평평하

게 유지한 상태에서 지금 할 수 있는 만큼부터 시작해 다리를 더 많이 내릴 수 있도록 노력하자. 다시 다리를 든다.

사이드 플랭크 엘보 투 니side plank elbow to knee: 이 운동은 경사근을 단련하는 운동이다.

1. 옆으로 눕는다. 팔은 L자로 해서 팔꿈치를 어깨 아래에 둔다. 발을 서로 겹치거나 한 발을 다른 발 앞에 두어 엇갈리게 한다.
2. 엉덩이를 천장을 향해 밀어 올리면서 몸의 윗부분이 일직선이 되도록 유지하는 사이드 플랭크side flank 자세를 취한다.
3. 위쪽 팔을 머리 위로 쭉 뻗고 위쪽 발을 바닥에 닿은 발에서 떼어 위로 높이 들어 올린다. 뻗은 팔의 팔꿈치와 위쪽 다리의 무릎을 구부려 서로 닿을 정도가 되게 한 다음 다시 원래 위치로 쭉 뻗는다.
4. 10회 반복한 다음 반대쪽도 실시한다.

    참고: 팔꿈치에서 무릎까지 펴는 동작이 너무 어렵다면 바닥에 고인 팔꿈치를 어깨와 일직선이 되도록 바닥에 완전히 대고 옆으로 누운 자세부터 시작해보자. 바닥의 발이 무릎 뒤로 가도록 다리를 살짝 구부린 채 버티되 무릎과 엉덩이는 일직선이 되게한다. 발은 뒤로 두되 몸은 쭉 펴서 일직선을 만들어야 한다. 엉덩이를 천장 쪽으로 들어 올려 버

틴 다음 내린다. 10회 반복한 다음 반대쪽도 실시한다.

곰 기어가기bear crawls: 전신을 쓰는 이 운동을 하면 심박수가 늘어난다.

1. 두 발과 두 손을 모두 바닥에 대고 발뒤꿈치를 든다.
2. 무릎을 바닥에서 살짝 뗀다.
3. 왼쪽 무릎을 왼쪽 팔꿈치 쪽으로 옮기고 동시에 오른팔은 앞으로 뻗어 앞으로 기어간다. 다음으로 오른쪽 무릎을 오른쪽 팔꿈치 쪽으로 움직이면서 동시에 왼팔을 앞으로 움직여 기어간다. 양쪽 10회씩, 총 20회 계속 앞으로 기어간다. 무릎을 가능한 한 바닥에 가깝게 유지해야 코어를 단련할 수 있다. 곰 기어가기를 앞으로 20회 하거나 앞으로 10회, 뒤로 10회 할 수도 있다.
4. 여기까지 완료했다면 3단계의 첫 운동 리버스 크런치로 돌아가 10분을 맞춰 둔 타이머가 울릴 때까지 3단계를 계속 반복한다.

2일차-저강도 유산소운동

참고: 유산소운동을 하는 날에도 준비운동을 잊지 말자!

자신이 좋아하는 유산소운동을 선택하자. 수영, 자전거 타기,

조정, 일립티컬, 하이킹, 걷기 등이 있다.

저강도 운동은 최대 심박수의 50~60퍼센트 이내에서 운동하는 것을 뜻한다. 앞서 나열한 운동 중 어떤 것을 해도 좋다. 다음 공식을 사용해 직접 심박수를 계산할 수도 있다. 보통 최대 심박수 기준은 220에서 자기 나이를 뺀 것이다. 그다음에 이 숫자에 자신이 목표로 삼은 심박수 비율을 곱한다.

3일차-전신 저항운동			
운동	반복	유지 시간 또는 횟수	휴식
1단계-1: 스쿼트 프라잉	2회	20초	
참고:			
1단계-2: T자, Y자, L자, W자		8회(각)	0
참고:			
다음 운동을 10분 안에 가능한 한 많은 횟수로 실시한다.			
2단계-1: 킥스탠드 RDL		10회(각)	
참고:			
2단계-2: 팔굽혀펴기		10회	
참고:			
2단계-3: 브릿지 풀오버(덤벨)		10회	0
참고:			
2분간 휴식하고 다음 운동을 10분 안에 가능한 한 많은 횟수로 실시한다.			
3단계-1: 고블렛 스쿼트		5회	
참고:			

포에버 스트롱

3단계-2: 컬(덤벨)		15회	
참고:			
3단계-3: 킥백(덤벨)		15회	완료
참고:			

3일차 운동 자세히 살펴보기

1단계-준비운동

스쿼트 프라잉squat prying: 이 운동은 고관절과 척추를 푸는 준비운동이다.

1. 발가락이 바깥쪽을 향하도록 발을 살짝 벌리고 와이드 스쿼트 자세를 취한다.
2. 최대한 몸을 낮춰 쪼그리고 앉듯 스쿼트 자세로 내려가서 양쪽 팔꿈치를 무릎 안쪽에 댄다.
3. 팔꿈치로 무릎을 바깥쪽으로 밀어 연 다음 상체를 들어 올린다. 심호흡하고 20초 유지한다.

T자, Y자, L자, W자: 이 운동은 어깨 복합체와 등을 푸는 준비운동이다. (원한다면 이 운동을 할 때 2.5킬로그램 덤벨을 들고 해도 좋다)

1. **T자.** 똑바로 서서 무릎을 약간 구부린 상태에서 상체를 앞으로 45~90도 굽힌다.

2. 팔을 가슴 아래로 쭉 뻗은 다음 손바닥이 앞으로 향하도록 돌린다.

3. 팔을 양쪽으로 쭉 T자로 뻗었다가 처음 위치로 가져간다. 빠른 속도로 팔을 T자 형태로 옆으로 들었다가 내렸다가 흔들기를 반복한다.

4. 8회 반복한다.

5. **Y자**. 이전 자세를 취하되 이번에는 팔이 T자가 아니라 Y자 모양이 되도록 위로 조금 더 든다.

6. 상체를 조금 구부린 같은 자세에서 양팔을 가슴 앞쪽으로 쭉 늘어트리고 손바닥이 서로 마주 보는 방향으로 돌린 다음 팔을 머리 위로 Y자 모양으로 들어 올렸다 내리기를 반복한다.

7. 8회 반복한다.

8. **L자**. 위와 마찬가지로 허리를 약간 구부린 자세에서 팔꿈치를 등 쪽으로 끌어 팔굽혀펴기 자세처럼 90도로 굽혀 L자를 만든다.

9. 여기에서 팔꿈치 위치는 그대로 유지한 채 손만 머리 쪽으로 젖힌다. 다시 손을 원래 위치로 돌아오게 한다.

10. 8회 반복한다.

11. **W자**. 앞과 마찬가지로 허리를 구부린 자세에서 팔을 바이셉 컬을 할 때처럼 직각으로 굽히고 손바닥이 자기 얼

굴을 향하도록 한다.

12. 여기에서 90도 각도를 유지한 채 팔꿈치를 위쪽으로 당기고 등을 쥐어짜듯 한 다음 다시 팔꿈치를 아래로 내리며 W자 모양을 만든다.

13. 8회 반복한 다음 다시 준비운동의 첫 운동으로 돌아가 준비운동을 한 번 더 완료한다.

2단계-첫 번째 서킷

킥스탠드 RDLkickstand RDL: 이 운동은 햄스트링을 쓰는 운동이다.

1. 양손에 덤벨을 들고 한 발은 앞으로, 한 발은 뒤로 엇갈린 자세를 취한 다음 뒷발 발가락을 세워 발판 역할을 하게 하고 뒤꿈치를 든다.

2. 이 자세에서 몸을 앞으로 기울여 체중의 90퍼센트가 앞쪽 다리로 쏠리게 한다.

3. 무릎과 등에 보호대를 찼다고 상상하며 엉덩이를 뒤로 밀어 몸이 앞으로 나아가게 한다. 여기에서 허리를 접어 완전히 데드리프트로 내려간 자세와 비슷하게 만든다.

4. 덤벨 두 개를 든 손을 앞쪽 다리 선을 따라 내리며 앞쪽 다리에 무게를 준다고 상상하자. 덤벨을 다리 가까이에 두면 허리에 무리가 가지 않는다.

5. 그다음 엉덩이를 앞으로 밀며 상체를 처음 자세로 되돌

린다.

6. 10회 반복한 다음 반대쪽도 진행한다.

팔굽혀펴기: 이 운동은 전신 운동이다.

1. 플랭크 자세에서 시작해 엉덩이를 쥐어짜듯 허리에 단단히 힘을 준 다음 팔굽혀펴기를 10회 반복한다. 가능하다면 표준 팔굽혀펴기 자세에서 실시한다. 무릎을 바닥에 대거나 손을 블록 위에 올리고 하는 방법도 있다.

덤벨 들고 브릿지 풀오버bridge pullover: 이 운동은 둔근, 햄스트링, 허벅지 근육을 단련하는 운동으로, 특히 종일 앉아 있는 사람에게 도움이 된다.

1. 가벼운 덤벨 하나를 들고 시작한다.

2. 등을 대고 누워 발을 바닥에 대고 양손으로 덤벨을 잡는다.

3. 이 자세에서 덤벨을 천장 쪽으로 들어 올리며, 엉덩이도 천장 쪽으로 들어 올린다.

4. 팔을 쭉 편 상태에서 덤벨을 머리 위쪽으로 곧게 넘겨 바닥에 거의 닿게 내린 다음 다시 처음 위치로 덤벨을 들어 올린다. 주의! 엉덩이는 계속 브릿지 자세로 바닥에서 떨어진 상태를 유지한다.

5. 10회 반복한다. 2단계 첫 운동인 킥스탠드 RDL로 다시 돌

아가 10분을 맞춰 둔 타이머가 울릴 때까지 2단계를 계속 반복한다.

3단계-두 번째 서킷

고블렛 스쿼트goblet squat: 이 운동은 하체와 코어를 단련하는 운동이다.

1. 양발을 어깨너비만큼 벌리고 선다.
2. 덤벨 하나를 양손으로 잡고 가슴에 딱 붙인다.
3. 덤벨을 잡은 양손은 가슴에 그대로 붙인 채로 스쿼트 자세로 몸을 아래로 내렸다가 다시 일어난다.
4. 15회 반복한다.

덤벨 들고 컬curl: 이 운동은 이두근에 효과가 있다.

1. 양발을 엉덩이 너비만큼 좁게 벌린 자세에서 양손에 덤벨을 잡는다.
2. 팔을 옆구리에 딱 붙이고 손바닥을 앞으로 향하게 한 상태에서 팔꿈치를 구부려 덤벨을 위로 들었다 내린다. 팔꿈치는 그대로 붙인 채 손만 위아래로 말면서 움직인다고 생각하자.
3. 15회 반복한다.

덤벨 들고 킥백kickback: 이 운동은 삼두근을 단련하는 운동이다.

1. 양손에 덤벨을 하나씩 들고 시작한다. 몸을 앞으로 구부린 채 등 근육을 쥐어짜며 팔을 직각으로 한 채 팔꿈치를 등쪽으로 당긴다.

2. 이 자세를 유지하면서 삼두근이 수축한다는 느낌이 들도록 팔을 뒤로 쭉 뻗은 다음 다시 팔꿈치를 굽힌다.

3. 여기서 위팔을 움직이지 않는 게 중요하다. 팔만 뒤로 뻗고 자세는 그대로 유지한다. 등은 되도록 평평하게 유지한다.

4. 15회 반복한 다음 3단계의 첫 운동인 고블렛 스쿼트로 다시 돌아가 10분을 맞춰 둔 타이머가 울릴 때까지 3단계를 계속 반복한다.

4일차-고강도 유산소운동

참고: 유산소운동을 하는 날에도 준비운동을 잊지 말자!

자신이 좋아하는 고강도 유산소운동을 선택하자. HIIT 수업, 스프린트 인터벌sprint interval, 달리기, 스테어마스터, 복싱 등이 있다.

고강도 유산소운동은 최대 심박수의 70~80퍼센트 이내에서 운동하는 것을 뜻한다. 앞서 나열한 운동 중 어떤 것을 해도 좋다. 다음 공식을 사용해 직접 심박수를 계산할 수도 있다. 일반적으로 최대 심박수 기준은 220에서 자기 나이를 뺀 것이다. 그다음에 이 숫자에 자신이 목표로 삼은 심박수 비율을 곱한다.

5일차-전신 저항운동			
운동	반복	유지 시간 또는 횟수	휴식
1단계-1: 흉곽 브릿지	2회	3회(각)	
참고:			
1단계-2: 플랭크 워크아웃		10회	0
참고:			
다음 운동을 10분 안에 가능한 한 많은 횟수로 실시한다.			
2단계-1: 런지(교대)		15회(각)	
참고:			
2단계-2: 숄더 프레스(교대, 덤벨)		15회(각)	
참고:			
2단계-3: 리버스 플라이(덤벨)		15회	0
참고:			
2분간 휴식하고 다음 운동을 10분 안에 가능한 한 많은 횟수로 실시한다.			
3단계-1: 사이드 레이즈(덤벨)		10회(각)	
참고:			
3단계-2: 플랭크 터치		10회(각)	
참고:			
3단계-3: 싱글암 수트케이스 캐리		15걸음(각)	완료
참고:			

1단계-준비운동

흉곽 브릿지thoracic bridge: 이 운동은 엉덩이와 어깨 복합체를 푸는 준비 운동이다.

1. 몸을 삼각형으로 만드는 다운독 자세로 시작한다.
2. 곰 기어가기 자세처럼 내려가며 무릎을 살짝 굽힌다.
3. 한 손을 바닥에서 들어 올리고 몸을 바깥쪽으로 돌려 두 발이 모두 땅에 닿은 채 몸의 앞면이 천장을 향하도록 돌린다.
4. 여기에서 엉덩이를 위로 밀고 바닥에서 뗀 손을 머리 위로 쭉 뻗는다.
5. 심호흡하고 처음 자세로 돌아간 다음 반대편으로 몸을 돌린다.
6. 양쪽을 3회씩 반복한다.

플랭크 워크아웃plank walkout: 이 운동은 고관절, 햄스트링, 어깨, 코어를 쓰는 운동이다.

1. 똑바로 선 상태에서 손을 발가락에 닿을 정도로 아래로 뻗는다. (필요하다면 무릎을 약간 굽혀 햄스트링의 긴장을 풀어준다)
2. 이 자세에서 플랭크 자세로 손이 걸어간다.
3. 다시 발 쪽으로 걸어온다. 10회 반복한다.

4. 1단계의 첫 운동인 흉부 브릿지로 돌아가 한 번 더 완료한다.

2단계-첫 번째 서킷

번갈아가며 런지lunge: 이 운동은 하체 운동이다.

1. 똑바로 선 자세에서 시작한다. 덤벨을 사용할 수도 있고 자신의 체중만 이용할 수도 있다.
2. 한쪽 다리를 앞으로 내밀어 런지 자세를 취하고 다시 뒤로 가져와 처음 위치로 돌아간다.
3. 반대쪽 다리를 앞으로 내밀고 번갈아가며 반복해 양쪽 15회씩, 총 30회 실시한다.

덤벨 들고 번갈아가며 숄더 프레스shoulder press: 이 운동은 어깨, 삼두근, 코어를 단련하는 운동이다.

1. 발을 엉덩이 너비만큼 좁게 벌린 자세에서 시작한다.
2. 덤벨을 양손에 들고 숄더 프레스 자세를 만든다(팔꿈치가 바깥쪽을 향하도록 양팔을 L자로 들고 옆으로 벌린다).
3. 이 자세에서 왼팔은 그대로 유지한 채 오른팔을 천장 쪽으로 쭉 편다. 오른팔은 다시 원래 위치로 내리고 왼팔을 든다.
   참고: 어깨의 움직임에 제약이 있어 뒤로 기대지 않으면 할 수 없다면, 기본 자세를 다음과 같이 바꾼다. 손바닥을 앞

으로 향하고 팔꿈치를 양쪽으로 벌리는 대신 팔꿈치를 안으로 가져와 손바닥이 서로 마주 보도록 하고 실시한다.

4. 양쪽을 번갈아가며 15회씩, 총 30회 실시한다.

덤벨 들고 리버스 플라이reverse fly: 이 운동은 상부후방사슬(등 위쪽)을 단련하는 운동이다. 이 운동은 조금 가볍게 실시한다.

1. 양손에 각각 덤벨을 들고 선 자세에서 시작한다.
2. 무릎을 약간 구부린 상태에서 등을 평평하게 유지하면서 몸을 45~90도 정도 굽힌다.
3. 양팔을 아래로 내려 손바닥이 서로 마주 보게 하고 양손을 가슴 앞으로 쭉 편다.
4. 이 자세에서 팔을 양옆으로 날개처럼 들면서 견갑골을 위로 모아 쥐어짠다.
5. 처음 자세로 돌아가 15회 반복한다.
6. 2단계의 첫 운동인 런지로 다시 돌아가 10분을 맞춰 둔 타이머가 울릴 때까지 2단계를 계속 반복한다.

3단계-두 번째 서킷

덤벨 들고 사이드 레이즈side raise: 이 운동은 삼각근(어깨 바깥쪽 부위)을 단련하는 운동이다.

1. 발을 엉덩이 너비만큼 좁게 벌린 자세에서 시작해 가볍거

나 중간 무게의 덤벨을 양손에 각각 든다.

2. 팔꿈치를 약간 구부린 상태에서 덤벨을 옆구리에서 어깨 높이까지 들어 올린다(어깨 높이 이상으로 올라가지 않도록 주의하자). 처음 위치로 돌아간다.

3. 10회 반복한다.

플랭크 터치plank touche: 이 운동은 코어를 단련하는 운동이다.

1. 바닥에 엎드려 팔을 뻗었을 때 손에 닿을 만큼 거리의 앞쪽에 물체를 하나 놓는다(메디컬 볼, 덤벨, 신발 등 무엇이든 좋다). 플랭크 자세를 잡고 발을 넓게 벌린다.

2. 왼손을 바닥에서 들어 올려 손을 뻗어 앞쪽에 놓인 물체를 터치한다. 다시 손을 제자리로 가져온 다음 오른손으로 같은 동작을 반복한다. 체중이 움직이지 않도록 엉덩이를 단단히 고정한다.

3. 양팔을 번갈아 10회씩, 총 20회 반복한다.

싱글암 수트케이스 캐리single-arm suitcase carry: 이 운동은 코어를 단련하는 운동이다.

1. 한 손으로 덤벨을 잡는다. 이 운동을 할 때 목표는 덤벨 무게 때문에 몸이 중심에서 벗어나지 않도록 코어를 단단히 잡는 것이다. 덤벨 무게가 당기는 방향에 반대 방향으로 코

어 근육을 꽉 잡는다.

2. 어깨 균형을 유지하며 앞으로 걸어간다.

3. 오른손으로 덤벨을 들고 15걸음 걸어간 다음 왼손으로 바꿔 들고 15걸음 걷는다.

4. 3단계의 첫 운동인 사이드 레이즈로 다시 돌아가 10분을 맞춰 둔 타이머가 울릴 때까지 3단계를 계속 반복한다.

이렇게 4주간 진행한 뒤 다음과 같은 변수를 조정해 난이도를 바꿀 수 있다.

- 반복 횟수
- 반복 세트 수
- 운동 강도
- 반복 빠르기
- 훈련량(또는 부하)
- 휴식 간격
- 운동 횟수(빈도)
- 운동 시간
- 선택하는 운동

질문: 시작 중량을 어떻게 선택하나요?

답: 사람마다 시작 중량은 다릅니다. 중량을 선택할 때 첫 주에는 가볍게 시작하는 것이 좋습니다. 프로그램에 익숙해지면 중량을 점검하세요. (참고란을 이용해 중량을 체크하고 관찰한 사항을 기록합니다) 이 프로그램의 목표는 실패하지 않고 1~2회 반복할 수 있는 정도를 설정하는 것입니다. 다시 말해 특정 중량으로 몇 세트 운동을 완료하고도 한두 번 더 반복할 수 있도록 '연료 탱크'가 채워져 있어야 합니다. 중량을 늘린다고 자세를 흐트러뜨리면 안 됩니다.

질문: 한 주에서 다음 주로 넘어가면서 반복이나 유지 시간 또는 횟수를 늘리려면 어떻게 해야 하나요?

답: 중량은 직전 주와 동일하게 유지하세요.

질문: 한 주에서 다음 주로 넘어가면서 반복이나 유지 시간 또는 횟수를 줄이려면 어떻게 해야 하나요?

답: 직전 주보다 중량을 늘려야 합니다.

질문: 한 주에서 다음 주로 넘어가면서 반복이나 유지 시간 또는

횟수를 똑같이 유지할 때는 어떻게 해야 하나요?

답: 직전 주보다 중량을 늘려야 합니다.

질문: 어떤 운동을 할 때 중량을 늘려야 하는 시점을 어떻게 알 수 있나요?

답: 마지막 세트를 완료하고도 운동을 3~5회 더 할 만큼 힘이 남아 있다면 중량을 늘려야 할 때입니다. 자세가 흐트러지지 않는 한 중량 늘리기를 겁내지 마세요.

질문: 기구를 이용해 중량을 늘릴 수 없을 때는 어떻게 해야 하나요?

답: 탄력 밴드를 이용하거나 중량 조끼를 착용하고, 장력유지시간time under tension, TUT(근육이 장력에 노출된 시간으로 어떤 운동을 한 세트 할 동안 근육을 사용하는 총시간-옮긴이)을 늘리거나, 세트 사이의 휴식 시간을 줄이는 것도 좋은 방법입니다.

질문: 운동 프로그램이 한쪽 운동으로만 이루어져 있다면 어떻게 해야 하나요?

답: 한쪽(편측) 동작을 할 때는 항상 양쪽을 번갈아 가며 같은 횟수로 실시합니다. 앞선 표에서 유지 시간 또는 횟수 열에 '각'으로 표시되어 있다면 양쪽을 각각 하라는 뜻입니다. '교대'로

포에버 스트롱

표시되어 있는 운동은 한 팔 또는 한 다리를 사용해 번갈아가며 운동하라는 뜻으로 한쪽 동작 운동임을 쉽게 알 수 있습니다. 하지만 워킹 런지walking lunge, 힙 플렉서 스트레칭, 사이드 플랭크, 곰 기어가기처럼 이러한 표시가 없는 한쪽 동작도 있으니 확인하시기 바랍니다.

질문: 몸의 한쪽이 다른 쪽보다 약하다면 어떻게 해야 하나요?

답: 많은 사람이 겪는 흔한 문제입니다. 약한 쪽부터 시작하세요. 중량을 계속 확인해야 합니다. 점차 균형이 맞춰집니다. 올바른 자세로 반복하고 있는지 확인하세요. 양보다 질입니다.

질문: 1단계 준비운동에 휴식이 없는 이유는 무엇인가요?

답: 저는 1단계 준비운동 단계에는 휴식을 넣지 않습니다. 준비운동은 심박수와 혈류를 늘려 근육에 더 많은 산소를 공급하는 운동입니다. 동작이 아주 격렬하지 않기 때문에 반복 사이에 휴식을 넣을 필요는 없습니다. 하지만 필요하다면 쉬어도 됩니다!

질문: 쿨다운에 넣을 수 있는 다른 운동은 무엇이 있나요?

답: 심박수를 서서히 낮출 수 있는 활동을 선택하세요. 각 주요 근육군을 골고루 스트레칭하면 몸과 마음이 모두 휴식 상태

로 돌아갈 수 있습니다. 아니면 앞서 '운동 지침'에서 설명한 호흡 운동을 할 수도 있습니다.

질문: 운동을 제대로 하고 있는지 어떻게 알 수 있나요?

답: foreverstrongbook.com에서 각 운동의 동영상 강의를 확인하세요.

질문: 통증과 근육이 쑤시는 것은 무엇이 다른가요?

답: 통증이 느껴진다면 그 동작을 하지 말고 의사를 찾아가야 합니다. 하지만 근육이 쑤시는 것은 새로운 프로그램을 시작할 때 당연히 예상되는 일입니다. 구별하기 어렵나요? 일반적으로 통증은 찌르는 듯한 느낌이 갑자기 발생해 계속되며 그 동작을 하지 않아도 며칠 이어집니다. 하지만 근육이 쑤시는 것은 일시적으로 발생해 천천히 이어지는 증상으로 근육이 타는 듯하거나 당기는 느낌이 듭니다. 24~48시간 계속 쑤시는 듯한 증상이 나타나는 것을 지연성 근육통delayed-onset muscle soreness, DOMS이라고 하는데, 무거운 중량을 드는 격렬한 운동을 한 다음 흔히 나타나는 현상입니다. 운동한 다음 제대로 회복하려면 꼭 스트레칭하고 휴식을 취하며 질 좋은 음식을 드셔야 합니다.

질문: 진행 상황을 어떻게 확인할 수 있나요?

답: 저는 조금 옛날 사람이라 손으로 직접 일지를 작성하면서 진행 상황을 추적하는 방식을 좋아합니다. 위 프로그램에서 참고란은 운동하면서 중량과 스스로 관찰한 내용을 적기 위한 공간입니다. 자신에게 가장 잘 맞는 방법을 찾아 그 방법을 따르세요. 꾸준히 하는 것이 중요합니다.

질문: NSV란 무엇인가요?

답: 체중계에 곧바로 드러나지 않는 승리nonscale victory입니다! 체중계만 눈 빠지게 살핀다면 눈에 보이지 않게 개선된 부분을 놓칠 수 있습니다. 옷태가 좋아지고, 가족과 더 활동적으로 지낼 수 있고, 삶에 활력이 생기고, 더 푹 잘 수 있고, 몸무게가 아니라 옷 치수가 달라지며, 정신 건강이 좋아지고, 혈압 및 혈당 수치 같은 의학적 지표가 좋아지는 것이 그 예입니다. 건강으로 향하는 여정은 체중계 숫자 그 이상으로 나타납니다.

질문: 운동 프로그램을 시작하기 전에 시작 지점을 기록하려면 어떻게 해야 하나요?

답: 사진을 찍어두세요! 여기서 게시할 필요는 없습니다. 지방을 태우면 근육이 늘어납니다. 체중계 숫자가 다는 아니에요. 전후 사진 비교는 체성분 변화를 추적하는 좋은 방법입니다.

질문: 결과가 잘 보이지 않아요. 어떻게 해야 하나요?

답: 자신의 하루를 솔직하게 돌아보세요. 나머지 23시간 동안 무엇을 하고 있나요? 하루에 딱 한 시간 운동하고 나머지 시간에는 책상 앞에 붙어 있거나 소파에 파묻혀 움직이지 않으면 큰 효과를 볼 수 없습니다. 이 프로그램을 실천하면서 하루에 1만 보 걷기를 적극 권합니다. 하루에 1만 보도 걷지 않는다면 더 열심히 노력하세요.

질문: 꾸준함과 강도 중 어느 것이 더 중요한가요?

답: 꾸준함이 최고입니다. 꾸준하게 운동하는 데 익숙해져야 운동 강도에 집중할 수 있습니다.

이제 질문과 답을 모두 살펴보았다! 지금까지 운동해야 하는 과학적 이유와 내 생활과 맞는 프로그램을 실천할 방법을 살펴보았다. 프로그램 설계의 기본, 과거에 운동을 해도 효과를 보지 못한 이유도 알아보았다. 운동을 시작하기에 너무 늦은 때란 없다는 사실을 기억하라. 눈에 보이는 작은 목표를 세우고 꾸준히 실천하며 여러분이 마땅히 누릴 삶을 경험하자!

강력한 비법

- 좋은 식단을 따르지 않고 운동만 해서는 효과를 볼 수 없다.
- 잠들기 전 최소 6시간 전에 운동을 완료하라. 일정상 불가능하고 수면에 부정적인 영향을 미치지 않는다면 꼭 그러지 않아도 괜찮다.
- 가장 힘든 운동은 푹 쉰 다음 가장 활력 넘치는 날에 하자.
- 프로그램에서 가장 중요한 운동을 먼저 하자. 방해받아 운동을 중단해야 하더라도 목표를 향해 나아가는 데 가장 중요한 요소는 달성한 셈이기 때문이다.
- 회복도 중요하다. 운동과 나의 관계를 스스로 점검하자. 몸은 쉬고 싶어 하는데 운동을 빼먹어서 불안하다면 그 감정의 근본 원인을 찾아보자. 운동을 바라보는 관점을 재구성하자. 운동은 자산이지 당신 삶을 통제하는 것이 아니다.

근육을 키우고, 근력을 최대로 키우고, 힘을 기를 운동 프로그램을 더 찾아보려면 다음 웹사이트를 확인하자! www.foreverstrongbook.com.

꿈에 그리던 집을 짓는다고 생각해보자. 기본 요소인 벽돌은 각자 지닌 다음과 같은 다섯 가지 기본 요소다.

1. 용기
2. 인내심
3. 자제심
4. 적응력
5. 회복력

누구나 변화를 모색할 때 어려움을 겪는다. 타고난 성격은 물론 이를 강화하거나 약화하는 내면의 속삭임은 내가 정보와 경험을 처리할 때 어떤 필터를 사용할지를 결정한다. 각 요소는 연습하면 최대한 좋아질 수 있는 초능력이다. 이러한 요소는 오늘의 나(현재의 자아)와 되고 싶은 나(미래의 자아) 사이의 틈을 메우는 데 도움이 된다.

　　우리는 일할 때 흔히 이러한 요소를 분석하지만, 웰니스 계획을 세우고 실행할 때는 이런 요소가 어떠한 역할을 하는지 제대로 살피지 않는다. 과거에 계획을 세우거나 원하는 결과를 얻기 어려웠던 이유 중 하나는 이와 같은 기본 요소를 제대로 개발하지 못했기 때문일 수 있다. 하지만 반가운 소식도 있다. 여러분의 기본 운영 체계에 연료를 공급하는 이런 요소는 여러분이라는 꼭두각시 인형을 매단 줄이나 다름없다는 사실이다. 적절한 시점에 올바른 줄을 당기는 연습을 하면 현재의 자아와 미래의 자아가 일치하는 데서 오는 자유를 느낄 것이다.

용기

용기는 변화에 따라오는 불편함에 맞설 최선의 방어책이다. 변화를 견디려면 많은 것을 내려놓아야 한다. 제한된 옛 믿음을 버리고, 더 큰 치수의 바지를 버려야 한다. 향상될 때 오는 어려움을 견디고, 배고픔이 그다지 다급한 상황이 아니라는 사실을 이해하고, 진정한 신체 훈련은 힘들기는 하지만 짐이 아닌 특권이라는 사실을 깨달아야 한다.

과거의 불편함을 마주하는 용기를 길러야 한다. 행동할 용기가 없어 얻지 못한 결과를 두고 화내는 일은 이제 그만두자.

두려움이 없으면 용기도 없다. 용기를 키우려면 두려움을 받아들이고 두 팔 벌려 환영해야 한다. 두려움은 적이 아니라는 사실을 깨닫자. 두려움은 용기를 키우는 비옥한 토양이다. 우리는 두려움에 관해 말할 때 흔히 싸움, 도피, 정지 반응에 주목한다. 켈리 맥고니걸Kelly McGonigal 은 《스트레스의 힘》에서 두 가지 주요 스트레스 반응에 주목해야 한다고 제안한다. 첫째, 용기를 갖는 것, 둘째, 스트레스를 돌보고 스트레스와 친구가 되는 것이다. 이렇게 반응하면 건강을 향해 나아가는 데도 도움이 된다. 이 두 가지 반응을 활용하면 두려움을 바라볼 때 근본적이며 본능적으로 무심코 반응하지 않고 더욱 성숙하고 상황에 맞는 방식으로 대응할 수 있다.[8] 당신이 피하는 것에 바로 당신의 힘이 있을 때가 많다. 당신의 생각과 행동도 마찬가지다.

두려움을 건설적으로 마주하도록 만들어줄 다른 방식의 싸움, 도피, 정지 반응을 세분화해 살펴보자. 그중 가장 공격적인 반응은 용기다. 흔히 스트레스라 불리는 내적 감각을 재해석하는 일이 여기에 포함된다. 예를 들어 새로운 도전을 감행하기 전에 뱃속에서 나비가 팔랑이듯 안절부절못하는 느낌을 떠올려보자. 이 느낌을 부정적으로 해석하는 대신, 나비가 공격 자세를 취하고 있는 모습을 상상하면 긴장 유발 요인을 없애는 데 도움이 된다! 자신이 바라는 승리자가 된 모습을 떠올리는 연습을 하자. 생각을 줄이고 더 많이 실천하자. 신나는 음악을 틀어놓고 미래의 내가 어떤 모습일지 상상하자.

목표를 달성하는 데 도움이 되는 또 다른 반응은 두려움을 보살피고 두려움과 친구가 되는 것이다. 공동체에 도움을 청하는 것이 중요하다. 실패할까 봐 두려운가? 공동체에 도움을 청하자. 친구에게 전화해 어떤 생각을 하고 있는지 털어놓자. 목표를 공개하고 도움을 요청하자. 다른 사람과 힘을 합치면 공동체에서 오는 힘을 얻을 수 있다. 아니면 비슷한 시도를 하는 사람에게 도움을 주자. 우리는 흔히 자신과의 약속보다 타인과의 약속을 더 빨리 지킨다. 혼자서 힘에 부친다면 주변 사람에게서 힘을 얻자. 의미 있는 삶은 두려움 없는 삶이 아니라 용기 있는 삶이라는 사실을 기억하자.

인내심

인내심은 어떤 과제나 계획을 달성하거나 만족을 얻기 어렵더라도 이를 실천하는 능력이다. 이루고 싶은 목표를 명확히 하자. 근력, 체중, 장수 관련 목표를 세웠을 수 있다. 힘든 신체적 도전을 목표로 삼았을 수도 있다. 하지만 모든 목표는 측정할 수 있어야 한다.

여러 번 넘어져도 계속 다시 일어설 수 있다는 사실을 깨닫는 것이 바로 인내다. 인내의 마법을 누리려면 자기 연민하고 끈기를 지녀야 한다.

누구나 계획을 실천하는 데 어려움을 겪는다. 나는 얼마 전 나와의 약속을 지키기 어려워 친구이자 트레이너인 카라 킬리언Kara Killian에게 도움을 청했다. 우리는 배낭에 각자 23킬로그램씩 짐을 짊어지고 뉴욕시 거리를 16킬로미터씩 함께 행군하기 시작했다. 무거운 배낭을 메고 걸어가는 필수 군사 훈련인 행군처럼 말이다. 카라와 나는 겨울이든 여름이든 비가 오나 눈이 오나 이 훈련을 했다. 진짜 '무지무지' 힘들었다! 하지만 인내심을 기르기 위해 어떻게든 해냈다. 처음에는 몇 번이나 그만두고 싶었지만, 어느 순간 마법이 일어났다. 나는 이 말도 안 되는 고행을 받아들였다. 이 경험을 통해 현재의 자아와 미래의 자아를 하나로 만드는 데 인내심이 얼마나 중요한지 절실히 느꼈다. 그 깨달음 덕분에 나는 수 킬로미터를 걷는 힘들고 지루한 시간을 견딜 수 있었다.

자제심

규율은 외부의 규제를 받지만, 자제심은 내부의 감독을 따른다. 자제심은 유혹에 저항하고 감정을 조절하고 약점을 극복하는 것이다. 경제적인 면이나 친구 및 가족 관계에서 아주 엄격하게 행동해 성공했더라도, 자신의 건강을 챙기는 데 필요한 조치를 꾸준히 실천하는 자제심은 부족한 사람이 주변에 한 명쯤은 있을 것이다.

자제심을 기르는 가장 빠른 방법은 계획을 세워 자기 약점을 넘어서는 것이다. 자신의 인간적인 본성에 그저 놀라지만은 말라. 보통 어디에서 실패하는지는 자신이 가장 잘 안다. 분명 그럴 것이다. 자제심이 떨어지는 순간은 언제인가? 누군가 사무실에 간식을 가져올 때인가? 퇴근 후 와인 한 잔을 마시며 내일은 그러지 않겠다고 다짐할 때인가? 인간 본성을 억누를 전략을 세우지 않으면 장기적인 건강이 아니라 단기적인 쾌락, 안도감, 만족을 갈망하게 된다. 이러한 자기 패배적인 순환에서 벗어나는 가장 빠른 방법은 그 결과를 미리 실행해 보는 것이다. 적절한 벌칙은 목표 달성에 도움이 된다.

내 환자 중 한 명은 남편과 아이들이 잠자리에 든 뒤 매일 밤 부엌을 뒤지며 간식을 찾았다. 그는 스스로 자기 행동에 책임을 지고 나서야 한밤중 간식을 끊을 수 있었다. 그는 다음에 또 자신과의 약속을 어기면 집 근처 차가운 바닷물에 뛰어들어야겠다고 결심했다. 그가 자신과의 약속을 지키는 법을 배우는 데는 얼음물 다이빙 딱 한 번이면 충분했다.

적응력

환경을 통제하면 적절한 영양 섭취와 운동을 우선순위에 두고 계획을 세울 수 있다. 하지만 현실적인 사람이라면 아무리 훌륭한 계획도 어떻게 될지 잘 알 것이다⋯⋯. 살면서 마주하는 예측 불가능하지만 피할 수 없는 일에 맞서려면 적응력을 키워 기어를 바꿀 준비를 해두어야 한다.

내가 겪은 일을 예로 들어보겠다. 일하면서 점점 출장이 잦아지자 점차 식습관과 운동 계획이 흐트러졌고, 그러면서 점차 성실함과 진정성이 줄었다. 내 일상도 온전히 유지하지 못하면서 어떻게 환자들에게 그러기를 바랄 수 있겠는가?

지금은 출장을 가기 전에 현지 헬스장에 어떤 기구가 있는지 미리 조사한다. 출장 일정에서 운동 시간을 미리 빼둔다. 그 시간에 운동하는 것은 타협할 수 없는 약속이다. 그날 내가 원하든 원하지 않든 계획에 따라 운동한다. 출장 중에 배가 고플 때도 있다. 밤에 제대로 잠을 이루지 못해 너무 일찍 눈을 뜨는 경우도 많다. 이러한 갖가지 요인 때문에 의지력이 떨어질 수 있다는 사실을 알기 때문에 미리 계획을 세워 둔다. 이동하면서 먹을 육포, 단백질 바, 저탄수화물 간식을 챙긴다. 비행기가 착륙하면 곧바로 식료품점으로 달려가 체류할 동안과 귀국길에 필요한 식료품을 구입한다.

일상이 깨지면 조정해서 적응해야 한다. 전에는 완벽하게 실천해야 한다는 강박 때문에 달라진 상황에 제대로 적응하지 못했지만, 지금은 내적 작업을 충분히 해서 내가 자주 빠지는 함정에 대응할 전략을 세워두었다. 당신도 할 수 있다! 부모가 된 지금은 제2의 방법이 훨씬 중요하다. 누군가를 돌보다 보면 갖가지 예상치 못한 일이 일어나 방향을 틀어야 할 경우가 많기에 적응력이 꼭 필요하다. 아이가 아파서 헬스장에 가지 못하는가? 이럴 때를 대비해 준비해 둔 홈 트레이닝을 해보자. 그날의 운동 목표를 달성하는 데는 탄력 밴드와 케틀벨 몇 개만 있으면 된다. 예상치 못한 일이 발생해 계획에 차질이 생기더라도 변명을 늘어놓기보다 해결책을 찾겠다고 스스로 다짐하자.

완벽주의적인 이상은 특히 웰니스를 계획할 때 미끄러지기 쉬운 내리막길이다. 적응이 최선의 방어책이다.

● 영양 계획에 맞게 식사할 수 없는 식당에서 외식해야 하는가? 선택할 수 있는 음식 중 가장 현명한 선택을 하자.

- 해변에 머물고 있는데 헬스장이 모두 문을 닫았는가? 덤벨 대신 모래주머니를 챙기자.
- 눈이 너무 많이 와서 헬스장에 갈 수 없는가? 삽을 꺼내 쓰레기봉투에 눈을 가득 담아 운동할 때다.

목표를 달성할 방법을 찾지 못하게 가로막는 유일한 제약은 상상력 부족이다. 계획을 실천할 방법은 무수히 많다.

회복력

회복력이란 좌절한 다음에도 다시 원점으로 돌아가는 능력이다. 까다롭지만 꼭 필요한 이 회복력이라는 특성은 감성 지능과 관련 있다. 누구나 알다시피 감정은 복잡하다.

나는 인생의 어려움에 직면했을 때 웰니스의 수레바퀴에서 굴러떨어져 다시는 회복하지 못하는 사람을 많이 보았다. 혼란은 어떤 형태나 크기로든 찾아온다. 명백한 위기도 있고, 주변 세계를 어떻게 해석하느냐에 따라 일상의 정서적 웰빙이 미묘하게 꼬이면서 시작되는 위기도 있다. 기준점으로 제대로 돌아오는 열쇠는 가능한 한 빨리 돌아오는 것이다.

휴가, 질병, 부상, 기타 일상을 방해하는 요소 때문에 차질이 생기고 리듬이 깨질 수도 있다. 이때는 패배주의적 사고에 몹시 취약해져 자기 패배적인 행동에 빠지기 쉽다. 힘을 주는 감정 상태로 빨리 돌아올수록 회복력이 높아지고 목표를 성공적으로 달성할 수 있다.

마침내 체성분 목표를 달성한 다음 한 달간 여행을 마치고 돌아와 보니 뺀 체지방이 모두 제자리로 돌아왔다는 사실을 발견했다고 치자. 이러한 상황은 생각하지도 못했다. 이제 어떻게 해야 할까?

파트너가 도움을 줄 수 있다. 자책감을 느끼며 시간 낭비하지 말고 의지할 만한 사람을 찾아 즉시 연락하자. 자신의 기준에 맞춰 앞으로 어떻게 해 나갈지 계획을 세우자. 최근 나는 과거를 한탄하는 대신 내게 도움을 주는 오랜 동료인 피터 로스_{Peter Roth}에게 전화해 미래로 나아갈 실행 계획을 다시 세울 도움을 청했다. "운동하는 날을 이틀 더 늘리면 어떨까."라고 묻자, 그는 "주 5일 아침 6시 45분에 밖에서 만나서 운동하자."라고 말해주었다. 오랜 친구 록시에게도 전화했다. 그는 내게 긍정적인 힘을 주는 친구다. 나는 그에게 내 식단과 운동 계획을 말해주었고 그에게 매일 전화를 걸어 확인받았다. 나는 마치 현재의 내가 이미 원하는 목표에 도달해 있는 듯 미래의 내 모습을 친구에게 공유했다.

회복력을 높이는 또 다른 지름길은 유머를 더하는 것이다. 모든 일에서 비타민 H_{humor}는 최고의 보충제다. 힘든 상황에서 유머를 찾으면 덜 타격받고 감정을 조절할 수 있다. 내 환자이자 네이비실 대원인 브라이언을 기억하는가? 그는 자기 다리에 관해 이야기할 때마다 이제 평생 신발을 한 짝만 사도 되는데 한 켤레를 사야 해서 돈이 두 배나 드는 셈이라고 농담하곤 했다. 부정적인 생각이 얼마나 힘 빠지게 하는지 아는 회복력 넘치는 사람이라면 창의적인 방법을 찾아 자신이 피해자라는 마인드셋에서 승리자라는 마인드셋으로 빠르게 전환할 것이다. 비타민 H의 가장 좋은 점은 삼키기 어려운 알약이 아니라는 점이다. 당신은 인생의 고비에서 유머를 찾는가, 아니면 문제를 너무 심각하게 생각하는가? 자신의 상황에서 유머를 찾기 어렵다면 내게 전화하시라, 도와드리겠다!

기준점으로 돌아가는 두 번째 효과적인 방법은 부정적인 생각에서 벗어나는 것이다. 떠오르는 생각에 사로잡혀 그러기 어렵다면 몸이 도와줄 수 있다. 달리기나 자전거 스프린트, 팔굽혀펴기, 윗몸일으키기, 스쿼트 등을 몇 번만 해도 된다. 이렇게 하면 몸을 이용해 마음을 통제할 수 있다. 몸이 피로해질 때까지 강하게 밀어붙이면 더 이상 자신과 싸우지 않게 되고, 생각하는 것을 선택할 자유를 얻을 수 있다. 마음을 움직일 수 없다면 대신 몸을 움직이자.

포에버 스트롱

10

이제 내가
주도권을 잡을 때

환경을 최대한 활용하자

영양과 운동 계획을 세우기는 했는데, 어떻게 하면 이 계획을 잘 지킬 수 있을까?

외부에서 오는 자극이나 영향력과 내가 맺는 관계를 파악하면 현재의 나에서 미래의 나로 나아갈 동기를 부여받을 수 있다. 긍정적인 행동을 유도하고 부정적인 행동은 억제하며 추진력을 지키도록 유도한다는 목적에 맞는 환경을 구성하자. 그러면 건강에 좋은 습관을 들여 좋은 성과를 거둘 수 있다.

- 달성하고 싶은 목표, 정신적 힘을 불어넣는 명언, 얻으려는 특징을 상기시키는 게시물을 붙여두자.
- 일어나서 바로 실천할 수 있도록 운동 장비를 항상 곁에 두자.
- 운동복을 입고 잠들면 아침 운동을 준비할 수 있다.
- 유혹적이지만 건강에 그다지 도움이 되지 않는 음식이나 잡동사니를 치우자.

이렇게 하면 물리적 공간을 완전히 방어하고 긍정적인 행동을 유도하는 환경을 조성할 수 있다. 이런 사례는 이 외에도 수 없이 많다.

환경 디자인-책임감-사회적 지원
성공에 도움이 되고 힘든 날에도 계획을 실천할 수 있도록
이끌어주는 공간을 꾸미자.

운동할 때는 최대한 노력해서 최상의 결과를 얻을 수 있도록 자극하는 환경을 택하자. 내가 어떤 사람인지 파악하면 도움이 된다. 우리는 흔히 다음 범주 중 하나에 속한다.

1. **연기자.** 이러한 사람은 혼자는 잘 운동하지 못한다. 운동하는 내내 누군가 지켜볼 필요는 없지만, 다른 사람과 함께 운동하며 다른 사람에게 자기 모습을 보여줄 수 있는 환경에서 가장 열심히 운동한다. 흔히 이들은 크로스핏, 그룹 트레이닝 수업, 트레이너와 일대일로 하는 운동 등 팀 스포츠나 팀 트레이닝을 할 때 가장 효과를 본다. 이러한 사람이 혼자 운동하면 이상적인 결과를 얻지 못한다. 스스로 밀어붙일 가능성이 적기 때문에 그저 동작을 시늉하는 정도에 그치고 적은 성과밖에 거두지 못한다. 다른 사람과 함께 운동할 때 더 효과가 좋다면 이를 인정하고 그 이점을 활용하면 어떨까? 나는 둘째 아이를 출산한 다음 좋은 헬스장이 필요하다는 사실을 깨달았다. 첫 아이를 낳은 다음 함께 해줄 누군가의 손이 필요하다는 사실을 이미 깨달았던 터다. (지금도 필요하다!) 그래서 나는 최고의 성과를 내도록 나를 밀어줄 환경을 유지하려고 노력한다.

2. **혼자 잘하는 사람.** 이러한 사람에게는 외부 자극이 필요 없다. 이들은 에너지 넘치고 내적 동기가 강한 사람들이다. 이들에게 운동은 명상이자 치료다. 시끄러운 음악이나 주변 사람도 필요 없다. 그러한 환경에서는 오히려 산만하다고 느낀다. 당신도 이러한 사람인가?

3. **카멜레온.** 이러한 사람은 다른 사람과 함께 있든 혼자 있든

어떤 환경에서도 자신을 밀어붙일 수 있다. 건강 및 웰니스 분야에는 이러한 사람이 많다. 어떤 상황에서도 능력을 드러내는 사람이다. 내 친구 돈 살라디노(Don Saladino)는 이러한 유형의 전형이다. 갑자기 조깅하자고 해도 바로 수락한다. 그룹 트레이닝을 하자고 하면? 전혀 문제없다. 이들은 바로 나타나 운동을 완수할 것이다.

4. **나서기 싫어하는 사람.** 이러한 사람에게는 개인 공간이 더 필요하다. 다른 사람 앞에서 운동하기를 좋아하지는 않지만 외부 자극은 필요한가? 즐거운 음악과 재미있는 게임이 결합된 VR 운동을 이용하면 개인 공간을 지키면서도 스스로 자극할 수 있다. 벽걸이형 운동 거울을 이용해 자세와 강도에 관해 실시간 피드백을 얻을 수도 있다. 200가지가 넘는 운동을 내장한 토널 미러Tonal mirror는 완벽한 근력운동을 할 수 있도록 설계된 거울이다. 이 시스템에는 전자기 저항을 이용한 저항 바 두 개가 장착되어 있어 중량을 최대 90킬로그램까지 늘릴 수 있다.

일상에서 운동을 빼먹을 핑계를 만드는 방해 요소는 수없이 많다. 주변 환경에서 오는 신호를 활용하면 목표를 달성하는 데 중요한 운동만큼은 **타협할 수 없다**는 메시지를 강하게 받을 수 있다.

포에버 스트롱

어려운 길을 선택해야 인생이 쉬워진다

흔히 별생각 없이 가장 쉬운 길을 선택하는 경우가 너무 많다. 우리는 가장 어렵지 않은 방법을 선택하도록 되어 있다. 우리의 모습, 우리가 지금까지 살아 온 모습이 그렇다. 하지만 안타깝게도 지금 당장 쉬운 일을 선택하는 것은 오래 가는 전략이 아니다. 대체로 이러한 일은 나중에 일을 더 어렵게 만들 뿐이다. 살면서 매번 저항이 적은 쉬운 방법을 찾으려 하지 말고 어려운 길을 선택해보자. 그 길이 나를 강하게 만들 것이다.

근육중심의학®은 건강을 이해하고, 나이 들어서도 잘 살아가며, 근육을 우리 몸에서 가장 큰 내분비 기관으로 인식할 새로운 틀을 마련해준다. 근육 건강은 장수를 위한 요소들을 하나로 통합하고 체계를 잡는 버팀목이며, 그러한 퍼즐을 완성할 마지막 조각이자 정점이다.

여러분을 위해 이 책을 쓰는 과정에서 수많은 연구 문헌을 검토하면서, 의학계가 비만을 건강 악화의 시작점으로 보고 있다는 사실이 너무나 명백해졌다. 비만은 시작이 아니다. 비만은 다른 질병과 마찬가지로 더도 덜도 중요하지 않은 또 다른 질병이라는 지뢰일 뿐이다.

미래로 나아가는 길인 근육 중심의학®은 우리가 애초에 설계된 바탕으로 되돌아가도록 이끈다. 이 바탕은 신체적 힘과 능력뿐만 아니라 우리가 만날 사회적·상황적 압력 또는 우리의 약점을 살필 정신적 강인함이다. 오늘날 우리는 더 이상 신체적 포식자에 맞서지 않는다. 정신적 포식자에 맞선다. 우리는 수많은 미디어, 의제, 소셜 미디어의 영향에 맞서 싸운다. 그중에는 우리 삶과 사랑하는 사람의 삶을 바꿀 진짜 정보를 왜곡하고 흐트러트리는 것이 너무 많다.

라이언 프로그램을 따르려면 관심과 노력을 기울여야 한다. **하지만 흔히 당연하게 여겨지는 지금의 쇠퇴 모델에 따라 산다면 삶이 훨씬 힘들어진다.** 라이언 프로그램을 따르려면 스스로 균형을 되찾고 삶과 죽음의 궤도를 재조정해야 한다. 신체적 잠재력을 발휘할 기회가 점차 사라지듯, 우리 모두에게 주어진 젊음의 창이 점점 닫히기 전에 말이다.

내 평생의 사명은 여러분을 돕는 것이다. 나는 근육이 신체 기관이라는 진실을 알리는 한편, 영양을 탐색하고 마음을 다스리고 운동하며 승리를 거두어야 한다는 사실을 가르치며, 이 지식을 이용해 당신을 올바른 방향으로 이끌려 한다. 이제 우리는 중요한 결정을 내려야 하는 지점에 서 있다.

환자의 고통을 던다는 보람은 의사가 일터로 향하게 만드는 원동력이다. 우리 문화에서는 자기 몸을 소홀히한 탓에 예상 가능한 고통을 천천히, 하지만 결국 맞이하는 경우가 너무 많다. 하지만 이제 여러분은 다르다. 이 책은 의사로서, 코치로서, 웰니스에 관심 있는 한 사람으로서 이 정보를 접하는 당신 곁에서 진정한 변화를 이루는 데 필요한 정보를 주고 격려할 것이다.

사회, 가족, 공동체를 뒷받침하며 이에 이바지할 능력과 훌륭한 삶은 몸에 있는 근본적인 힘에서 출발한다. 위대함의 가장 밑바탕에 있는 힘이다. 훌륭한 삶과 사회 공헌은 훌륭한 건강에서 시작된다.

라이언 프로그램은 변화의 여정이다. 내 목표는 당신의 가이드가 되어 온갖 혼란과 잘못된 이야기, 당신을 보통 또는 그 이하의 건강에 머물게 하는 정신적·신체적 습관에서 끌어내는 것이다.

의학으로 생활 방식을 바꾸는 일은 실제로 내가 환자들의 삶을 완전히 바꾸기 위해 10년 넘게 사용해 온 방법이다. 어떤 방법으로 한 가지를 할 수 있게 되면 다른 것도 모두 같은 방식으로 할 수 있다는 사실을 기억하자. 계획을 세워 골격 근육과 성실함 근육을 모두 단련하면 꿈꾸는 삶으로 나아갈 변화를 이룰 수 있다.

당신은 자신의 건강 여정을 이끌어나가는 선구자다. 당신은 스스로 원하는 사람이 될 것이다. 지금처럼 좋은 기회는 없다. 그러니 지금 당장 나가서 당신이 마땅히 누려야 할 삶을 누리자. 인생은 되돌리거나 반복할 수 없다. 라이언 프로그램은 인생을 어떻게 살아갈지, 마지막 수십 년을 어떻게 보낼지 결정할 최고의 보험이다.

자, 이제 대단원의 막을 내리기 전에 꾸준히 잘 먹고 제대로 운동하는 데 도움이 될 최고의 조언을 드리겠다.

- 동기에 의존하지 말라. 동기는 금방 나타났다가 사라진다. 동기가 있다고 헬스장, 부엌, 삶에서 성공을 거두는 데 필요한 꾸준함을 얻을 수는 없다.
- 불편한 영역에 진입할 동기가 부여되는 일은 거의 없지만, 사실 우리의 성장은 바로 그 영역에서 이루어진다.
- 동기 대신 새로운 정체성을 개발하는 데 집중하자. 이렇게 하면 어떤 어려움이 있더라도 장애물을 극복할 올바른 생각의 틀을 갖게된다.

실수하면 어쩌지?

자책하지 말라. 이미 끝난 일이다. 나는 진료실에서 계획을 완수하지 못했다고 매일 자책하는 환자를 많이 본다. 하지만 이러한 행동은 절대 좋은 결과로 이어지지 않는다. 불교의 가르침에는 두 번째 화살이라는 개념이 있다. 첫 번째 화살은 실패, 실수, 공격 때문에 고통받는 최초의 경험이다. 이 첫 번째 화살은 자초한 것일 수도 있고 그렇지 않을 수도 있다. 어느 쪽이든 인생에는 첫 번째 화살이 있다. 그것이 인생이다.

반면 두 번째 화살은 스스로 통제할 수 있다. 이 화살은 부정적인 내면의 속삭임, 일반화, 자책, '나 너무 불쌍해' 같은 이야기, 고통스러운 사건이 발생한 다음 우리가 흔히 빠져드는 여러 이야기 등의 형태로 우리를 찌른다.

고통스러운 첫 번째 화살이 나를 찌르면 뽑아버리자. 빨리 뽑자. 다른 화살로 나를 더 찌르지는 말라. 고통을 더할 필요는 없다. 이미 엎질러진 물이다. 잠시 마음을 가다듬고 당시에는 어쩔 수 없다고 여겨 이미 저질러버린 결정적인 순간을 생각해보자. 그다음 여러분은 훨씬 어려운 상황도 잘 극복하고 지금 이 자리에 왔다는 사실을 떠올리자. 여러분은 다시 일어설 것이다. 그리고 이번에는 내가 여러분 곁에 있어줄 것이다.

감사의 말

이 책은 인생의 모든 영역에서 저를 지지해 주신 많은 분 덕분에 세상에 나올 수 있었다. 언급해야 할 분이 너무 많아서 이 목록에 다 담을 수는 없었다. 몇몇 분만 말해보겠다.

도널드 레이먼은 이 세상에 큰 영향을 주셨다. 그의 단백질 연구 덕에 최적의 건강에 관한 새로운 기준이 마련되었다. 그가 없었다면 근육중심의학®은 존재하지 못했을 것이다. 나는 우리의 우정, 그의 멘토링, 이 연구를 세계에 전파하고 그와 협력하는 영광을 누릴 수 있던 데 무한히 감사한다.

나의 대모님인 리즈 립스키Liz Lipski는 너무나 뛰어난 분이다.

나를 의학과 영양의 세계로 이끌어주셨다. 대모님 덕분에 나는 뿌리와 날개를 얻었다.

남편이자 가장 친한 친구, 두 아이 에이리스와 레오니다스의 아버지인 전 네이비실 대원 셰인 크론스테트Shane Kronstedt에게 감사한다. 그는 매일 내게 영감을 주고 온화한 모습에도 힘이 숨어 있다는 사실을 알려주었다. 그는 우리 모두가 바라는 탁월함의 표본이다. 사랑을 보낸다. 에이리스와 레오에게도 감사한다. 너희 덕분에 나는 세상을 더 나은 곳으로 만들기 위해 애쓸 수 있단다.

피터 로스Peter Roth, 그가 나와 우리 가족, 우리의 사명에 변함없이 보여준 헌신은 부인할 수도, 대체할 수도 없다. 그는 10년 넘게 곁에서 나를 지켜보며 믿음을 보내주었다. 그는 우리 모두의 마음속에 있다.

나의 조수이자 팀 동료인 알렉시아 벨로즈Alexia Belrose, 새로운 일에 도전하기로 결심해 주어서 기쁘다. 그가 없었다면 이 모든 일이 불가능했을 것이다. 내게 나타나 일을 실행에 옮기고 끊임없이 도와주었다. 그가 우리 팀에 있었다는 것은 크나큰 행운이다.

여동생이자 든든한 동료인 매들린 노비치Madeleine Novich에게도 사랑을 보낸다. 내 인생에서 이보다 더 고귀한 여성이자 든든한 버팀목은 없을 것이다.

내 어머니 레니 로즈Lennie Rose, 내가 이렇게 높은 기준을 갖고 훈련할 수 있었던 것은 모두 어머니 덕분이다. 어머니가 없었다면 나는 분명 지금 이 자리에 있지 못할 것이다.

내 아버지이자 언제나 가장 친한 친구인 네이선 레스닉Nathan Resnick에게도 감사드린다. 비행 승무원으로서의 내 경력이 잘 풀리지 않아서 다행으로 생각한다. 내게 탐험할 자유와 두려워하지 않는 성격을 심어주셔서 감사드린다.

하워드 삼촌과 일레네 이모 두 분은 나보다 먼저 내 길을 내다보셨다. 두 분은 평생 나를 격려해주었다. 내가 한 일 중 쉬운 일은 하나도 없다는 사실을 알려주셨고, 좌절의 눈물을 흘리며 토로하는 이야기도 언제나 잘 들어주셨다. 지금은 감사의 눈물이지만 말이다. 처음부터 함께해주셔서 감사드린다.

카라 K. 라자우스카스Kara K. Lazauskas는 우리 가족이나 다름없다. 그가 들어온 뒤 우리 삶은 완전히 달라졌다. 그는 열성적이며 특별한 존재다. 우리 삶과 마음에 깊이 들어와주어서 감사드린다.

친구이자 우리 아이들의 대부인 게나 그린스펀Ghena Grinsphun은 백만 명 중 하나 있을까 말까 한 소중한 사람이다. 오랫동안 나를 판단하지 않고 있는 그대로 아껴주어서 고맙다. 그는 뛰어난 사람이지만 그의 능력은 그의 마음에 비할 바가 아니다.

우리 아이들의 대모이자 여동생인 테리사 데파스콸레Theresa Depasquale에게도 감사를 보낸다. 하늘만큼 땅만큼 사랑한다. 내 편이 되어주고, 무슨 일이 있어도 함께해주고, 항상 곁에 있어주어서 감사드린다. 당신은 처음부터 끝까지 우리 가족이다. 내 안에 있는 가장 좋은 무언가를 찾아내고 미래에 관해서도 항상 비전과 지침을 주었다. 무엇보다 우리 아이들이 끊임없이 거는 페이스타임 전화를 항상 받아주어 감사한다.

돈 살라디노Don Saladino는 내가 만난 사람 중 가장 아량 넓은 사람이다. 그의 에너지는 널리 퍼진다. 무엇보다 항상 내 곁에 있어 주셨다. 당신이 우리를 위해 하지 못할 일이 없다는 사실을 잘 안다. 그 반대도 마찬가지다. 당신은 개인적으로나 일적으로 내 형제이자 영감의 원천이다. 당신과 멜, 당신의 가족 모두 사랑한다. 항상 솔직하게 말해주어서 고맙다. 당신 덕분에 나는 더나은 커뮤니케이터이자 의사가 되었다.

랠프 에스포지토Ralph Esposito는 슈퍼스타다. 우리 팀의 일원으로 진실하고 명쾌하고 훌륭하게 일해주어서 고맙다. 당신은 현명하고 믿을 만한 존재다. 우리 생각, 과학, 우정에 귀 기울이고 지지해 주어 감사한다.

여동생 엘레나 브라우어Elena Brower에게 감사한다. 수년 동안 내 이야기를 듣고 또 들으며 무엇이 가능하고, 자유롭고, 진실한 것인지 보여주었다.

발판이 되어준 앤서니 라이언Anthony Lyon에게도 감사드린다. 그에게서 정말 많은 것을 배웠다.

짐 코찰카Jim Kochalka가 없었다면 분명 내 머릿속은 꽉 차버렸을

지도 모른다. 그에게서 최고의 나를 찾아가는 방법에 관해 많은 것을 배웠다. 항상 시간을 내주고 내가 자신에 대해 눈을 뜨게 해주어 감사한다. 우정을 나눌 수 있어 다행으로 생각한다.

가장 친한 친구인 알렉시스 코완Alexis Cowan은 정말 훌륭한 사람이다. 내가 세상을 바꿀 수 있도록 도와주어서 고맙고 사랑한다.

과학과 의학에서 형제나 다름없는 앨런 아라곤Alan Aragon과 테드 네이먼Ted Naiman에게 감사한다. 지적 성실성을 지녔음은 물론 모든 면에서 훌륭한 인간인 두 분과 함께할 수 있어 감사하다. 정말 현명하고 상냥한 분들이다.

에밀리 프리셀라Emily Frisella은 능력과 직업윤리로 매일 내게 영감을 주었다. 그의 인간적인 면에도 크게 감명받았다. 나무를 자르고 물을 나르는 일을 더욱 재미있게 느끼도록 해주셨다. 우정을 나누어준 데도 감사한다. 밤낮으로 긴 시간을 함께 보낼 때도 유머와 강인한 모습을 보여주었다. 그와 함께하면서 일이 아니라 그가 주는 도움을 통해 누군가 진정 '나를 이해해준다.'라고 느꼈다. 그 사실을 그보다 잘 아는 사람은 없을 것이다.

말티 마하라지Malty Maharaj, 우리 삶과 아이들을 지켜 주어서 감사드린다. 그는 기쁨이다. 우리 삶에 들어와주어서 정말 감사드린다. 이 책은 당신의 도움이 없었다면 불가능했을 것이다.

베드로스 케일리안Bedros Keuilian은 옳다는 것이 무엇인지 보여주었다. 언제나 인품과 카리스마를 겸비한 놀라운 사람이다. 그와 다이애나를 가족처럼 느낄 수 있게 해주신 데 감사한다. 일하면서 나 자신을 믿고, 사람들을 배려하며 봉사하는 리더십을 실천하도록 격려해준 데도 감사드린다.

제시카 뒤롱Jessica DuLong은 그 어떤 일에도 불구하고 이 책에서 마법을 부린 최고의 전문가다. 그는 대단한 사람이다.

나를 믿고 도와준 조이 투텔라Joy Tutela에게도 감사한다. 이 일이 우리가 함께할 많은 일 중 하나이기를 바란다.

이 책이 탄생하도록 소개글을 써주고 레시피를 주의 깊게 살펴준 베스 립턴Beth Lipton에게도 감사드린다.

마지막으로 내 환자들과 독자인 여러분께 감사드린다. 여러분은 이 책이 존재하는 이유다.

식 단 계 획 과 레 시 피

장수 최적화 계획

하루 세 끼를 먹는다

첫 번째 식사

● **셰이크+달걀**

퍼플 매직 셰이크(348쪽 참고): 단백질 27그램, 탄수화물 22그램, 지방 13그램, 섬유질 6그램

완숙으로 찐 달걀 큰 것 3개: 단백질 18그램, 탄수화물 0그램, 지방 15그램, 섬유질 0그램

완숙으로 찐 달걀 큰 것(흰자만) 1개: 단백질 4그램, 탄수화물 0그램, 지방 0그램, 섬유질 0그램

바사Wasa 크래커 1개: 단백질 1그램, 탄수화물 10그램, 지방 0그램, 섬유질 2그램

총: 열량 580칼로리, 단백질 50그램, 탄수화물 32그램, 지방 28그램, 섬유질 8그램

● 덴버 스크램블

아보카도오일 1작은술: 단백질 0그램, 탄수화물 0그램, 지방 5그램, 섬유질 0그램

다진 양파 35그램: 단백질 0그램, 탄수화물 4그램, 지방 0그램, 섬유질 1그램

다진 피망 75그램: 단백질 1그램, 탄수화물 5그램, 지방 0그램, 섬유질 2그램

캐나디안 베이컨 55그램: 단백질 16그램, 탄수화물 1그램, 지방 2그램, 섬유질 0그램

달걀 큰 것 3개: 단백질 18그램, 탄수화물 2그램, 지방 16그램, 섬유질 0그램

달걀 큰 것(흰자만) 3개: 단백질 12그램, 탄수화물 1그램, 지방 0그램, 섬유질 0그램

바사 크래커 1개: 단백질 1그램, 탄수화물 10그램, 지방 0그램, 섬유질 2그램

딸기류 75그램: 단백질 1그램, 탄수화물 11그램, 지방 0그램, 섬유질 2그램

총: 열량 539칼로리, 단백질 49그램, 탄수화물 34그램, 지방 23그램, 섬유질 7그램

▶ 큰 프라이팬에 기름을 두르고 중강불로 가열한다. 양파와 피망을 넣고 녹진해질 때까지 4~5분 볶는다. 캐나디안 베이컨을 넣고 약간 노릇해질 때까지 볶는다. 달걀과 흰자를 풀어 넣고 원하는 상태가 될 때까지 익힌다. 크래커와 딸기류를 곁들인다.

● 치아씨드 푸딩

플레인 저지방 그리크요구르트 125그램: 단백질 13그램, 탄수화물 5그램, 지방 2그램, 섬유질 0그램

물 120밀리리터

유청단백질 파우더 1과 1/4주걱: 단백질 30그램, 탄수화물 2그램, 지방 1그램, 섬유질 0그램

치아씨드 2큰술: 단백질 3그램, 탄수화물 8그램, 지방 6그램, 섬유질 7그램

소금 한 꼬집

시나몬 가루 1/8작은술(선택)

바닐라 추출액 1/8작은술(선택)

딸기류 150그램: 단백질 1그램, 탄수화물 21그램, 지방 1그램, 섬유질 4그램

아몬드 슬라이스 1작은술: 단백질 1그램, 탄수화물 0그램, 지방 1그램, 섬유질 0그램

총: 열량 435칼로리, 단백질 48그램, 탄수화물 36그램, 지방 11그램, 섬유질 11그램

▶ 요구르트, 물, 단백질 파우더, 치아씨드, 소금을 작은 그릇에 넣는다. 필요하다면 시나몬 가루나 바닐라 추출액을 넣고 섞는다. 그 위에 딸기류와 아몬드를 얹는다.

두 번째 식사

● 칠면조 양배추 클럽 랩

으깬 아보카도 50그램: 단백질 1그램, 탄수화물 5그램, 지방 9그램, 섬유질 4그램

페스토 소스(마늘, 잣, 굵은소금, 바질잎, 파르미지아노 레지아노 치즈 등을 갈아 넣어 만든 이탈리아식 소스-옮긴이) 2작은술: 단백질 1그램, 탄수화물 0그램, 지방 4그램, 섬유질 0그램

로메인상추 큰 것 3장: 단백질 1그램, 탄수화물 3그램, 지방 0그램, 섬유질 2그램

다진 방울토마토 35그램: 단백질 0그램, 탄수화물 2그램, 지방 0그램, 섬유질 1그램

유기농 구운 칠면조(애플게이트Applegate 등) 115그램: 단백질 20그램, 탄수화

물 0그램, 지방 0그램, 섬유질 0그램

딸기류 75그램: 단백질 1그램, 탄수화물 11그램, 지방 0그램, 섬유질 2그램

총: 열량 297칼로리, 단백질 24그램, 탄수화물 21그램, 지방 13그램, 섬유질 9그램

▶ 으깬 아보카도와 페스토 소스를 로메인에 바른다. 토마토와 칠면조를 로메인 잎 위에 깔고 잘 만다. 딸기류를 디저트로 곁들인다.

● 새우 볶음

아보카도오일 1과 1/2작은술: 단백질 0그램, 탄수화물 0그램, 지방 7그램, 섬유질 0그램

껍질을 벗기고 손질한 새우 115그램: 단백질 18그램, 탄수화물 0그램, 지방 1그램, 섬유질 0그램

코코넛 아미노스(코코넛 꽃에서 채취한 수액을 발효해 만든 천연 조미료로 옅은 간장과 비슷하다-옮긴이) 1큰술: 단백질 0그램, 탄수화물 3그램, 지방 0그램, 섬유질 0그램

채소볶음(424쪽 참고) 1회분: 단백질 5그램, 탄수화물 15그램, 지방 10그램, 섬유질 4그램

총: 열량 353칼로리, 단백질 23그램, 탄수화물 18그램, 지방 21그램, 섬유질 4그램

▶ 중간 크기의 프라이팬에 기름을 두르고 중강불로 가열한다. 새우를 넣고 분홍색이 될 때까지 2분 정도 익힌 다음 코코넛 아미노스로 간한다. 채소와 함께 낸다.

● 참치+비트 샐러드

채 썬 비트와 당근 샐러드(334쪽 참고) 1회분: 단백질 2그램, 탄수화물 12그램, 지방 8그램, 섬유질 3그램

올리브유에 재운 참치 1/2캔(145그램), 기름 제거: 단백질 18그램, 탄수화물 0 그램, 지방 5그램, 섬유질 0그램

바사 크래커 1개: 단백질 1그램, 탄수화물 10그램, 지방 0그램, 섬유질 2그램

총: 열량 289칼로리, 단백질 21그램, 탄수화물 22그램, 지방 13그램, 섬유질 5그램

세 번째 식사

● **스테이크+채소+밥**

팬에 구운 소고기 옆구리살 스테이크(401쪽 참고) 1회분: 단백질 37그램, 탄수화물 0그램, 지방 14그램, 섬유질 0그램

라디치오와 엔다이브찜(432쪽 참고) 1회분: 단백질 8그램, 탄수화물 23그램, 지방 5그램, 섬유질 14그램

사골육수 밥(426쪽 참고) 1회분: 단백질 4그램, 탄수화물 22그램, 지방 0그램, 섬유질 0그램

총: 열량 547칼로리, 단백질 49그램, 탄수화물 45그램, 지방 19그램, 섬유질 14그램

● **버펄로 치킨 샐러드**

익힌 닭가슴살 150그램: 단백질 43그램, 탄수화물 0그램, 지방 4그램, 섬유질 0그램

셀러리 줄기 3개, 다진 것: 단백질 1그램, 탄수화물 4그램, 지방 0그램, 섬유질 2그램

중간 크기 당근 2개, 다진 것: 단백질 1그램, 탄수화물 12그램, 지방 0그램, 섬

유질 3그램

아보카도오일 마요네즈 1과 1/2큰술: 단백질 0그램, 탄수화물 0그램, 지방 18그램, 섬유질 0그램

프랭크 레드핫 Frank's RedHot **또는 기타 버펄로 소스**buffalo sauce **1과 1/2큰술**: 단백질 1그램, 탄수화물 0그램, 지방 0그램, 섬유질 0그램

채소 믹스 썬 것 100그램: 단백질 1그램, 탄수화물 2그램, 지방 0그램, 섬유질 1그램

중간 크기 사과 1개: 단백질 1그램, 탄수화물 25그램, 지방 0그램, 섬유질 4그램

총: 열량 558칼로리, 단백질 48그램, 탄수화물 43그램, 지방 22그램, 섬유질 10그램

▶ 닭가슴살, 셀러리, 당근, 마요네즈, 핫소스를 중간 크기의 그릇에 담고 잘 섞는다. 채소 믹스와 함께 낸다. 디저트로 사과를 곁들인다.

● **타코 채운 피망**

타코 채운 피망(404쪽 참고) 1회분: 단백질 36그램, 탄수화물 17그램, 지방 13그램, 섬유질 5그램

플레인 저지방 그리크요구르트 125그램: 단백질 13그램, 탄수화물 5그램, 지방 2그램, 섬유질 0그램

꿀 1작은술: 단백질 0그램, 탄수화물 6그램, 지방 0그램, 섬유질 0그램

딸기류 150그램: 단백질 1그램, 탄수화물 21그램, 지방 1그램, 섬유질 4그램

총: 열량 540칼로리, 단백질 50그램, 탄수화물 49그램, 지방 16그램, 섬유질 9그램

▶ 보너스 디저트-요구르트에 꿀을 섞고 딸기류를 올린다.

● 대구와 구운 감자

다진 호두와 대구(420쪽 참고) 1회분: 단백질 33그램, 탄수화물 3그램, 지방 15그램, 섬유질 1그램

중간 크기 구운 감자(껍질 있는 것) 1개: 단백질 4그램, 탄수화물 37그램, 지방 0그램, 섬유질 4그램

플레인 저지방 그리크요구르트 2큰술: 단백질 3그램, 탄수화물 1그램, 지방 1그램, 섬유질 0그램

베이컨 슬라이스 3장: 단백질 8그램, 탄수화물 0그램, 지방 8그램, 섬유질 0그램

올리브유 또는 아보카도오일 스프레이

다진 브로콜리 75그램: 단백질 3그램, 탄수화물 6그램, 지방 0그램, 섬유질 2그램

레몬 후추 양념 1작은술: 단백질 0그램, 탄수화물 1그램, 지방 0그램, 섬유질 0그램

총: 열량 612칼로리, 단백질 51그램, 탄수화물 48그램, 지방 24그램, 섬유질 7그램

▶ 대구에 요구르트와 구워서 잘게 부순 베이컨을 얹은 구운 감자를 곁들여 낸다. 작은 프라이팬에 오일 스프레이를 뿌리고 브로콜리를 중강불로 바삭 촉촉해질 때까지 4~5분 익힌다. 레몬 후추 또는 다른 양념으로 간한다.

건강한 체중 감량 최적화 계획

하루 세 끼를 기본으로 하되 세 번째 식사 다음에 간식을 추가할 수 있다

첫 번째 식사

● **단백질 셰이크**

유청단백질 파우더 1주걱: 단백질 24그램, 탄수화물 2그램, 지방 1그램, 섬유질 0그램

플레인 저지방 그리크요구르트 125그램: 단백질 13그램, 탄수화물 5그램, 지방 2그램, 섬유질 0그램

딸기류 150그램: 단백질 1그램, 탄수화물 21그램, 지방 0그램, 섬유질 4그램

MCT 오일 1큰술: 단백질 0그램, 탄수화물 0그램, 지방 14그램, 섬유질 0그램

바닐라 추출액 1작은술: 단백질 0그램, 탄수화물 1그램, 지방 0그램, 섬유질 0그램

물

총: 열량 421칼로리, 단백질 38그램, 탄수화물 29그램, 지방 17그램, 섬유질 4그램

● **버거+달걀**

완숙으로 찐 달걀 큰 것 2개: 단백질 12그램, 탄수화물 1그램, 지방 11그램, 섬유질 0그램

완숙으로 찐 달걀 큰 것 1개(흰자만): 단백질 4그램, 탄수화물 0그램, 지방 0그램, 섬유질 0그램

허브를 넣은 버거(406쪽 참고) 패티 1/2개: 단백질 21그램, 탄수화물 0그램, 지방 5그램, 섬유질 1그램

딸기류 185그램: 단백질 1그램, 탄수화물 27그램, 지방 1그램, 섬유질 5그램

총: 열량 417칼로리, 단백질 38그램, 탄수화물 28그램, 지방 17그램, 섬유질 6그램

● **치아 푸딩**

플레인 저지방 그리크요구르트 125그램: 단백질 13그램, 탄수화물 5그램, 지방 2그램, 섬유질 0그램

물 50밀리리터

유청단백질 파우더 1주걱: 단백질 24그램, 탄수화물 2그램, 지방 1그램, 섬유질 0그램

치아씨드 2큰술: 단백질 3그램, 탄수화물 8그램, 지방 6그램, 섬유질 7그램

소금 1꼬집

시나몬 가루 1/8작은술(선택)

바닐라 추출액 1/8작은술(선택)

딸기류 115그램: 단백질 1그램, 탄수화물 16그램, 지방 0그램, 섬유질 3그램

아몬드 슬라이스 1작은술: 단백질 1그램, 탄수화물 0그램, 지방 1그램, 섬유질 0그램

총: 열량 382칼로리, 단백질 42그램, 탄수화물 31그램, 지방 10그램, 섬유질 10그램

▶ 요구르트, 물, 단백질 파우더, 치아씨드, 소금을 작은 그릇에 넣는다. 필요하다면 시나몬 가루나 바닐라 추출액을 넣고 섞는다. 그 위에 딸기류와 아몬드를 얹는다.

두 번째 식사

또는 간식을 먹어도 된다. 단백질 10~20그램, 탄수화물 10그램 미만이면 괜찮다(설탕 없는 스트링 치즈나 육포가 적당하다).

● **그린 콥 샐러드**

그린 콥 샐러드(410쪽 참고) 1회분: 단백질 33그램, 탄수화물 8그램, 지방 13그램, 섬유질 4그램

추가 드레싱 1큰술: 단백질 0그램, 탄수화물 1그램, 지방 4그램, 섬유질 1그램

바사 크래커 2개: 단백질 3그램, 탄수화물 20그램, 지방 1그램, 섬유질 4그램

총: 열량 422칼로리, 단백질 36그램, 탄수화물 29그램, 지방 18그램, 섬유질 9그램

● **새우 채소볶음**

아보카도오일 1과 1/2작은술: 단백질 0그램, 탄수화물 0그램, 지방 7그램, 섬유질 0그램

껍질을 벗기고 손질한 새우 150그램: 단백질 23그램, 탄수화물 0그램, 지방 1그램, 섬유질 0그램

채소볶음(424쪽 참고) 1회분: 단백질 5그램, 탄수화물 15그램, 지방 10그램, 섬유질 4그램

사골육수 밥(426쪽 참고) 1/2회분: 단백질 2그램, 탄수화물 11그램, 지방 0그램, 섬유질 0그램

총: 열량 386칼로리, 단백질 30그램, 탄수화물 26그램, 지방 18그램, 섬유질 4그램

▶ 중간 크기의 프라이팬에 기름을 두르고 중강불로 가열한다. 새우를 넣고 분홍색이 될 때까지 2분 정도 익힌다. 채소 및 밥과 함께 낸다.

● 쌀을 곁들인 버거

사골육수 밥(426쪽 참고) 1회분: 단백질 4그램, 탄수화물 22그램, 지방 0그램, 섬유질 0그램

허브를 넣은 버거(406쪽 참고) 패티 1/2개: 단백질 21그램, 탄수화물 0그램, 지방 5그램, 섬유질 1그램

샤프 체더치즈 15그램: 단백질 3그램, 탄수화물 1그램, 지방 5그램, 섬유질 0그램

아보카도 1/2개: 단백질 1그램, 탄수화물 6그램, 지방 11그램, 섬유질 5그램

총: 열량 421칼로리, 단백질 29그램, 탄수화물 29그램, 지방 21그램, 섬유질 6그램

● 돼지고기+고구마

마늘과 로즈메리를 넣고 익힌 돼지고기 안심(412쪽 참고) 1회분: 단백질 30그램, 탄수화물 1그램, 지방 7그램, 섬유질 0그램

으깬 자색고구마와 참깨(431쪽 참고) 1/2회분: 단백질 2그램, 탄수화물 19그램, 지방 3그램, 섬유질 3그램

톡 쏘는 코울슬로(430쪽 참고) 1인분: 단백질 1그램, 탄수화물 7그램, 지방 7그램, 섬유질 2그램

총: 열량 393칼로리, 단백질 33그램, 탄수화물 27그램, 지방 17그램, 섬유질 5그램

● **참치를 곁들인 소고기 샐러드**

채 썬 비트와 당근 샐러드(428쪽 참고) 1회분: 단백질 2그램, 탄수화물 12그램, 지방 8그램, 섬유질 3그램

대마 씨앗 1과 1/2큰술: 단백질 5그램, 탄수화물 2그램, 지방 8그램, 섬유질 1그램

올리브유에 재운 참치 1/2캔(145그램), 기름 제거: 단백질 18그램, 탄수화물 0그램, 지방 5그램, 섬유질 0그램

딸기류 75그램: 단백질 1그램, 탄수화물 11그램, 지방 0그램, 섬유질 2그램

총: 열량 393칼로리, 단백질 26그램, 탄수화물 25그램, 지방 21그램, 섬유질 6그램

● **깍지콩을 곁들인 스테이크**

팬에 구운 소고기 옆구리살 스테이크(401쪽 참고) 1회분: 단백질 37그램, 탄수화물 0그램, 지방 14그램, 섬유질 0그램

아몬드를 곁들인 깍지콩과 셜롯(422쪽 참고) 1회분: 단백질 5그램, 탄수화물 15그램, 지방 8그램, 섬유질 6그램

딸기류 115그램: 단백질 1그램, 탄수화물 16그램, 지방 0그램, 섬유질 3그램

총: 열량 494칼로리, 단백질 43그램, 탄수화물 31그램, 지방 22그램, 섬유질 9그램

세 번째 식사

식후 간식을 추가할 수 있다: 딸기류 75그램(또는 다른 저당 과일)

● 버거+쌀

사골육수 밥(426쪽 참고) 1회분: 단백질 4그램, 탄수화물 22그램, 지방 0그램, 섬유질 0그램

허브를 넣은 버거(406쪽 참고) 패티 1개: 단백질 42그램, 탄수화물 1그램, 지방 10그램, 섬유질 2그램

아보카도 1/2개: 단백질 1그램, 탄수화물 6그램, 지방 11그램, 섬유질 5그램

총: 열량 498칼로리, 단백질 47그램, 탄수화물 29그램, 지방 21그램, 섬유질 7그램

● 치킨을 곁들인 버펄로 샐러드

익힌 닭가슴살 115그램: 단백질 34그램, 탄수화물 0그램, 지방 4그램, 섬유질 0그램

셀러리 줄기 2개, 다진 것: 단백질 1그램, 탄수화물 2그램, 지방 0그램, 섬유질 1그램

중간 크기 당근 1개, 다진 것: 단백질 0그램, 탄수화물 6그램, 지방 0그램, 섬유질 2그램

아보카도오일 마요네즈 1큰술: 단백질 0그램, 탄수화물 0그램, 지방 12그램, 섬유질 0그램

프랭크 레드핫Frank's RedHot 또는 기타 버펄로 소스buffalo sauce 1큰술: 단백질 0그램, 탄수화물 0그램, 지방 0그램, 섬유질 0그램

채소 믹스 썬 것 100그램: 단백질 1그램, 탄수화물 2그램, 지방 0그램, 섬유질 1그램

바사 크래커 2개: 단백질 3그램, 탄수화물 20그램, 지방 1그램, 섬유질 4그램

총: 433칼로리, 단백질 39그램, 탄수화물 30그램, 지방 17그램, 섬유질 8그램

▶ 닭가슴살, 셀러리, 당근, 마요네즈, 핫소스를 중간 크기의 그릇에 담고 잘 섞는다. 채소 믹스와 크래커를 함께 낸다.

● 아보카도오일 새우 볶음

아보카도오일 1과 1/2작은술: 단백질 0그램, 탄수화물 0그램, 지방 7그램, 섬유질 0그램

껍질을 벗기고 손질한 새우 225그램: 단백질 36그램, 탄수화물 0그램, 지방 4그램, 섬유질 0그램

채소볶음(424쪽 참고) 1회분: 단백질 5그램, 탄수화물 15그램, 지방 10그램, 섬유질 4그램

사골육수 밥(426쪽 참고) 1/2회분: 단백질 2그램, 탄수화물 11그램, 지방 0그램, 섬유질 0그램

총: 열량 465칼로리, 단백질 43그램, 탄수화물 26그램, 지방 21그램, 섬유질 4그램

▶ 큰 팬에 기름을 두르고 중강불로 가열한다. 새우를 넣고 분홍색이 될 때까지 2분 정도 익힌다. 채소 및 밥과 함께 낸다.

● 돼지고기+고구마

마늘과 로즈메리를 넣고 익힌 돼지고기 안심(412쪽 참고) 1회분: 단백질 30그램, 탄수화물 1그램, 지방 7그램, 섬유질 0그램

완숙으로 찐 달걀 큰 것 1개: 단백질 6그램, 탄수화물 0그램, 지방 5그램, 섬유질 0그램

으깬 자색고구마와 참깨(431쪽 참고) 1/2회분: 단백질 2그램, 탄수화물 19그램, 지방 3그램, 섬유질 3그램

톡 쏘는 코울슬로(430쪽 참고) 1회분: 단백질 1그램, 탄수화물 7그램, 지방 7그램, 섬유질 2그램

총: 462칼로리, 단백질 39그램, 탄수화물 27그램, 지방 22그램, 섬유질 5 그램

● **연어+비트 샐러드**

채 썬 비트와 당근 샐러드(428쪽 참고) 1회분: 단백질 2그램, 탄수화물 12그램, 지방 8그램, 섬유질 3그램

데친 연어(414쪽 참고) 1회분: 단백질 37그램, 탄수화물 0그램, 지방 14그램, 섬유질 0

사골육수 밥(426쪽 참고) 1/2회분: 단백질 2그램, 탄수화물 11그램, 지방 0그램, 섬유질 0그램

딸기류 75그램: 단백질 1그램, 탄수화물 11그램, 지방 0그램, 섬유질 2그램

총: 열량 502칼로리, 단백질 42그램, 탄수화물 34그램, 지방 22그램, 섬유질 19그램

● **스테이크+깍지콩**

팬에 구운 소고기 옆구리살 스테이크(401쪽 참고) 1회분: 단백질 37그램, 탄수화물 0그램, 지방 14그램, 섬유질 0그램

아몬드를 곁들인 깍지콩과 셜롯(422쪽 참고) 1회분: 단백질 5그램, 탄수화물 15그램, 지방 8그램, 섬유질 6그램

딸기류 115그램: 단백질 1그램, 탄수화물 16그램, 지방 0그램, 섬유질 3그램

총: 열량 494칼로리, 단백질 43그램, 탄수화물 31그램, 지방 22그램, 섬유질 9그램

근육 최적화 계획

하루 4끼를 먹는다

첫 번째 식사

● **세이크와 달걀**

퍼플 매직 셰이크(441쪽 참고): 단백질 27그램, 탄수화물 22그램, 지방 13그램, 섬유질 6그램

완숙으로 찐 달걀 큰 것 3개: 단백질 18그램, 탄수화물 0그램, 지방 15그램, 섬유질 0그램

완숙으로 찐 달걀 큰 것(흰자만) 1개: 단백질 4그램, 탄수화물 0그램, 지방 0그램, 섬유질 0그램

총: 열량 536칼로리, 단백질 49그램, 탄수화물 22그램, 지방 28그램, 섬유질 6그램

● **치아씨드로 만든 푸딩**

플레인 저지방 그리크요구르트 125그램: 단백질 13그램, 탄수화물 5그램, 지방 2그램, 섬유질 0그램

물 75그램

유청단백질 파우더 1과 1/4컵: 단백질 30그램, 탄수화물 2그램, 지방 1그램, 섬유질 0그램

치아씨드 2큰술: 단백질 3그램, 탄수화물 8그램, 지방 6그램, 섬유질 7그램

소금 1꼬집

시나몬 가루 1/8작은술(선택)

바닐라 추출액 1/8작은술(선택)

딸기류 75그램: 단백질 1그램, 탄수화물 11그램, 지방 0그램, 섬유질 2그램

아몬드 슬라이스 1작은술: 단백질 1그램, 탄수화물 0그램, 지방 1그램, 섬유질 0그램

총: 열량 390칼로리, 단백질 49그램, 탄수화물 26그램, 지방 10그램, 섬유질 9그램

▶ 요구르트, 물, 단백질 파우더, 치아씨드, 소금을 작은 그릇에 넣는다. 필요하다면 시나몬 가루나 바닐라 추출액을 넣고 섞는다. 그 위에 딸기류와 아몬드를 얹는다.

● 덴버식 스크램블 에그

아보카도오일 1작은술: 단백질 0그램, 탄수화물 0그램, 지방 5그램, 섬유질 0그램

다진 양파 50그램: 단백질 0그램, 탄수화물 4그램, 지방 0그램, 섬유질 1그램

다진 피망 75그램: 단백질 1그램, 탄수화물 5그램, 지방 0그램, 섬유질 2그램

캐나디안 베이컨 55그램: 단백질 16그램, 탄수화물 1그램, 지방 2그램, 섬유질 0그램

달걀 큰 것 3개: 단백질 18그램, 탄수화물 2그램, 지방 16그램, 섬유질 0그램

달걀 큰 것 3개(흰자만): 단백질 11그램, 탄수화물 1그램, 지방 0그램, 섬유질 0그램

바사 크래커 1개: 단백질 1그램, 탄수화물 10그램, 지방 0그램, 섬유질 2그램

딸기류 75그램: 단백질 1그램, 탄수화물 11그램, 지방 0그램, 섬유질 2그램

총: 열량 535칼로리, 단백질 48그램, 탄수화물 34그램, 지방 23그램, 섬유질 7그램

▶ 큰 프라이팬에 기름을 두르고 강불로 가열한다. 양파와 피망을 넣고 녹진해질 때

까지 4~5분 익힌다. 캐나디안 베이컨을 넣고 약간 노릇해질 때까지 볶는다. 달걀과 흰자를 풀어 넣고 원하는 상태가 될 때까지 익힌다. 크래커와 딸기류를 곁들인다.

두 번째 식사

● **연어+비트 샐러드+밥**

데친 연어(414쪽 참고) 1회분: 단백질 37그램, 탄수화물 0그램, 지방 14그램

완숙으로 찐 달걀 큰 것(흰자만) 1개: 단백질 4그램, 탄수화물 0그램, 지방 0그램, 섬유질 0그램

채 썬 비트와 당근 샐러드(428쪽 참고) 1회분: 단백질 2그램, 탄수화물 12그램, 지방 8그램, 섬유질 3그램

사골육수 밥(426쪽 참고) 1/2회분: 단백질 2그램, 탄수화물 11그램, 지방 0그램, 섬유질 0그램

총: 열량 470칼로리, 단백질 45그램, 탄수화물 23그램, 지방 22그램, 섬유질 3그램

● **새우와 채소볶음**

껍질을 벗기고 손질한 새우 225그램: 단백질 36그램, 탄수화물 0그램, 지방 4그램, 섬유질 0그램

달걀 큰 것 1개: 단백질 6그램, 탄수화물 1그램, 지방 5그램, 섬유질 0그램

아보카도오일 1과 1/2작은술: 단백질 0그램, 탄수화물 0그램, 지방 7그램, 섬유질 0그램

채소볶음(424쪽 참고) 1회분: 단백질 5그램, 탄수화물 15그램, 지방 10그램, 섬유질 4그램

사골육수 밥(426쪽 참고) 1/2회분: 단백질 2그램, 탄수화물 11그램, 지방 0그램, 섬유질 0그램

총: 열량 538칼로리, 단백질 49그램, 탄수화물 27그램, 지방 26그램, 섬유질 4그램

▶ 큰 팬에 기름을 두르고 중강불로 가열한다. 새우를 넣고 분홍색이 될 때까지 2분 정도 익힌다. 채소 및 밥과 함께 낸다.

● 미트 소스 스파게티

국수호박 300그램: 단백질 2그램, 탄수화물 20그램, 지방 1그램, 섬유질 4그램

올리브유 또는 아보카도오일 스프레이

바닷소금, 바로 간 흑후추

업그레이드 소고기 다짐(403쪽 참고) 1회분: 단백질 46그램, 탄수화물 1그램, 지방 18그램, 섬유질 0그램

무가당 토마토소스(라오스Rao's 등) 115그램: 단백질 1그램, 탄수화물 3그램, 지방 5그램, 섬유질 1그램

총: 열량 508칼로리, 단백질 49그램, 탄수화물 24그램, 지방 24그램, 섬유질 5그램

▶ 국수호박을 반으로 길게 가르고 씨를 제거한다. 요리용 오일 스프레이를 뿌리고 소금과 후추로 간한다. 베이킹 시트에 유산지를 깔고 그 위에 호박을 올린 다음 섭씨 200도에서 부드러워질 때까지 약 25분 굽는다. 호박을 긁어 국수 모양으로 만든다. 2컵은 쓰고 나머지는 그릇에 담아 뚜껑을 덮고 냉장 보관한다. 큰 프라이팬에 요리용 오일 스프레이를 뿌리고 소고기를 완전히 익힌 다음 토마토소스를 섞는다. 국수호박에 미트 소스를 얹어 낸다.

포에버 스트롱

● 구운 소고기 양상추 랩

로메인상추 큰 것 6장: 단백질 2그램, 탄수화물 6그램, 지방 0그램, 섬유질 4그램

디종 머스터드 1큰술: 단백질 1그램, 탄수화물 1그램, 지방 1그램, 섬유질 1그램

고품질 구운 소고기 170그램: 단백질 40그램, 탄수화물 0그램, 지방 9그램, 섬유질 0그램

샤프 체더치즈 30그램: 단백질 6그램, 탄수화물 1그램, 지방 9그램, 섬유질 1그램

딸기류 115그램: 단백질 1그램, 탄수화물 16그램, 지방 0그램, 섬유질 3그램

총: 열량 467칼로리, 단백질 50그램, 탄수화물 24그램, 지방 19그램, 섬유질 9그램

▶ 로메인에 머스터드를 바른다. 구운 소고기와 체더치즈를 로메인잎 위에 얹고 잘 만다. 디저트로 딸기류를 곁들인다.

세 번째 식사

● 소고기를 넣은 양상추 랩

로메인상추 큰 것 6장: 단백질 2그램, 탄수화물 6그램, 지방 0그램, 섬유질 4그램

디종 머스터드 1큰술: 단백질 1그램, 탄수화물 1그램, 지방 1그램, 섬유질 1그램

고품질 구운 소고기 170그램: 단백질 40그램, 탄수화물 0그램, 지방 9그램, 섬유질 0그램

샤프 체더치즈 30그램: 단백질 6그램, 탄수화물 1그램, 지방 9그램, 섬유질 1

그램

딸기류 250그램:단백질 2그램, 탄수화물 38그램, 지방 0그램, 섬유질 6그램

총: 열량 478칼로리, 단백질 51그램, 탄수화물 46그램, 지방 10그램, 섬유질 12그램

▶ 로메인에 머스터드를 바른다. 구운 소고기와 체더치즈를 로메인잎 위에 얹고 잘 만다. 디저트로 딸기류를 곁들인다.

● **돼지갈비+채소**

'완벽한' 돼지갈비(419쪽 참고) 1회분: 단백질 32그램, 탄수화물 0그램, 지방 17그램, 섬유질 0그램

방울양배추, 당근, 양파구이(433쪽 참고) 1회분: 단백질 6그램, 탄수화물 27그램, 지방 11그램, 섬유질 9그램

플레인 무지방 그리크요구르트 125그램: 단백질 13그램, 탄수화물 4그램, 지방 1그램, 섬유질 0그램

딸기류 75그램: 단백질 1그램, 탄수화물 11그램, 지방 0그램, 섬유질 2그램

총: 열량 637칼로리, 단백질 52그램, 탄수화물 42그램, 지방 29그램, 섬유질 11그램

● **버펄로 소스를 곁들인 치킨 샐러드**

익힌 닭가슴살 170그램: 단백질 51그램, 탄수화물 0그램, 지방 5그램, 섬유질 0그램

셀러리 줄기 3개, 다진 것: 단백질 1그램, 탄수화물 4그램, 지방 0그램, 섬유질 2그램

중간 크기 당근 2개, 다진 것: 단백질 0그램, 탄수화물 12그램, 지방 0그램, 섬유질 3그램

아보카도오일 마요네즈 1과 1/2큰술: 단백질 0그램, 탄수화물 0그램, 지방 18그램, 섬유질 0그램

프랭크 레드핫 Frank's RedHot **또는 기타 버펄로 소스**buffalo sauce **1과 1/2큰술**: 단백질 1그램, 탄수화물 0그램, 지방 0그램, 섬유질 0그램

채소 믹스 썬 것 100그램: 단백질 1그램, 탄수화물 2그램, 지방 0그램, 섬유질 1그램

사과 큰 것 1개: 단백질 1그램, 탄수화물 31그램, 지방 0그램, 섬유질 5그램

총: 열량 623칼로리, 단백질 56그램, 탄수화물 49그램, 지방 23그램, 섬유질 11그램

▶ 닭가슴살, 셀러리, 당근, 마요네즈, 핫소스를 중간 크기 그릇에 담고 잘 섞는다. 채소 믹스와 함께 낸다. 디저트로 사과를 곁들인다.

● **돼지고기 우둔살+채소**

플레인 저지방 그리크요구르트 2큰술: 단백질 3그램, 탄수화물 1그램, 지방 1그램, 섬유질 0그램

병에 든 페스토 소스 2큰술: 단백질 2그램, 탄수화물 1그램, 지방 13그램, 섬유질 0그램

구운 고구마 작은 것 1개: 단백질 2그램, 탄수화물 17그램, 지방 0그램, 섬유질 3그램

마늘과 로즈메리를 넣고 익힌 돼지고기 안심(412쪽 참고) 1회분: 단백질 30그램, 탄수화물 1그램, 지방 7그램, 섬유질 0그램

라디치오와 엔다이브찜(432쪽 참고) 1회분: 단백질 8그램, 탄수화물 23그램, 지방 5그램, 섬유질 14그램

총: 열량 586칼로리, 단백질 45그램, 탄수화물 43그램, 지방 26그램, 섬유질 17그램

▶ 요구르트와 페스토를 작은 그릇에 담아 섞고 수저로 떠서 고구마 위에 얹는다. 돼지고기와 채소찜을 곁들인다.

● 참치 치즈 샌드위치

씬 콜리플라워 샌드위치 2개(아우터아일 Outer Aisle **등)**: 단백질 10그램, 탄수화물 2그램, 지방 6그램, 섬유질 1그램

물에 재운 참치 1캔(145그램), 물 제거: 단백질 33그램, 탄수화물 0그램, 지방 1그램, 섬유질 0그램

셀러리 줄기 3개, 다진 것: 단백질 1그램, 탄수화물 4그램, 지방 0그램, 섬유질 2그램

중간 크기 당근 3개, 다진 것: 단백질 2그램, 탄수화물 18그램, 지방 0그램, 섬유질 5그램

아보카도오일 마요네즈 1큰술: 단백질 0그램, 탄수화물 0그램, 지방 12그램, 섬유질 0그램

샤프 체더치즈 30그램, 간 것: 단백질 6그램, 탄수화물 1그램, 지방 9그램, 섬유질 1그램

중간 크기 사과 1개: 단백질 1그램, 탄수화물 25그램, 지방 0그램, 섬유질 4그램

총: 열량 664칼로리, 단백질 53그램, 탄수화물 50그램, 지방 28그램, 섬유질 12그램

▶ 씬 샌드위치를 해동한 다음 베이킹 시트에 얹어 오븐에서 섭씨 177도로 살짝 굽는다. 참치, 셀러리, 당근, 마요네즈를 섞어 샌드위치 위에 올린다. 체더치즈를 뿌리고 치즈가 보글보글 녹을 때까지 굽는다. 디저트로 사과를 곁들인다.

● 구운 감자를 곁들인 대구

다진 호두와 대구(420쪽 참고) 1회분: 단백질 33그램, 탄수화물 3그램, 지방

15그램, 섬유질 1그램

중간 크기 구운 감자(껍질 있는 것) 1개: 단백질 4그램, 탄수화물 37그램, 지방 0그램, 섬유질 4그램

플레인 저지방 그리크요구르트 2큰술: 단백질 3그램, 탄수화물 1그램, 지방 1그램, 섬유질 0그램

베이컨 슬라이스 3장: 단백질 8그램, 탄수화물 0그램, 지방 8그램, 섬유질 0그램

올리브유 또는 아보카도오일 스프레이

다진 브로콜리 75그램: 단백질 3그램, 탄수화물 6그램, 지방 0그램, 섬유질 2그램

레몬 후추 양념 1작은술: 단백질 0그램, 탄수화물 1그램, 지방 0그램, 섬유질 0그램

총: 열량 612칼로리, 단백질 51그램, 탄수화물 48그램, 지방 24그램, 섬유질 7그램

▶ 대구에 구워서 잘게 부순 베이컨을 얹은 구운 감자와 요구르트를 곁들여 낸다. 작은 프라이팬에 오일 스프레이를 뿌리고 브로콜리를 중강불로 바삭 촉촉해질 때까지 4~5분 익힌다. 레몬 후추 또는 기타 양념으로 간한다.

네 번째 식사

● 채소를 곁들인 돼지갈비

'완벽한' 돼지갈비(419쪽 참고) 1회분: 단백질 32그램, 탄수화물 0그램, 지방 17그램, 섬유질 0그램

방울양배추, 당근, 양파구이(433쪽 참고) 1회분: 단백질 6그램, 탄수화물 27그램, 지방 11그램, 섬유질 9그램

플레인 무지방 그리크요구르트 125그램: 단백질 13그램, 탄수화물 4그램, 지방 1그램, 섬유질 0그램

딸기류 75그램: 단백질 1그램, 탄수화물 11그램, 지방 0그램, 섬유질 2그램

총: 열량 637칼로리, 단백질 52그램, 탄수화물 42그램, 지방 29그램, 섬유질 11그램

● 버펄로 소스를 곁들인 치킨 샐러드

익힌 닭가슴살 168그램: 단백질 51그램, 탄수화물 0그램, 지방 5그램, 섬유질 0그램

셀러리 줄기 3개, 다진 것: 단백질 1그램, 탄수화물 4그램, 지방 0그램, 섬유질 2그램

중간 크기 당근 2개, 다진 것: 단백질 0그램, 탄수화물 12그램, 지방 0그램, 섬유질 3그램

아보카도오일 마요네즈 1과 1/2큰술: 단백질 0그램, 탄수화물 0그램, 지방 18그램, 섬유질 0그램

프랭크 레드핫 Frank's RedHot **또는 기타 버펄로 소스**buffalo sauce **1과 1/2큰술**: 단백질 1그램, 탄수화물 0그램, 지방 0그램, 섬유질 0그램

채소 믹스 썬 것 105그램: 단백질 1그램, 탄수화물 2그램, 지방 0그램, 섬유질 1그램

사과 큰 것 1개: 단백질 1그램, 탄수화물 31그램, 지방 0그램, 섬유질 5그램

총: 열량 623칼로리, 단백질 56그램, 탄수화물 49그램, 지방 23그램, 섬유질 11그램

▶ 닭가슴살, 셀러리, 당근, 마요네즈, 핫소스를 중간 크기 그릇에 담고 잘 섞는다. 채소 믹스와 함께 낸다. 디저트로 사과를 곁들인다.

● **돼지고기 우둔살+채소**

플레인 저지방 그리크요구르트 2큰술: 단백질 3그램, 탄수화물 1그램, 지방 1그램, 섬유질 0그램

병에 든 페스토 소스 2큰술: 단백질 2그램, 탄수화물 1그램, 지방 13그램, 섬유질 0그램

구운 고구마 작은 것 1개: 단백질 2그램, 탄수화물 17그램, 지방 0그램, 섬유질 3그램

마늘과 로즈메리를 넣고 익힌 돼지고기 안심(412쪽 참고) 1회분: 단백질 30그램, 탄수화물 1그램, 지방 7그램, 섬유질 0그램

라디치오와 엔다이브찜(432쪽 참고) 1회분: 단백질 8그램, 탄수화물 23그램, 지방 5그램, 섬유질 14그램

총: 열량 586칼로리, 단백질 45그램, 탄수화물 43그램, 지방 26그램, 섬유질 17그램

▶ 요구르트와 페스토를 작은 그릇에 담아 섞고 수저로 떠서 고구마 위에 얹는다. 돼지고기와 채소찜을 곁들인다.

● **버거 샐러드**

업그레이드 소고기 다짐(403쪽 참고) 1회분: 단백질 46그램, 탄수화물 1그램, 지방 18그램, 섬유질 0그램

채소 믹스 썬 것 100그램: 단백질 1그램, 탄수화물 2그램, 지방 0그램, 섬유질 1그램

중간 크기 당근 2개, 다진 것: 단백질 1그램, 탄수화물 12그램, 지방 0그램, 섬유질 3그램

페르시안 오이 2개, 썬 것: 단백질 0그램, 탄수화물 8그램, 지방 0그램, 섬유질 2그램

비네그레트vinaigrette소스 1큰술: 단백질 0그램, 탄수화물 1그램, 지방 6그램,

섬유질 0그램

딸기류 150그램: 단백질 1그램, 탄수화물 21그램, 지방 0그램, 섬유질 4그램

총: 열량 592칼로리, 단백질 49그램, 탄수화물 45그램, 지방 24그램, 섬유질 10그램

레시피

● 팬에 구운 소고기 옆구리살 스테이크

응용: (스테이크+채소+밥), (스테이크+깍지콩) 등

소고기 옆구리살은 살코기 부위이지만 풍미는 뛰어나다. 미디엄레어로 익히면 부드럽고 맛있다. 미디엄 이상으로 구우면 너무 질겨 씹기 어려워진다. 그냥 구워먹어도 좋고, 타코에 얹어먹거나 샐러드를 곁들여도 좋다. 색다른 맛을 원한다면 좋아하는 소스로 마리네이드해서 먹자. 식감을 좋게 하려면 얇게 썰어야 한다.

준비: 5분, **조리**: 10분, **분량**: 4회 제공분

소고기 옆구리살 675그램
고운 바닷소금과 바로 간 흑후추
아보카도오일 1큰술
껍질을 벗겨 칼등으로 으깬 마늘 2쪽

---

① 고기를 실온에 30~60분 두었다가 조리한다. 고기 겉면의 핏물을 완전히 제거한다. 고기가 너무 크면 팬 크기에 맞도록 반 또는 3분의 1로 자른다.

② 큰 주물 팬 또는 바닥이 두꺼운 스테인리스 팬을 중강불로 달군다. 조리 직전에 고기 전체에 소금을 넉넉히 뿌리고 후추를 톡톡 친다. 팬에 기름을 두르고 스테이크 고기를 얹는다. 밑면이 노릇하게 익을 때까지 3~4분 그대로 두었다가 뒤집는다. 팬에 마늘을 넣는다. 실리콘 붓으로 마늘 향을 낸 기름을 고기 위에 여러 번 발라 준다.

③ 고기를 한 번 더 뒤집고 마늘 향 기름을 수저로 떠서 한 번 더 끼얹는다. 온도계를 고기 가장 두꺼운 부분에 찔러 보았을 때 섭씨 55도(미디엄레어의 경우)가

될 때까지 익힌다. 고기 두께에 따라 4~5분 더 익혀야 할 수 있다. 고기를 도마에 옮겨 포일로 덮은 다음 5~10분 휴지시킨다. 고깃결과 직각으로 얇게 썰어 낸다.

1회 제공량당: 열량 284칼로리, 단백질 37그램, 탄수화물 0그램, 지방 14그램, 섬유질 0그램

▶ **참고**: 고기 두께가 고르지 않다면 얇은 부분을 따로 잘라내어 섭씨 55도까지 익힌다(조각이 얇을수록 더 빨리 익는다). 고기를 자를 때는 고깃결과 직각으로 자른다. 근섬유가 늘어선 방향이 고기의 결이다. 옆구리살은 결이 잘 보이고 대체로 같은 방향으로 늘어서 있다(립아이 같은 부위는 고깃결이 다양한 방향으로 뒤섞여 있어 여러 조각으로 잘라야 한다). 손가락으로 고기를 부드럽게 당겨서 결을 확인하고 이 방향에 수직으로 썬다. 이렇게 하면 결이 짧아지고 고기가 부드러워져 더 씹기 쉽다.

● 허브를 친 소고기 안심

특별한 날을 위해 근사한 고기구이를 찾고 있거나 화려하게 즐기고 싶다면 이 메뉴가 딱 맞다. 소고기 안심[필레 미뇽filet mignon은 바로 이 부위로 요리한다]은 소고기 중에서도 가장 부드러운 부위다. 원통형 모양이고 뼈가 없어서 요리하기도 아주 간단하고 칼질하기도 쉽다. 살코기인데도 풍미와 육질이 아주 뛰어나다. 이 레시피에서는 리버스 시어링reverse: sear(겉면을 먼저 바짝 굽고 그다음 안을 익히는 팬 시어링과 반대로, 고기 안쪽을 먼저 천천히 익힌 다음 바깥을 굽는 방법-옮긴이) 방법을 이용해 미디엄레어 직전까지 천천히 익힌 다음 뜨거운 팬에 굽는 방법을 사용한다. 항상 완벽한 결과를 보장하는 방법이다. 와일드 머쉬룸 소스(440쪽 참고)와 궁합이 잘 맞는다.

준비: 15분, **마리네이드**: 1시간, **조리**: 1시간, **분량**: 8회 제공분

소고기 안심 900그램, 키친타올로 톡톡 두드려 핏물을 제거함
아보카도오일 1큰술과 2작은술

신선한 로즈메리 다짐 2작은술
신선한 타임 다짐 1작은술
마늘 2쪽, 마이크로플레인Microplane 강판에 갈아둔 것
고운 바닷소금과 바로 간 흑후추

① 고기에 아보카도오일 2작은술을 골고루 바른 다음 로즈메리, 타임, 마늘을 문지른다. 뚜껑을 잘 덮어 1시간~하룻밤 냉장 보관한다. 조리하기 전 실온에 30~60분 꺼내둔다.

② 오븐을 섭씨 150도로 예열하고 테두리가 있는 베이킹 시트에 유산지를 깔아 오븐 선반에 올려둔다. 고기에 소금과 후추를 넉넉히 뿌려 간한다. 요리용 끈으로 고기를 2.5센티미터 간격으로 묶는다. 베이킹 시트에 고기를 올리고 온도계를 고기의 가장 두꺼운 부분에 찔러 보았을 때 섭씨 50도가 될 때까지 45~55분 뒤집어가며 굽는다.

③ 큰 주물 팬을 강불로 달군다. 뜨거워지면 오일 1큰술을 넣고 흔들어 팬 바닥을 코팅한다. 고기를 넣고 집게로 뒤집어 가며 전체적으로 노릇하게 익을 때까지 2~3분 굽는다. 고기를 도마에 옮긴 다음 포일로 느슨하게 덮어 10~15분 휴지시킨다.

④ 요리끈을 잘라내고 고기를 썰어서 내거나 완전히 식힌 다음 싸서 냉장 보관했다가 차갑게 낸다.

1회 제공량당: 열량 258칼로리, 단백질 35g, 탄수화물 0g, 지방 13g, 섬유질 0g

● 업그레이드 소고기 다짐

응용: 버거 샐러드, 미트 소스 스파게티 등

갈아둔 소고기에 간을 조금 넣으면 좋은 영양을 편리하게 더할 수 있다. 간 맛이 나지 않으면서 원래 맛있는 소고기의 풍미가 더 풍성하고 고소해진다. 간을 갈 때는 녹여서 다지는 것보다 냉동된 상태로 가는 편이 훨씬 쉽다. 해

동도 빨라서 고기에 쉽게 섞을 수 있고, 남은 부분은 냉동 보관할 수 있으므로 버려지는 것이 없다. 이렇게 섞어서 버거나 좋아하는 미트로프, 미트볼 레시피에 사용할 수도 있고, 프라이팬에서 익힌 다음 이 책에 있는 매콤한 토마토소스(438쪽 참고)에 섞어 영양 풍부한 미트 소스를 만들 수도 있다.

준비: 10분, **분량**: 4회 제공분

소고기 간 50그램, 냉동
간 소고기 살코기 625그램

받침 있고 구멍이 큰 강판에 간을 갈아 큰 그릇에 담는다. 갈아둔 소고기를 간에 더한 다음 손으로 살살 잘 섞는다. 원하는 대로 조리한다.

1회 제공량당: 열량 361칼로리, 단백질 46그램, 탄수화물 1그램, 지방 18그램, 섬유질 0그램

● **타코 채운 피망**(고수: 라임 크림을 곁들임)

응용: 타코 채운 피망 등

타코 데이가 아니어도 언제든 모두가 좋아하는 맛있고 영양 풍부한 타코를 만들어보자. 당연히 토르티야도 잊지 말자. 유제품은 빼고 고수와 라임이 듬뿍 든 캐슈너트 크림을 더하면 타코 채운 피망에 생기가 돌고 요리가 특별해진다. 속 재료를 만들어 피망에 채운 다음 뚜껑을 덮어 냉장 보관해 두었다가 나중에 구워도 좋다. 남은 크림은 데친 닭가슴살(407쪽)이나 구운 새우(413쪽)에 넣어 먹어도 환상적이다.

준비: 25분, **휴지**: 4시간, **조리**: 50분, **분량**: 4회 제공분

크림:

생 캐슈너트 125그램

고수잎 15그램

라임 제스트 1개 분량과 라임즙 3큰술

고운 바닷소금과 바로 간 흑후추

피망:

아보카도오일 1큰술과 나중에 기름칠할 양 약간

중간 크기 피망(색깔은 상관없음) 4개

파 5줄기, 흰 부분과 초록 부분을 나누어 다짐

고운 바닷소금

마늘 3쪽, 간 것(약 1큰술)

칠리 가루 1큰술

커민 가루 1작은술

훈연 파프리카 가루 1/4작은술

바로 간 흑후추

95퍼센트 살코기인 소고기 다짐 450그램

콜리플라워 라이스 200그램, 냉동이라면 녹여서 물기 제거

고추가 들어간 직화 토마토 통조림 1캔(400그램), 물기 제거

타코 토핑으로 양파피클, 아보카도, 방울무, 살사, 잘 익은 올리브 슬라이스 등(선택)

---

① 크림을 만든다. 캐슈너트를 찬물에 담가 뚜껑을 덮고 4시간~하룻밤 냉장 보관한다. 물기를 빼고 캐슈너트를 헹군 다음 고속 블렌더나 푸드프로세서에 넣는다. 고수, 라임 제스트, 라임즙을 더하고 물 120밀리리터를 추가한 다음 간다. 필요하면 물을 더 넣어 소스 농도 정도로 맞춘다. 맛을 보고 소금과 흑후추로 간한다. (완성량은 1과 1/2컵이 나온다. 최대 하루 전에 만들어 뚜껑을 덮어 냉장 보관할 수 있다)

② 피망을 준비한다. 오븐을 섭씨 175도로 예열한다. 33×22센티미터 크기의 베이킹 접시에 기름을 약간 바른다. 피망을 세로로 반 가르고 꼭지를 떼어낸다.

씨와 내막을 제거한 다음 피망의 자른 쪽이 위를 향하도록 베이킹 접시에 올린다. 나머지 피망도 똑같이 준비한다. 큰 팬에 오일 1큰술을 두르고 중불에서 가열한다. 파를 넣고 소금을 뿌린 다음 가끔 저어가며 부드럽게 익을 때까지 2분 정도 익힌다. 마늘을 넣고 향이 날 때까지 1분 볶는다. 칠리 가루, 커민, 훈연 파프리카 가루, 흑후추를 약간 넣고 다시 1분 볶는다. 소고기를 넣고 소금으로 간한 다음 고기를 잘게 부수며 거의 익을 때까지 3~4분 볶는다. 콜리플라워 라이스를 넣고 해동된 제품은 2분, 생쌀은 4분 볶는다. 토마토를 넣고 저은 다음 불에서 내린다. 소금과 흑후추로 간을 맞춘다. (완성량: 약 6컵)

③ 소고기 혼합물을 떠서 피망에 골고루 나누어 넣는다. 포일로 덮고 피망이 부드러워질 때까지 35~40분 굽는다. 베이킹 접시를 열 때 주의하자. 증기가 올라와 화상을 입을 수 있다. 약간 식힌 다음 피망에 크림을 1큰술씩 올리고 좋아하는 타코 토핑을 얹어 낸다.

1회 제공량당: 열량 328칼로리, 단백질 36그램, 탄수화물 17그램, 지방 13그램, 섬유질 5그램

▶ **참고**: 고추가 들어간 토마토 통조림을 구할 수 없다면, 신선한 할라페뇨의 씨를 제거하고 깍둑썰기해서 파에 넣고 함께 익힌다.

● 허브를 넣은 버거

응용: 버거+달걀, 버거+쌀, 쌀을 곁들인 버거 등

허브만 넣어도 평범한 버거가 특별해진다. 이 레시피는 업그레이드 소고기 다짐(403쪽 참고)을 사용하는 레시피에도 최적이다. 내장 부위에 거부감이 있는 사람을 위해 요리할 때 특히 좋다. 허브를 넣으면 간의 진한 맛을 가릴 수 있다. 양상추 랩에 곁들이거나 샐러드에 얹어 이 버거 패티를 즐겨보자.

준비: 20분, **조리**: 1시간, **분량**: 4회 제공분

95퍼센트 살코기인 소고기 다짐 600그램

싱싱한 이탈리안 파슬리 다짐 5그램

싱싱한 바질 다짐 3큰술

말린 오레가노 1과1/2작은술

고운 바닷소금 1과 1/2작은술

바로 간 흑후추 1/2작은술

아보카도오일

곁들임용 다진 로메인 또는 양상추(선택)

① 큰 그릇에 소고기, 파슬리, 바질, 오레가노, 소금, 후추를 넣고 손으로 살살 골고루 섞는다. 4등분해서 패티 모양을 만든다 (요구르트 용기 뚜껑 두 개 사이에 고기를 눌러넣으면 힘들이지 않고 패티 모양을 만들 수 있다.)

② 큰 팬을 중강불로 가열한다. 기름을 넣고 버거를 원하는 정도로 익힌다. 미디엄레어를 원한다면 한 면당 2~4분 익히면 된다(온도계를 버거 패티에 찔러보았을 때 섭씨 55도가 되어야 한다) 기호에 따라 양상추 위에 패티를 얹어 낸다.

1회 제공량당: 열량 267칼로리, 단백질 42그램, 탄수화물 1그램, 지방 10그램, 섬유질 0그램

● 데친 닭가슴살

데치기는 지방을 조금 또는 전혀 넣지 않고 식재료를 액체에 담가 부드럽게 익히는 수분: 열 조리법이다. 손이 많이 가지 않는 데다, 이렇게 익힌 닭고기는 고기 맛이 약해 여러 용도로 이용할 수 있어 편리하다. 잘게 찢어 치킨 샐러드에 넣거나, 다져서 수프에 넣거나, 무설탕 바비큐 소스나 핫소스와 버무려 채소를 곁들이면 단백질 풍부한 한 끼 식시를 빠르게 준비할 수 있나. 일요일에 한꺼번에 만들어두면 최대 4일간 보관할 수 있다.

준비: 10분, **조리**: 25분, **분량**: 4회 제공분

뼈와 껍질을 제거한 닭가슴살 675그램

닭 육수 700밀리리터

정제수

고운 바닷소금 1/2작은술

껍질 벗긴 마늘 큰 것 2쪽 또는 작은 것으로 3쪽을 칼등으로 다진 것

말린 통후추 1/4작은술

싱싱한 타임 3줄기

① 닭고기를 키친타올로 톡톡 두드려 핏물을 제거한 다음 넓고 깊은 팬에 넣는다. 육수를 붓고 닭고기가 잠길 만큼 물을 충분히 더한 다음 소금을 넣고 젓는다. 마늘, 통후추, 타임을 닭고기 주변 육수에 잠기도록 넣는다.

② 불을 중불에 맞추고 끓인다(온도계를 육수에 넣었을 때 섭씨 75~80도가 되어야 한다). 그다음 불을 줄이고 닭가슴살을 조심스럽게 뒤집은 다음 팬 뚜껑을 덮고 10분간 그대로 익힌다.

③ 닭고기의 가장 두꺼운 부분에 온도계를 찔러 보았을 때 섭씨 75도가 되어야 한다. 아직 그 온도가 되지 않았다면 다시 뚜껑을 덮고 2분 더 익힌 다음 온도를 다시 확인한다. 온도가 섭씨 75도가 되면 팬을 불에서 내리고 뚜껑은 그대로 닫은 채 5분간 둔다. 닭고기를 육수에서 꺼내 얇게 썰거나 잘게 찢는다. 아니면 닭고기를 식힌 다음 용기에 넣어 뚜껑을 덮고 냉장 보관해두었다가 나중에 사용한다.

1회 제공량당: 열량 210칼로리, 단백질 40그램, 탄수화물 0그램, 지방 5그램, 섬유질 0그램

▶ **참고**: 닭고기의 한쪽이 다른 쪽보다 훨씬 두껍다면 데치기 전에 유산지 두 장 사이에 닭고기를 놓고 밀대나 와인병으로 두꺼운 쪽을 가볍게 두드려 전체적으로 평평하게 만든다.

육수 온도가 섭씨 75도까지 올라가려면 약간 시간이 걸린다. 바로 우리가 원하는

상황이다. 불을 세게 해서 온도를 더 빨리 올리고 싶은 충동을 억제하자. 낮은 온도에서 천천히 익혀야 닭고기가 더 촉촉하고 부드러워진다. 온도를 너무 빨리 올리면 닭고기가 고무처럼 질겨지고 말라버린다.

무난하고 슴슴한 맛이 나는 육수에 익힌 닭고기는 다양한 용도로 사용할 수 있다. 닭고기를 특정 요리에 넣으려면 육수의 맛을 자유롭게 조절해보자. 예를 들어 타임을 빼고 마늘과 얇게 썬 생강을 몇 조각 넣으면 아시아 요리 느낌이 나고, 마늘과 얇게 썬 할라페뇨를 더하면 멕시코 요리 느낌이 난다.

육수를 체에 걸러 수프, 소스, 그레이비소스, 밥물로 사용할 수도 있다.

● 바삭하게 구운 닭다리살

딱 5분만 준비하면 거의 손이 가지 않는 요리다. 바쁜 평일 저녁에 당신에게 딱 필요한 음식이다. 흔히 닭가슴살 같은 부위를 좋아하지만, 닭날개나 다릿살 같은 고기에도 나름 이점이 있다. 닭다리살은 맛이 좋고, 가슴살보다 철분, 아연, 비타민 B를 더 많이 포함하고 있다. 이러한 부위를 사서 뼈와 껍질을 제거하고 손질하는 것도 경제적이다.

준비: 10분, **조리**: 28분, **분량**: 4회 제공분

마늘 가루 2작은술
훈연 파프리카 가루 3/4작은술
뼈와 껍질이 있는 닭다릿살 900그램(크기에 따라 1.8킬로그램이나 3.6킬로그램도 가능), 키친타올로 톡톡 두드려 핏물을 제거함
고운 바닷소금과 바로 간 흑후추
아보카도오일 1큰술

---

① 오븐을 섭씨 220도로 맞춘 다음 큰 주물 팬을 오븐에 넣고 예열한다 작은 그릇에 마늘 가루와 파프리카 가루를 섞어둔다.

② 닭고기에 소금과 후추를 넉넉히 묻혀 재어둔다. 마늘 가루 믹스를 골고루 문지른다. 오븐이 설정한 온도에 이르면 팬을 조심스럽게 꺼내 중불에 올린다.

팬에 기름을 두르고 닭고기를 껍질 부분이 아래로 가도록 넣는다. 기름 튐 방지 종이나 포일로 느슨하게 덮는다. 껍질에 황금빛 갈색이 돌고 바삭해져서 팬에서 잘 떨어질 때까지 6~8분 익힌다.

③ 닭다리살을 뒤집고 팬을 다시 오븐에 넣고 닭고기가 완전히 익을 때까지 15~20분 더 익힌다(고기 뼈를 피해 고기의 가장 두꺼운 부분에 온도계를 찔러보았을 때 섭씨 75도가 되어야 한다). 뜨거운 상태로 낸다.

1회 제공량당: 열량 411칼로리, 단백질 29그램, 탄수화물 5그램, 지방 32그램, 섬유질 1그램

▶ **참고**: 원한다면 닭다리살을 에어프라이어로 조리해도 된다. 에어프라이어를 섭씨 205도로 예열한다. 바스켓에 올리브유나 아보카도오일을 뿌린다. 양념에 재운 닭고기를 껍질이 아래로 가도록 넣는다. 황금색으로 바삭해질 때까지 8~10분 익힌다. 닭고기를 뒤집고 에어프라이어 내부 온도가 섭씨 75도쯤 될 때까지 8~12분 더 익힌다(에어프라이어 크기에 따라 시간은 다르다).

● **그린 콥 샐러드**

밀프렙을 한다면 이 샐러드가 딱이다. 거의 모든 재료를 미리 준비해두고 먹을 때 한꺼번에 섞기만 하면 된다. 냉장고 상황에 따라 재료를 자유롭게 바꿔보자. 익히고 남은 깍지콩이나 브로콜리도 좋고, 새우를 닭고기로 바꿔도 되고, 다른 상추를 넣어도 된다. 매번 다른 콥 샐러드를 만들 수 있다. 그린 샐러드 드레싱 만들기는 재미있다(어떤 허브든 넣어도 된다!). 번거롭지만 그만한 가치가 있다. 시간이 없다면 병에 담아 판매하는 고품질 제품을 구입하자.

준비: 30분, **조리**: 30분, **분량**: 4회 제공분

드레싱:
엑스트라 버진 올리브유 2큰술
마늘 1쪽, 다진 것(약 1작은술)

잘 익은 아보카도 작은 것 1개

자른 차이브 3큰술

싱싱한 타라곤 다진 것 2큰술

싱싱한 파슬리 잎 5그램

싱싱한 바질 다진 것 5그램

레몬즙 2큰술

아보카도오일 마요네즈 2큰술

코코넛 아미노스 2작은술

고운 바닷소금과 바로 간 흑후추

샐러드:

로메인상추 다진 것 450그램

베이컨 슬라이스 2장, 바삭하게 익혀서 부순 것

완숙이나 원하는 정도로 익힌 달걀 큰 것 2개, 4등분

뼈와 껍질을 제거한 닭가슴살 350그램, 익혀서 깍둑썰기한 것(407쪽 데친 닭가슴살 참고)

방울토마토 반으로 자른 것 250그램

잘 익은 블랙 올리브 얇게 썬 것 3큰술

---

① 드레싱을 만든다. 가열하지 않은 작은 팬에 기름과 마늘을 넣어 섞는다. 약불에 올리고 혼합물이 지글지글 끓을 때까지 30초 정도 익힌 다음 컵에 부어 식힌다. 아보카도, 쪽파, 타라곤, 파슬리, 바질, 레몬즙, 마요네즈, 코코넛 아미노스를 고속 블렌더나 소형 푸드프로세서에 넣고 섞는다. 식힌 마늘 혼합물을 더해 걸쭉해질 때까지 섞는다. 필요하다면 물로 희석해 원하는 농도로 맞춘다. 맛을 보고 소금과 후추로 간한다. (완성량은 1과1/4컵이다. 만든 드레싱은 최대 2일 보관할 수 있다. 용기에 담아 뚜껑을 닫고 냉장 보관한다)

② 샐러드를 만든다. 양상추 1개에 드레싱 50밀리리터를 넣어 버무린다. (기호에 따라 드레싱을 더 넣어 다시 버무린다.) 그릇 네 개에 나누어 담는다. 양상추 위에 베이컨, 달걀, 닭고기, 토마토, 올리브 등의 재료를 골고루 올린다. 기호에 따라 드레싱을 더 올려 낸다.

1회 제공량당: 열량 283칼로리, 단백질 33그램, 탄수화물 8그램, 지방 13그램, 섬유질 4그램

● **마늘과 로즈메리를 넣고 익힌 돼지고기 안심**

응용: 돼지고기+고구마, 돼지고기 우둔살+채소 등

돼지고기 안심을 소금물에 담가 염장하면 풍미가 풍부해지고 식감이 아주 좋아진다. 하지만 4시간 이상 염장하면 고기가 흐물흐물해지니 주의하라. 고기에 다시 소금을 칠 필요는 없다. 간은 소금물로도 충분하다.

준비: 15분, **염장**: 1~4시간, **조리**: 20분, **분량**: 4회 제공분

코셔 소금 6큰술
말린 월계수 잎 2장
돼지고기 안심 550그램, 과한 지방과 껍질을 제거하고 키친타올로 톡톡 두드려 핏물을 제거한 것
레몬 제스트 1작은술
싱싱한 로즈메리 다진 것 1작은술
마늘 2쪽, 다진 것 (약 2작은술)
아보카도오일 1큰술과 1/2작은술
바로 간 흑후추 1/8작은술

① 큰 그릇에 물 475밀리리터를 붓고 소금을 넣어 잘 저어 녹인다. 시원한 물 475밀리리터와 월계수 잎을 더 넣고 젓는다. 돼지고기를 넣고 눌러서 소금물에 푹 잠기게 한다. 뚜껑을 덮고 1~4시간 냉장 보관한다.

② 큰 주물 팬을 오븐에 넣고 섭씨 205도로 예열한다. 레몬 제스트, 로즈메리, 마늘, 오일 1/2작은술, 후추를 도마에 올린다. 한데 모아 잘 드는 칼로 다지고 다시 모아 다지며 잘 섞어 페이스트처럼 되게 한다. 소금물에서 고기를 꺼낸

다음 키친타올로 톡톡 두드려 잘 말린다.

③ 오븐에서 뜨거운 팬을 조심스럽게 꺼낸다. 중강불에 올리고 오일 1큰술을 넣는다. 돼지고기를 집게로 돌려가며 한 면당 2~3분씩 고기가 그을릴 때까지 익힌다. 팬을 불에서 내리고 고기에 향신료 페이스트를 바른다. 팬을 오븐으로 옮기고 고기의 가장 두꺼운 부분에 온도계를 찔러 보았을 때 섭씨 55~60도가 될 때까지 14~17분 굽는다. 고기를 도마로 옮기고 포일로 덮은 다음 10분 휴지시킨다(고기를 휴지시킬 때도 온도가 올라가면서 내부 온도는 계속 일정하게 유지된다). 작은 조각으로 잘라낸다.

1회 제공량당: 열량 192칼로리, 단백질 30그램, 탄수화물 1그램, 지방 7그램, 섬유질 0그램

● **구운 새우**

응용: 새우 볶음, 새우와 채소볶음, 아보카도오일 새우 볶음, 새우 채소볶음 등

너무 익혀 고무처럼 질긴 새우는 이제 안녕이다. 몇 분만 구우면 항상 부드럽고 바삭바삭한 새우를 먹을 수 있다. 뜨거운 채로 먹거나 식혀서 용기에 넣고 뚜껑을 닫아 냉장 보관하면 쉬림프 칵테일에 딱 맞다. 새우는 아주 맛있을 뿐만 아니라 셀레늄, 요오드, 아연, 마그네슘 같은 미네랄의 훌륭한 공급원이다.

준비: 5분, **조리**: 10분, **분량**: 4회 제공분

껍질을 벗기고 내장을 제거해 손질한 중새우 900그램
올리브유 또는 아보카도오일 1과 1/2큰술
고운 바닷소금과 방금 간 흑후추

① 오븐을 섭씨 205도로 예열한다. 테두리가 있는 베이킹 시트 두 장에 유산지를 깐다.

② 새우를 키친타올로 톡톡 두드려 말린다. 그릇에 담고 기름을 바른 다음 소금과 후추로 간한다. 새우를 베이킹 시트에 한 겹으로 펼치고 완전히 익을 때까지 8~10분 굽는다(새우가 완전히 익으면 분홍색으로 변하고 C자 형태로 약간 말린다). 뜨거운 채로 먹거나 식혀서 용기에 넣고 뚜껑을 닫아 냉장 보관하면 차갑게 먹을 수 있다.

1회 제공량당: 열량 205칼로리, 단백질 30그램, 탄수화물 4그램, 지방 9그램, 섬유질 0그램

● **데친 연어**

응용: 연어+비트 샐러드+밥, 연어+비트 샐러드 등

데친 연어는 여러모로 이용할 수 있는 훌륭한 재료로, 여러 사람을 위한 요리나 혼자만의 식사로 쉽게 준비할 수 있다. 브런치나 저녁으로, 뜨겁거나 차갑게, 소스와 함께 즐길 수도 있다(437쪽 요구르트: 딜 소스나 435쪽 고수 페스토와도 잘 어울린다). 생선을 요리하기가 겁난다면 데치기는 아주 좋은 선택이다. 간단하고 요리할 때 부엌에 비린내가 가득 차지도 않는다(진짜다).

준비: 10분, **조리**: 15분, **분량**: 4회 제공분

레몬 1개, 얇게 썬 것
통 흑후추 1/2작은술
드라이 화이트 와인 475밀리리터
말린 월계수 잎 1장
야생 연어 675그램, 껍질을 제거하고 4조각으로 썰어둔 것
엑스트라 버진 올리브유 1큰술
고운 바닷소금

① 레몬 슬라이스와 통후추를 크고 깊은 냄비에 넣는다. 와인과 물 475밀리리터

를 붓고 월계수 잎을 넣는다. 중강불에서 끓인 다음 중약불로 줄인다.

② 연어를 키친타올로 톡톡 두드려 말린다. 기름을 바르고 소금을 골고루 뿌려 재워둔다. 데칠 물을 섭씨 75~80도 사이가 될 때까지 가열한다. 연어를 냄비 속 레몬 슬라이스 위에 넣는다. 필요하다면 연어가 물에 잠기도록 뜨거운 물을 더 붓는다.

③ 뚜껑을 덮고 연어가 완전히 익을 때까지 8~12분 데친다(포크로 가장 두꺼운 부분을 눌러 보았을 때 쉽게 부서져야 한다). 데치는 시간은 연어 두께에 따라 다르다. 소금을 더 쳐서 간한다. 따뜻하게 먹거나 식힌 다음 용기에 넣어 뚜껑을 덮고 냉장 보관하다가 차갑게 낸다.

1회 제공량당: 열량 284칼로리, 단백질 37그램, 탄수화물 0그램, 지방 14그램, 섬유질 0그램

● 레몬: 케이퍼 소스를 곁들인 구운 대구

평일 저녁에 빨리 준비할 수 있는 요리지만 저녁 식사 손님 대접용으로도 손색이 없다. 레몬: 케이퍼 소스는 일반 소스보다 렐리시(relish, 과일이나 채소를 다져 익힌 다음 식초에 절인 것-옮긴이)에 가깝다. 소스를 더 가볍게 만들고 싶다면 화이트와인 50밀리리터를 넣고 반으로 졸인 다음 차가운 버터를 넣는다.

준비: 10분, **조리**: 15분, **분량**: 4회 제공분

대구 675그램
엑스트라 버진 올리브유 2큰술
고운 바닷소금과 바로 간 흑후추
무염버터 2큰술
작은 셜롯 1개, 다진 것(약 1/4컵)
마늘 1쪽, 다진 것(약 1작은술)
물기를 제거한 케이퍼, 굵게 다진 것 1큰술

레몬 제스트 1작은술

레몬즙 2큰술

싱싱한 이탈리안 파슬리 다진 것 1큰술

① 오븐을 섭씨 205도로 맞추고 큰 베이킹 시트에 유산지를 깐다. 대구를 키친 타올로 톡톡 두드려 물기를 제거한다. 오일 1큰술을 생선에 골고루 바른다. 소금과 후추로 간한다. 생선이 완전히 익어 포크로 눌렀을 때 쉽게 부스러질 때까지 12~15분 굽는다. 굽는 시간은 생선 두께에 따라 따르다.

② 그동안 소스를 만든다. 버터 1큰술을 작은 팬에 중불로 녹이며 남은 오일 1큰술과 잘 섞는다. (남은 버터 1큰술은 냉장고에 잠시 보관한다) 셜롯에 소금 한 꼬집을 더하고 셜롯이 부드러워질 때까지 가끔 저어주며 2~3분 익힌다. 마늘과 케이퍼를 더하고 향이 날 때까지 1분 정도 볶는다. 레몬 제스트와 레몬즙을 더한다. 불을 끄고 남은 버터 1큰술을 더한 다음 소스가 섞이도록 잘 젓는다. 파슬리를 뿌리고 맛을 본 다음 소금과 후추로 간한다.

③ 대구를 접시 4개에 나누어 담고 소스를 얹어 낸다.

1회 제공량당: 열량 251칼로리, 단백질 30그램, 탄수화물 2그램, 지방 14그램, 섬유질 1그램

● **스크램블드 에그**

달걀을 조리하는 방법은 수없이 많지만 여기서 주로 사용하는 방법은 다음 세 가지인 스크램블드 에그, 달걀 프라이, 찐 달걀이다. 각 방법으로 조리할 때 요리 온도나 여러 사항에 세심하게 주의를 기울이면 가장 맛있게 달걀을 익힐 수 있다. 퍼석하거나 질기지 않고 맛있고 폭신한 스크램블드 에그를 만들 수 있다. 달걀 큰 것 1개에는 단백질이 6그램 들어 있어서 달걀 3개를 먹어도 끼니당 단백질 섭취 목표량을 맞추기에는 부족하다. 구운 연어 몇 조각이나 버거 패티, 남은 닭고기, 다른 단백질을 곁들여 먹자.

분량: 1회 제공분

달걀 큰 것 3개
기ghee 버터, 아보카도오일, 올리브유 등 1작은술
고운 바닷소금

중간 크기의 그릇에 달걀을 잘 풀어둔다. 기 버터나 다른 액상 오일을 코팅 팬에 넣고 중약불로 녹이거나 잘 데운다. 잘 풀어놓은 달걀을 팬에 붓고 소금으로 간한 다음 실리콘 주걱으로 천천히 계속 저으며 익힌다. 달걀이 팬에 눌어붙지 않고 크고 폭신하게 굳어지도록 하자. 원하는 만큼 1~3분 익힌 다음 따뜻한 상태로 낸다.

1회 제공량당: 열량 247칼로리, 단백질 18그램, 탄수화물 0그램, 지방 19그램, 섬유질 0그램

▶ **참고**: 달걀을 폭신하게 익히려면 중약불에서 익혀야 한다. 온도를 아주 낮게 설정하면 달걀이 아주 크리미하고 맛있게 익지만 시간이 너무 오래 걸린다. 반대로 온도가 너무 높으면 달걀이 골고루 익지 않고 스크램블드 에그가 퍼석해진다.

달걀은 원하는 대로 간한다. 바닷소금 약간이면 충분하지만 필요하다면 흑후추, 신선한 허브나 말린 허브 등 좋아하는 향신료를 더하자. 내가 가장 좋아하는 조미료는 향신료와 동결건조한 내장육을 섞은 플럭 시즈닝Pluck seasoning이다. 내장 맛도 안 나고 고소하면서도 정말 맛있다.

● **달걀 프라이**

분량: 1회 제공분

기 버터 1큰술

달걀 큰 것 2~3개
고운 바닷소금

기 버터를 중간 크기 코팅 팬에 넣고 중불로 녹인다. 달걀을 조심스럽게 깨서 팬에 넣는다(또는 컵에 달걀을 깨서 넣고 팬으로 옮긴다). 소금으로 간한다. 달걀을 익힐 때 팬을 살짝 기울여 녹은 기 버터를 수저로 떠서 흰자 위에 부으면서 흰자가 단단해지고 노른자가 약간 묽은 상태가 될 때까지 3분 정도 익힌다. 따뜻한 상태로 낸다.

1회 제공량(달걀 3개)당: 열량 292칼로리, 단백질 18그램, 탄수화물 3그램, 지방 25그램, 섬유질 0그램

▶ **참고**: 기 버터는 정말 맛좋지만 고온으로 가열해도 되는 다른 오일을 사용해도 무방하다. 아보카도오일도 좋다.
더 익은 노른자를 좋아한다면 흰자에 기름을 부을 때 노른자에도 같이 붓거나, 달걀을 뒤집어 1~2분 정도 더 익힌다.

● **찐 달걀**

응용: 셰이크와 달걀, 연어+비트 샐러드+밥 등

분량: 6회 제공분

달걀 큰 것 6개

큰 냄비에 물을 2.5센티미터 높이까지 붓고 중강불로 끓인다. 찜통을 얹는다. 달걀을 넣고 뚜껑을 꽉 닫은 다음 원하는 굳기가 될 만큼 찐다. 반숙을 원하면 8~9분, 조금 더 익지만 노른자는 부드러운 상태를 원하면 10~11분, 완숙을 원하면 12~13분 찐다. 달걀이 다 익기 전에 다른 그릇에 얼음물을 부어둔

다. 달걀이 다 익으면 구멍 있는 국자를 이용해 달걀을 얼음물로 옮긴다. 식혀서 껍질을 벗긴 다음 먹는다. 냉장 보관하려면 껍질을 그대로 둔다.

1회 제공량(달걀 1개)당: 열량 70칼로리, 단백질 6그램, 탄수화물 0그램, 지방 5그램, 섬유질 0그램

▶ **참고**: 달걀을 완숙으로 익히는 가장 좋은 방법은 찌는 것이다. 끓는 물에 삶기보다 훨씬 낫다. 무엇보다 껍질을 벗기기 쉬워진다. 더 이상 흰자를 0.5센티미터씩 껍질과 함께 떼어 버리거나 한 번에 1센티미터씩 껍질을 긁어낼 필요가 없다. 찌는 방법도 부드러운 조리법이라 익은 노른자 주변이 보기 싫게 초록색으로 변하지 않는다. 한번 시도해 보면 다시는 삶은 달걀로 돌아갈 수 없을 것이다.

● '완벽한' 돼지갈비

응용: 돼지갈비+채소 등

뼈가 붙은 돼지갈비는 정말 맛있다. 뼈에 갈비가 넉넉히 붙은 잘 익은 갈비를 보면 무언가 원초적인 만족감이 든다. 염장 단계를 건너뛰지 말라. 풍미 있고 고기가 정말 부드러워진다. 30분만 염장해도 결과가 완전히 달라진다.

준비: 10분, **염장**: 30분, **조리**: 12분, **분량**: 4회 제공분

찬물 950밀리리터
고운 바닷소금 2큰술
말린 월계수 잎 1장
마늘 1쪽, 껍질을 벗겨 칼등으로 다진 것
뼈 있는 돼지갈비, 센터 컷 4쪽 (1.9~2.5센티미터 두께)
아보카도오일 1큰술
바로 간 흑후추
고운 바닷소금[말돈Maldon 등](선택)

---

① 냄비에 물 230밀리리터를 넣고 끓인다. 불에서 냄비를 내린 다음 소금을 넣고 녹을 때까지 잘 젓는다. 월계수 잎과 마늘을 넣는다. 남은 물을 넣고 섞는다. (물이 아직 따뜻하다면 얼음 몇 개를 넣어 녹이며 식힌다) 크고 얕은 접시에 돼지갈비를 놓고 소금물을 붓는다. 잘 덮어서 냉장고에서 최소 30분~8시간 보관하며 염장한다. 그다음 소금물에서 고기를 꺼내어 키친타올로 톡톡 두드려 잘 말린다. 실온에 30분 둔다.

② 오븐을 섭씨 205도로 맞추고 바닥이 두껍거나 주물로 된 팬을 넣어 예열한다. 고기에 기름을 골고루 바르고 후추로 양념한다. 예열된 팬을 오븐에서 조심스럽게 꺼내 중강불에 올린다. 팬에 고기를 올리고 밑면이 익을 때까지 그대로 3~4분 굽는다. 고기를 뒤집고 팬을 다시 오븐으로 옮긴다.

③ 뼈를 피해 고기의 가장 두꺼운 부분에 온도계를 찔러 보았을 때 섭씨 60도가 되도록 4~7분 굽는다. 굽는 시간은 고기 두께에 따라 다르다. 고기를 도마에 올리고 포일로 느슨하게 덮은 다음 5~10분 휴지한다. 기호에 따라 내기 직전 바닷소금을 살짝 뿌린다.

1회 제공량당: 열량 285칼로리, 단백질 32그램, 탄수화물 0그램, 지방 17그램, 섬유질 0그램

▶ **참고**: 팬에 눌어붙은 것을 이용해 빠르게 소스를 만들 수 있다. 팬에 다진 셜롯을 볶은 다음 화이트 와인이나 식초 1~2큰술을 넣고 바닥에 갈색으로 굳은 부분을 긁어준다. 액체가 거의 날아가면 육수 80밀리리터와 디종 머스터드 1/2~1작은술을 넣고 소스가 농축되어 걸쭉해질 때까지 잘 섞으며 졸인다. 맛을 보고 꿀을 약간 넣거나 필요하다면 소금과 후추로 간한다.

● **다진 호두와 대구**

응용: 구운 감자를 곁들인 대구 등

찬장에 있는 몇 가지 기본 재료와 호두를 대구에 더하면 대구의 다소 밋밋한 맛에 풍미와 식감이 더해진다. 평일 저녁에 준비하기도 쉽지만 저녁식사 손

님을 대접하기에도 적당하다. 대구가 없다면 해덕대구, 민대구, 명태 같은 단단한 흰살생선도 좋다.

준비: 15분, **조리**: 12분, **분량**: 4회 제공분

다진 호두 75그램
말린 딜 1작은술
레몬 제스트 1/2작은술
마늘 가루 1/4작은술
훈연 파프리카 가루 1/4작은술
고운 바닷소금과 바로 간 흑후추
아보카도오일 마요네즈 1작은술
디종 머스터드 2작은술
대구 675그램, 4등분 (냉동이라면 해동한다)
엑스트라 버진 올리브유 1큰술

---

① 오븐을 섭씨 205도로 맞추고 테두리가 있는 베이킹 시트에 유산지를 깐다.

② 호두, 딜, 레몬 제스트, 마늘 가루, 파프리카 가루에 소금과 후추를 한 꼬집씩 더해 도마에 올린다. 곱게 다진 다음 재료가 골고루 섞이도록 여러 번 잘 뒤섞는다. (소형 푸드프로세서가 있다면 이를 이용해 재료가 곱게 갈려 잘 섞이게 한다) 다른 그릇에 마요네즈와 머스터드를 넣고 섞는다.

③ 생선을 키친타올로 톡톡 두드려 물기를 완전히 제거한 다음 소금과 후추로 양념해 베이킹 시트에 올린다. 머스터드 혼합물을 생선 양면에 아주 얇게 펴 바른다. 호두 섞은 것을 생선 조각에 골고루 눌러 붙인다. 생선에 기름을 뿌린다.

④ 완전히 익어 포크로 눌렀을 때 쉽게 부스러질 정도로 10~12분 굽는다. 뜨거울 때 낸다.

1회 제공량당: 열량 277칼로리, 단백질 33그램, 탄수화물 3그램, 지방 15그램, 섬유질 1그램

● 아몬드를 곁들인 깍지콩과 셜롯

응용: 스테이크+깍지콩 등

단순한 깍지콩에 얇게 썬 아몬드와 셜롯을 곁들여 보자. 30분도 안 되어 식탁에서 감쪽같이 사라질 것이다. 포장에 'haricots verts'(프랑스어로 '녹색 콩'이라는 뜻)이라고 적혀 있는 시판 깍지콩은 요리에 최고다. 끓는 소금물에 살짝 데치고 가장자리를 잘라낸 다음 팬에서 재빨리 익힌다.

준비: 15분, **조리**: 10분, **분량**: 4회 제공분

고운 바닷소금
가느다란 깍지콩 450그램, 손질한 것
기 버터 1과 1/2큰술
아몬드, 얇게 썬 것 3큰술
셜롯 작은 것 3개 또는 중간 것 2개, 다진 것(약 3/4컵)
마늘 2쪽, 다진 것(약 2작은술)
레몬즙 1큰술
바로 간 흑후추

---

① 냄비에 소금물을 끓인다. 깍지콩을 넣고 밝은 녹색으로 변하고 식감은 아삭하고 안은 촉촉해질 때까지 2~3분 익힌다. 물에서 꺼낸다.

② 큰 팬에 기 버터 1큰술을 넣고 중불에서 녹인다. 아몬드를 넣고 뒤적이며 1~2분 살짝 굽는다. 셜롯과 소금 한 꼬집을 넣고 잘 섞으며 셜롯이 부드러워질 때까지 1분 정도 익힌다. 마늘을 넣고 1분 정도 더 익혀 향을 낸다.

③ 깍지콩을 팬에 넣고 남은 기 버터 1/2큰술과 레몬즙을 더한다. 소금으로 살짝 간하고 깍지콩이 기름으로 코팅되고 모든 재료가 잘 섞여 데워질 때까지 볶는다. 맛을 보고 후추로 간한 다음 필요하면 소금을 더 넣는다. 뜨거운 상태로 낸다.

1회 제공량당: 열량 134칼로리, 단백질 5그램, 탄수화물 15그램, 지방 8그램, 섬유질 6그램

● 구운 방울무와 방울무잎

방울무를 좋아하지도 않고 아직 요리해본 적이 없더라도 이 레시피는 마음에 들 것이다. 방울무를 구우면 톡 쏘는 맛이 줄고 껍질이 얇은 점질 감자처럼 촉촉한 식감이 된다. 무 이파리가 붙어있는 것도 있는데 이것도 맛있다. 이파리는 약간 쓴맛이 나지만 익히면 부드러워지고 음식에 약간의 산미를 더해준다. 이 레시피에서는 사과식초를 사용하지만 기호에 따라 레몬즙을 사용해도 괜찮다.

준비: 25분, **조리**: 30분, **분량**: 2~4회 제공분

잎이 붙은 방울무 3묶음(방울무 약 30개와 잎 150그램)
아보카도오일 1큰술
고운 바닷소금과 바로 간 흑후추
마늘 가루 1/2작은술
말린 로즈메리 1작은술, 손으로 약간 부순 것
사과식초 1작은술

① 오븐을 섭씨 230도로 맞추고 바닥이 두껍거나 주물로 된 팬을 넣고 예열한다.

② 주방용 가위로 무 이파리를 잘라낸다. 무는 반으로 잘라 손질하고(크다면 1/4이나 1/6로 자른다) 큰 그릇에 담는다. 이파리는 남겨둔다. 방울무에 기름을 넣고 소금과 후추를 넉넉하게 뿌려 간한 다음 마늘 가루와 로즈메리 가루를 넣는다. 기름과 양념이 잘 섞이도록 버무린다. 달궈진 팬을 오븐에서 조심스럽게 꺼내 무를 한 겹으로 펼쳐담는다. 방울무가 부드러워지고 약간 갈색으로 익을 때까지 중간에 한 번쯤 섞으며 20~25분 굽는다.

③ 방울무가 구워지는 동안 그릇에 찬물을 붓고 무 이파리를 넣는다. 잘 휘저어서 이물질을 제거한 다음 이파리를 조심스럽게 꺼내 키친타올로 톡톡 두드려 완전히 말린다. (샐러드 스피너를 사용해 물기를 제거해도 된다) 듬성듬성하게 자른다.

④ 뜨거운 팬을 오븐에서 조심스럽게 꺼내 중불로 옮긴다. 무 이파리를 넣고 사과식초와 소금을 뿌려 잘 섞으며 숨이 죽을 때까지 1~2분 정도 익힌다. 맛을 보고 필요하다면 소금과 후추로 간한다. 뜨거운 상태로 낸다. (완성량: 약 3컵)

1회 제공량당: 열량 78칼로리, 단백질 1그램, 탄수화물 4그램, 지방 7그램, 섬유질 2그램

▶ **참고**: 이 요리는 뜨겁게 먹거나 실온 또는 차가운 상태로 먹어도 맛있다. 고수 페스토(435쪽 참고)나 레몬허브 타히니 소스(436쪽 참고)를 얹어먹거나 플레인 그리크요구르트를 약간 넣어도 좋다. 남은 것은 무엇이든 샐러드에 넣어보자.

이파리가 붙어 있는 무를 샀는데 그날 바로 요리할 수 없다면 무 가까이에서 이파리를 잘라 따로 보관한다. (잘 씻어서 완전히 말린 다음 물에 약간 적신 키친타올로 싸서 비닐봉지에 담아 냉장 보관한다) 이파리가 붙어 있으면 무에서 수분이 빠져나간다. 비트나 당근도 마찬가지다.

● 채소볶음

응용: 새우와 채소볶음 등

볶음은 아주 빨리 익히는 고열 조리법이므로, 모든 재료를 미리 준비한 다음 불을 켜자. 모두 잘게 썰거나 깍둑썰기하거나 다져두어 요리사가 '준비 완료'된 상태에서 시작하면 재료가 너무 푹 익을 위험이 없다. 최고의 채소볶음은 풍미가 가득하고, 잘 익어 부드럽지만 아삭하게 씹히는 상태다.

준비: 25분, **조리**: 12분, **분량**: 4회 제공분

코코넛 아미노스 3큰술

간이 되어 있지 않은 현미식초 1작은술

갈분(칡 분말) 1/2작은술

아보카도오일 2큰술

표고버섯 머리 부분 얇게 썬 것 150그램

고운 바닷소금

파 6줄기, 흰 부분과 초록 부분을 나누어 썰어둔 것, 초록 부분 일부는 가니시로 남김(선택)

빨강 피망 작은 것 1개, 씨 제거한 다음 다짐

아스파라거스 1묶음(약 450그램), 질긴 겉면은 손질하고 5센티미터 간격으로 어슷 썰기

마늘 3쪽, 다진 것(약 1큰술)

싱싱한 생강 다진 것 1큰술

참기름 2작은술

스리라차 소스(선택)

① 작은 그릇에 코코넛 아미노스, 현미식초, 갈분을 섞는다.

② 큰 팬에 아보카도오일 1큰술을 넣고 중강불로 달군다. 버섯을 넣고 소금간을 한 다음 물이 나오고 갈색으로 바뀔 때까지 가끔 뒤적이며 약 5~7분 익힌다. 남은 아보카도오일 1큰술과 파, 피망, 아스파라거스를 넣고 소금으로 간한다. 잘 섞어 부드럽게 익을 때까지 2~3분 볶는다.

③ 마늘과 생강을 넣고 30초~1분 정도 볶아 향을 낸다. 코코넛 아미노스 혼합물을 더하고 잘 뒤적이며 소스가 걸쭉해지고 채소가 모두 코팅될 때까지 1분 정도 계속 섞으며 더 익힌다. 불을 끄고 원한다면 참기름과 스리라차 소스를 뿌려 낸다. (완성량: 약 5컵)

1회 제공량당: 열량 152칼로리, 단백질 5그램, 탄수화물 15그램, 지방 10그램, 섬유질 4그램

● 사골육수 밥

응용: 새우와 채소볶음, 연어+비트 샐러드+밥, 버거+쌀, 아보카도오일 새우볶음, 새우 채소볶음, 스테이크+채소+밥 등

사골육수로 지은 밥에는 필수 영양소가 가득할뿐만 아니라 밋밋한 쌀에 풍부하고 만족스러운 풍미가 더해진다. 그대로 다른 요리에 곁들이거나 채소볶음 (330쪽 참고) 또는 원하는 단백질 음식과 같이 먹자. 나는 닭 육수를 가장 좋아하지만 소고기나 다른 육수를 사용해도 좋다.

준비: 5분, **조리**: 23분, **분량**: 500그램

베트남 쌀 200그램
닭 육수 400밀리리터
무염버터 1큰술(선택)
고운 바닷소금 1/2작은술

① 쌀을 고운 체에 넣고 찬물로 헹군 다음 아래쪽에 뿌연 물이 거의 나오지 않을 때까지 손가락으로 잘 저어가며 쌀을 씻는다. (물이 잘 안 보인다면 체 아래에 그릇을 놓고 물 색깔을 확인한다)

② 중간 크기의 냄비에 육수를 넣는다. 버터를 쓴다면 이때 넣는다. 육수가 막 끓어오를 정도까지 불을 중불로 올린다. 쌀과 소금을 넣어 섞는다. 육수가 보글보글 끓을 정도가 되면 불을 최대한 약불로 줄인 다음 뚜껑을 덮는다. 육수가 흡수되고 쌀이 부드러워질 때까지 18~22분 그대로 익힌다. 육수가 모두 흡수되었는지 확인하려고 젓지 말고 냄비를 살짝 기울여 확인한다. 육수가 아직 남았다면 뚜껑을 덮고 약불에서 계속 익히며 2분 간격으로 확인한다. 절대 저으면 안 된다.

③ 육수가 모두 흡수되면 불에서 냄비를 내린 다음 뚜껑을 그대로 덮은 채 5분간 그대로 둔다. 밥을 포크로 잘 뒤적여 내거나 나중에 먹으려면 용기에 옮겨 식힌 다음 뚜껑을 덮고 냉장 보관한다.

1회 제공량(75그램)당: 열량 110칼로리, 단백질 4그램, 탄수화물 22그램, 지방 0그램, 섬유질 0그램

● **에어프라이어로 익힌 아티초크 꽃받침**

엉겅퀴과에 속하는 아티초크는 손질이 조금 까다롭다. 그래서 병이나 통조림에 들어있는 아티초크 꽃받침이 인기다. 다행히 꽃받침 부분에도 항산화물질이 풍부하므로 이대로 먹어도 나머지 부분에 든 영양소를 놓칠 걱정은 하지 않아도 된다. 에어프라이어에서 익히면 기분 좋은 바삭함이 남아 있는 재미있는 애피타이저가 된다. 요구르트: 딜 소스(437쪽 참고)와 함께 먹으면 좋다.

준비: 10분, **조리**: 9분, **분량**: 2~4회분

아티초크 꽃받침 4등분한 것 1캔(400그램), 물기 제거
엑스트라 버진 올리브유 2작은술
이탈리안 시즈닝 1작은술
붉은 고춧가루 1꼬집(선택)
고운 바닷소금과 바로 간 흑후추
올리브유 또는 아보카도오일 스프레이

① 에어프라이어를 섭씨 205도로 예열한다. 아티초크를 키친타올로 꼼꼼히 두드려 잘 말린다. 아티초크를 그릇에 담고 오일, 이탈리안 시즈닝, 붉은 고춧가루(사용하는 경우)를 더해 잘 버무린다. 소금과 후추로 가볍게 간한다.

② 에어프라이어 바스켓에 요리용 오일 스프레이를 뿌린다. 아티초크를 바구니에 한 겹으로 펴고 황금빛이 돌고 바삭해질 때까지 약 4분 익힌다. 뒤집은 다음 전체적으로 황금빛이 돌고 바삭해질 때까지 3~5분 더 익힌다. 따뜻한 채로 낸다.

1회 제공량당: 열량 101칼로리, 단백질 3그램, 탄수화물 14그램, 지방 5그램, 섬유질 7그램

▶ **참고**: 4등분한 아티초크 꽃대를 쉽게 구할 수 없다면 아티초크 자체를 구해 4등분한다.

싱싱한 아티초크를 이용하면 위 레시피대로 조리했을 때 겉은 바삭하고 안은 촉촉해진다. 뒤집어서 3~6분 정도 더 구우면 바삭하다(갈색이 되면 바로 꺼내야 타지 않는다).

여러 명 분을 요리한다면 양을 두세 배 늘려야 한다. 바삭하고 황금빛이 돌게 하려면 여러 번 익혀야 할 수 있다. 베이킹 시트 위에 식힘망을 놓고 섭씨 95도로 오븐을 예열한다. 조리가 한 번 끝날 때마다 다음 판을 익히는 동안 오븐 안 선반에 익은 아티초크를 펼쳐 두어야 아티초크를 계속 따뜻하게 유지할 수 있다.

에어프라이어나 오븐에서 꺼내면 금방 눅눅해지므로 꺼내면 곧바로 먹을 수 있도록 계획하자.

● **채 썬 비트와 당근 샐러드(커민오렌지 비네그레트소스를 곁들임)**

응용: 연어+비트 샐러드+밥, 연어+비트 샐러드, 참치를 곁들인 소고기 샐러드, 참치+비트 샐러드 등

비트는 보통 찌거나 구워 먹지만 사실 생으로 먹어도 아주 맛있다. 흙 맛은 달콤한 당근과 잘 어울리고, 커민과 오렌지즙을 곁들인 비네그레트소스를 더하면 복합적인 맛이 살아난다. 당근 샐러드에 흔히 넣는 건포도 대신 대추야자 한 개를 다져넣었다. 쫄깃한 단맛이 딱 필요한 포인트가 된다. 짭짤하고 바삭한 피스타치오를 뿌리면 완벽하다. 구운 고기, 생선, 좋아하는 어떤 단백질 요리와도 어울린다. 재료를 준비할 때 밝은색 옷을 입으면 비트 물이 들 수 있으므로 주의하자.

준비: 20분, **분량**: 4회분

디종 머스터드 1/2작은술

오렌지 제스트 간 것 1/2작은술

오렌지즙 2큰술

사과식초 1큰술

꿀 1/2작은술

간 커민 1/4작은술

케이언페퍼 한 꼬집(선택)

엑스트라 버진 올리브유 2큰술

고운 바닷소금과 바로 간 흑후추

비트 작은 것 2개 또는 큰 것 1개, 껍질을 벗겨 채 썬 것

중간 크기 당근 3개, 채 썬 것

씨를 뺀 대추야자 1개, 다진 것

바로 간 소금 친 피스타치오 볶음 2큰술

---

① 드레싱 만들기: 중간 크기 그릇에 머스터드, 오렌지 제스트, 오렌지즙, 사과식초, 꿀, 커민, 케이언페퍼(사용하는 경우)를 섞는다. 기름을 더하며 계속 잘 섞는다. 맛을 보고 소금과 흑후추로 간한다. (완성량: 1/4컵)

② 잘게 채 썬 비트를 고운 체에 넣고 찬물에서 부드럽게 헹군다. 물기를 완전히 뺀 다음 중간 크기의 그릇에 넣는다. 당근과 대추야자를 넣고 살살 버무린다. 드레싱 3큰술을 넣고 다시 잘 버무린다. (샐러드가 너무 뻑뻑하다면 남은 드레싱 1큰술을 더 넣는다.) 맛을 보고 소금과 흑후추로 간한다. 샐러드를 실온에 최소 20분 두면 채소가 부드러워지고 풍미가 더 살아난다. (완성량: 약 3컵)

③ 다시 잘 버무린 다음 피스타치오를 얹어 낸다.

1회 제공량당: 열량 121칼로리, 단백질 2그램, 탄수화물 12그램, 지방 8그램, 섬유질 3그램

▶ **참고**: 당근과 비트를 썰 채칼 달린 푸드프로세서가 있다면 이를 사용한다. 받침 용기가 달린 강판을 쓸 수도 있지만 비트를 썰면 너무 지저분해진다.

샐러드를 잠시 놓아두면 물기가 나온다. 가라앉은 액체는 그대로 두고 샐러드만 수저 또는 집게로 건져낸다.

● 톡 쏘는 코울슬로

응용: 돼지고기+고구마 등

코울슬로는 누구나 반가워하는 음식이다. 잘게 채 썬 양배추와 당근이 든 시판 코울슬로 믹스를 이용하면 빠르고 쉽게 코울슬로를 만들 수 있다. (프로의 조언: 코울슬로 믹스를 볶아 빠르게 달걀말이를 만들 수도 있다) 파를 식초에 몇 분 담가두면 씹는 맛이 부드러워져서 나머지 재료의 풍미를 누르지 않는다.

준비: 20분, **분량**: 6회분

파 1줄기, 흰 부분과 초록 부분을 나누어 어슷썰기 (약 2큰술)
사과식초 3큰술
시판 코울슬로 믹스 1봉지(400그램) (채 썬 양배추와 당근 약 7컵)
붉은 피망 작은 것 1개, 씨를 제거하고 얇게 썬 것
디종 머스터드 1큰술
코코넛 아미노스 2작은술
꿀 2작은술
셀러리 줄기 다진 것 1작은술
엑스트라 버진 올리브유 3큰술
고운 바닷소금과 바로 간 흑후추

---

① 작은 컵에 사과식초를 넣고 어슷하게 썬 파를 담가 15분 둔다.
② 큰 그릇에 코울슬로 믹스와 피망을 넣고 섞는다. 작은 그릇에는 머스터드, 코코넛 아미노스, 꿀, 다진 셀러리를 넣는다. 파를 식초에서 꺼내 코울슬로 믹스가 담긴 그릇에 넣고 잘 섞는다. 머스터드 혼합물에는 식초를 넣고 계속 휘저어 기름과 잘 섞여 유화되도록 한다. 맛을 보고 소금과 흑후추로 간한다.
③ 코울슬로 믹스에 식초 혼합물을 넣고 집게로 잘 뒤적인다. 맛을 보고 필요하

다면 소금과 후추를 더 넣어 간한다. (완성량 :5와 1/2컵)

1회 제공량당: 열량 97칼로리, 단백질 1그램, 탄수화물 7그램, 지방 7그램, 섬유질 2그램

▶ **참고**: 코울슬로 믹스에 드레싱을 넣으면 식초의 산과 소금 때문에 양배추가 금세 숨이 죽는다. 미리 만들어두고 싶지만, 요리를 낼 때 아삭함을 유지하고 싶다면 채소 믹스와 드레싱을 따로 담아 뚜껑을 덮어둔 다음 내기 직전에 버무린다.

● **으깬 자색고구마와 참깨**

응용: 돼지고기+고구마 등

놀라운 요리 이야기를 해보겠다. 이 자색고구마 색깔은 보기에도 예쁘지만, 면역력을 강화하고 염증을 퇴치하는 항산화제인 안토시아닌 색소가 듬뿍 들어있다는 뜻이기도 하다. 구우면 삶을 때보다 요리 시간은 더 걸리지만 고구마의 풍미가 더 풍부해지고 예쁜 색도 더 잘 보존된다. 타히니tahini(중동 지방에서 즐겨 먹는 참깨 페이스트: 옮긴이)와 참기름을 더하면 요리에 풍성함과 깊이가 더해진다.

준비: 15분, **조리**: 1시간 30분, **분량**: 8회분

자색고구마(프라이다스 스토크Frieda's Stokes 등) 900그램, 세척해서 건조
우유 230밀리리터(아몬드 우유 등 좋아하는 것)
타히니 70그램
생강 간 것 1작은술
코코넛 아미노스 2작은술
참기름 1작은술
고운 바닷소금
통깨, 가니시용(선택)

---

① 오븐을 섭씨 205도로 예열한다. 고구마를 유산지 한 겹으로 싸고 포일로 덮는다. 테두리가 있는 큰 베이킹 시트를 한 장 깔고 고구마를 얹어 고구마가 향기롭고 부드러워질 때까지 약 1시간~1시간 반 굽는다. (가장 두꺼운 부분에 칼을 찔러 보았을 때 쉽게 들어가야 한다)

② 중간 크기의 냄비에 우유, 타히니, 생강을 넣고 중약불로 끓이며 잘 섞은 다음 불에서 내린다.

③ 고구마를 싼 유산지를 조심스럽게 풀고 양 끝을 잘라낸 다음 세로로 반 가른다. 껍질에서 내용물을 긁어내어 냄비에 넣고 코코넛 아미노스와 오일을 섞는다. 감자 으깨기 도구, 포크, 블렌더를 이용해 고구마를 으깨고 재료를 모두 섞는다. 맛을 보고 소금으로 간한다. 그릇에 옮긴 다음 기호에 따라 통깨를 뿌려 낸다. (완성량: 약 4컵)

1회 제공량(100그램)당: 열량 211칼로리, 단백질 4그램, 탄수화물 37그램, 지방 5그램, 섬유질 5그램

● **라디치오와 엔다이브찜**

응용: 돼지고기 우둔살+채소, 스테이크+채소+밥 등

찜이라 하면 고기가 질겨지리라 생각하겠지만 채소를 낮은 온도에서 천천히 익히면 수분이 흘러나와 맛이 더 좋아진다. 라디치오와 엔다이브는 둘 다 쓴맛이 나는 채소이므로 찔 때 꿀과 레몬을 살짝 더하자. 레몬에서 나오는 약간의 산 때문에 겉면이 더 부드러워지고 단맛과 신맛이 멋지게 어우러진다. 기호에 따라 라디치오나 엔다이브 중 하나만 사용할 수도 있다.

준비: 10분, **조리**: 50분, **분량**: 4회분

기 버터 1큰술
엔다이브 머리 3개, 손질한 것, 세로로 반 가르고 누렇거나 상한 겉면 이파리는

제거
라디치오 머리 작은 것 3개, 손질한 것, 세로로 반 가르고 누렇거나 상한 겉면 이
파리는 제거
레몬즙 2큰술
꿀 1작은술
닭 육수 80밀리리터
고운 바닷소금

① 뚜껑 있는 오븐용 팬에 들어갈 크기로 유산지를 잘라 둔다. 오븐을 섭씨 190
도로 예열한다.

② 팬에 기 버터를 넣고 중불로 녹인다. 엔다이브와 라디치오를 자른 면이 아래로
가도록 넣는다. 레몬즙과 꿀을 더한 다음 닭 육수를 조심스럽게 붓는다(채소 위
에 직접 붓지 말고 팬 가장자리를 따라 붓는다). 채소를 소금으로 간하고 끓인다.

③ 채소 위에 자른 유산지를 조심히 올리고 팬 뚜껑을 덮는다. 팬을 오븐으로 옮
기고 채소가 아주 부드러워지고 겉면이 황금색이 될 때까지 30~40분 익힌다.

④ 팬을 다시 불 위로 올리고 중불로 올린다. 뚜껑을 열고 유산지를 뺀 다음 채
소를 집게로 뒤집어 채소 바닥에 황금빛이 돌고 액체가 모두 날아갈 때까지
한두 번 뒤집으며 5~10분 더 익힌다. 맛을 보고 필요하다면 소금을 더해 간
한다. 뜨겁게 내거나 식혀 뚜껑을 덮고 냉장 보관한 다음 차갑게 먹는다.

1회 제공량당: 열량 147칼로리, 단백질 8그램, 탄수화물 23그램, 지방 5그램, 섬유
질 14그램

● **방울양배추, 당근, 양파구이**

응용: 돼지갈비+채소 등

채소를 구우면 부드러워지고 캐러멜화되며 단맛이 더해진다. 두루 사용할 수
있는 요리법이므로, 쉽게 구할 수 있거나 입맛에 맞는 다른 채소를 자유롭게

활용해보자. 당근 대신 파스닙이나 겨울 호박을, 방울양배추 대신 브로콜리나 콜리플라워를, 노란 양파 대신 다른 양파를 사용해도 좋다(다른 채소가 익는 동안 양파가 너무 갈색으로 익지 않도록 양파를 굵게 채 썰어야 한다). 로즈메리 대신 타임을 사용해도 되고 둘 다 써도 된다.

준비: 20분, **조리**: 45분, **분량**: 4회분

방울양배추 450그램, 다듬어 4등분한 것(작다면 반으로 자른 것)
당근 450그램, 어슷썰기
노란 양파 중간 것 2개, 굵게 채 썬 것
아보카도오일 3큰술
사과식초 1큰술
마늘 가루 2작은술
고운 바닷소금과 바로 간 흑후추
싱싱한 로즈메리 4줄기

---

① 오븐에 테두리가 있는 베이킹 시트 두 장을 놓고 섭씨 205도로 예열한다.

② 큰 그릇에 방울양배추, 당근, 양파를 넣고 섞는다. 오일과 사과식초를 넣고 마늘 가루를 더한 다음 소금과 후추를 넉넉하게 뿌려 양념한다. 모든 재료가 잘 코팅되도록 버무린다.

③ 뜨거운 베이킹 시트 두 장 사이에 채소를 한 겹으로 고루 펴 넣고 로즈메리 가지를 여러 방향으로 넣는다. 채소가 부드러워지고 캐러멜화될 때까지 40~45분간 굽는다. 한두 번 뒤집어 주고 중간쯤에는 베이킹 시트를 위아래로 뒤집는다. 로즈메리 줄기를 빼고 뜨거운 채로 내거나 식혀서 뚜껑을 덮고 냉장 보관하며 차갑게 먹는다. (완성량: 약 6컵)

1회 제공량당: 열량 214칼로리, 단백질 6그램, 탄수화물 27그램, 지방 11그램, 섬유질 9그램

▶ **참고**: 채소는 신중하게 자른다. 그래야 원하는 시간에 모두 익는다. 방울양배추나 겨울호박 같은 단단한 채소는 양파처럼 무른 채소보다 작게 잘라야 한다.

이 요리는 그대로 먹어도 좋고 뜨거운 상태에서 비네그레트소스나 고수 페스토(아래) 같은 좋아하는 소스 또는 레몬허브 타히니 소스(436쪽 참고)를 곁들여도 좋다.

남으면 저장해두고 샐러드에 버무리거나 잘게 다져서 스크램블이나 프리타타로 먹는다.

소스

● **고수 페스토**

페스토는 보통 바질과 잣을 넣어 만들지만 이 레시피는 고수, 호박씨, 할라페뇨를 약간 넣어 매운맛을 더한 업그레이드 버전이다. 더 맵게 먹고 싶다면 할라페뇨 씨를 넣자. 대마 씨앗은 치즈 같은 질감을 더하는 데 도움이 되며(이 레시피에는 유제품이 들어 있지 않다), 섬유질 및 마그네슘, 아연, 비타민 E 같은 미네랄도 제공한다.

준비: 20분, **완성량**: 약 250그램

싱싱한 고수 25그램
싱싱한 파슬리 10그램
가염 호박씨, 구운 것 45그램
대마 씨앗 35그램
라임 제스트 1작은술
싱싱한 라임즙 60밀리리터
중간 크기 할라페뇨 1/2개, 씨를 제거하고 다진 것 (약 2큰술)
마늘 1쪽, 다진 것(약 1작은술)
엑스트라 버진 올리브유 115밀리리터
고운 바닷소금과 바로 간 흑후추

푸드프로세서에 고수, 파슬리, 호박씨, 대마 씨앗, 라임 제스트, 라임즙, 할라 페뇨, 마늘을 넣고 섞는다. 여러 번 섞으며 다진다. 그동안 오일을 첨가한다. 혼합물이 유화되어 전반적으로 매끄러워질 때까지 섞는다. 맛을 보고 소금 과 후추로 간한다. 남은 것은 뚜껑을 닫아 냉장고에서 최대 1주일 보관할 수 있다.

1회 제공량(1큰술)당: 열량 90칼로리, 단백질 2그램, 탄수화물 1그램, 지방 9그램, 섬유질 0그램

▶ **참고**: 페스토는 얼려도 된다. 수저로 떠서 얼음 틀에 수저로 담아 얼린 다음 소스 큐브를 꺼내 냉동 백에 옮긴다. 공기를 잘 빼서 밀봉한 다음 냉동하면 최대 3개월 보관할 수 있다.

● 레몬허브 타히니 소스

중동 지방에서 먹는 참깨 페이스트인 타히니는 최근 몇 년간 유행하며 고소 하거나 달콤한 여러 요리를 만드는 방법에 등장한다. 맛이 풍부하고 달콤해 서 땅콩버터의 훌륭한 대안이 된다. 여기에서는 레몬즙과 싱싱한 허브를 곁 들여 영양가 높고 두루 활용할 수 있는 맛있는 소스를 만들었다. 걸쭉하게 만 들어서 디핑소스로 사용할 수도 있다. 물을 더해 조금 묽게 만들어 다시 양념 하면 맛있는 샐러드 드레싱이 되고, 찌거나 구운 채소에 뿌릴 수도 있다.

준비: 25분, **조리**: 2분, **완성량**: 약 200그램

올리브유 1큰술
마늘 2쪽, 다진 것(약 2작은술)
타히니 95그램
레몬 제스트 1작은술
레몬즙 60밀리리터

싱싱한 파슬리 10그램
싱싱한 바질 다진 것 3큰술
싱싱한 민트 다진 것 1큰술
꿀 1/2작은술
훈연 파프리카 가루 한 꼬집
뜨거운 물 150밀리리터
고운 바닷소금과 바로 간 흑후추

① 가열하지 않은 작은 팬에 기름과 마늘을 넣고 섞는다. 불을 켜고 약불에서 잘 섞으며 혼합물이 지글지글 끓기 시작할 때까지 익힌 다음 30초 그대로 두고 작은 그릇에 옮겨 식힌다.

② 소형 블렌더나 푸드프로세서에 타히니, 레몬 제스트, 레몬즙, 파슬리, 바질, 민트, 꿀, 훈연 파프리카 가루를 넣고 여러 번 섞어 다진다. 마늘 혼합물을 넣고 잘 섞일 때까지 몇 번 섞는다. 뜨거운 물을 한 번에 1큰술씩 넣고 혼합물이 적당한 농도가 될 때까지 섞는다. 맛을 보고 소금과 후추로 간한다.

1회 제공량(1큰술)당: 열량 40칼로리, 단백질 1그램, 탄수화물 2그램, 지방 4그램, 섬유질 1그램

● **요구르트: 딜 소스**

그리크요구르트와 딜은 고전적인 조합이다. 그럴 만하다. 요구르트의 진한 맛과 딜의 상쾌함은 훌륭한 균형을 이룬다. 채소나 양고기, 생선, 닭고기와 함께 먹어보자. 몇 분이면 만들 수 있으므로 특별한 이유가 없을 때도 만들어서 냉장 보관해 두자. 그러면 이 소스를 활용해 어떤 요리에든 생기를 더할 방법을 알게 될 것이다.

준비: 15분, **조리**: 2분, **완성량**: 약 150그램

엑스트라 버진 올리브유 2작은술

마늘 2쪽, 다진 것(약 2작은술)

플레인 저지방 그리크요구르트 125그램

레몬 제스트 1/2작은술

레몬즙 1큰술

싱싱한 딜 자른 것 2큰술

싱싱한 민트 다진 것 1작은술

고운 바닷소금과 바로 간 흑후추

① 가열하지 않은 작은 팬에 기름과 마늘을 넣고 섞는다. 약불에서 잘 섞으며 혼합물이 지글지글 끓기 시작할 때까지 익힌다. 그다음 30초 그대로 두고 작은 그릇에 옮겨 식힌다.

② 중간 크기의 그릇에 요구르트, 레몬 제스트, 레몬즙, 딜, 민트를 넣고 섞는다. 식힌 마늘 혼합물을 더한다. 맛을 보고 소금과 후추로 간한다. 그대로 내거나 나중에 사용하려면 뚜껑을 덮어 냉장 보관한다. (최대 이틀 보관할 수 있다. 뚜껑을 덮어 냉장하고 내기 전에 잘 섞는다)

1회 제공량(1큰술)당: 열량 19칼로리, 단백질 1그램, 탄수화물 1그램, 지방 1그램, 섬유질 0그램

▶ **참고**: 가정용 블렌더나 소형 푸드프로세서가 있다면 이를 이용해 소금과 후추를 제외한 모든 재료를 잘 섞어 더 부드러운 소스를 만들 수 있다. 부드럽게 섞은 다음 맛을 보고 간한다.

● **매콤한 토마토소스**

물론 다양한 시판 토마토소스가 있고, 질 좋은 간편식품을 사는 것은 부끄러워할 일이 아니다. 하지만 직접 소스를 만들어 보면 놀랄 만큼 쉽다는 사실을 알게 될 것이다. 게다가 인스턴스 제품보다 더 복합적인 맛이 나는 소스를 만들 수 있다. 설탕 없이 당근만으로도 단맛이 난다(완성된 소스를 맛보아도 설탕

이 들어있지 않다는 사실을 모를 정도다). 토마토 페이스트를 살짝 익히면 감칠맛이 살아난다. 매운맛을 좋아한다면 마른 고추 부순 것을 더해 맛을 진하게 만들 수 있다.

준비: 15분, **조리**: 1시간, **완성량**: 약 900그램

엑스트라 버진 올리브유 2큰술

노란 양파 작은 것 1개, 다진 것

고운 바닷소금

작은 당근 1개, 채 썬 것

마늘 3쪽, 다진 것(약 1큰술)

토마토 페이스트 1큰술

마른 고추 부순 것 1/2~1작은술

마른 오레가노 1작은술

닭 육수 또는 소고기 육수 175밀리리터

토마토 으깬 것 1캔(800그램)

바로 간 흑후추

① 큰 냄비에 기름을 넣고 중약불로 가열한다. 양파를 넣고 소금을 뿌린 다음 가끔 저어가며 양파가 아주 물컹해질 때까지 6~7분 익힌다. 당근을 넣고 소금을 뿌려 부드러워질 때까지 1~2분 볶는다. 마늘을 넣고 1분 정도 더 볶아 향을 낸다. 토마토 페이스트를 넣고 섞어 살짝 구워질 때까지 1분 정도 익힌다. 마른 고추와 오레가노를 넣고 잘 섞는다.

② 육수 60밀리리터를 붓고 익힌다. 팬 바닥이 조금 갈색이 될 때까지 익히며 저어준다. 육수가 거의 다 날아가면 으깬 토마토와 나머지 육수 120밀리리터를 더한다. 불을 중강불로 올리고 끓으면 중약불로 다시 낮춘 다음 뚜껑을 덮어 소스가 길쭉해질 때까지 40~45분 끓인다. 맛을 보고 필요하다면 소금과 후추로 간한다. 그대로 내거나 나중에 쓰려면 식혀 뚜껑을 덮고 냉장 보관한다.

1회 제공량(115그램)당: 열량 79칼로리, 단백질 3그램, 탄수화물 10그램, 지방 4그램, 섬유질 2그램

▶ **참고**: 고춧가루가 없다면 토마토 페이스트 대신 하리사harissa(중동 칠리 페이스트)를 써도 된다. 매운맛과 풍미를 더할 수 있다. 토마토 페이스트와 같은 양을 볶아 사용한다.

● 와일드 머쉬룸 소스

버섯은 진짜 선물이다. 풍미가 좋고 여러 요리에 두루 사용할 수 있을 뿐만 아니라 감칠맛도 더해 준다. 강한 항염증·항산화 작용이 있어 건강에도 좋다. 이 고전적인 소스는 버섯의 장점에 셜롯, 마늘, 약간의 화이트 와인과 사골육수를 넣어 풍미를 더했다. 허브를 친 소고기 안심(402쪽 참고), 데친 닭가슴살(407쪽 참고), 바삭하게 구운 닭다리살(409쪽 참고)에 이 소스를 얹어보자. 어떤 스테이크, 닭고기, 생선 요리에 얹어도 세련된 느낌이 난다.

준비: 15분, **조리**: 15분, **완성량**: 약 250그램

갈분 1/2~1작은술
닭 육수 250밀리리터
아보카도오일 1큰술
야생 버섯(표고버섯, 느타리버섯, 만가닥버섯 등) 115그램, 다진 것
고운 바닷소금
셜롯 중간 것 1개, 다진 것
마늘 2쪽, 다진 것 (약 2작은술)
드라이 화이트 와인 50밀리리터
차가운 무염버터, 조각낸 것 1큰술
싱싱한 파슬리, 다진 것 1큰술

① 갈분 1/2작은술과 물 1/2작은술을 계량컵에 넣고 섞는다. 여기에 육수를 넣고 섞는다. 큰 팬을 중강불에 올리고 기름을 넣고 예열한다. 팬에 버섯을 한 겹으로 펼쳐넣고 소금을 뿌린 다음 익힌다. 중간중간 뒤적이며 버섯을 한 겹으로 펴고 익히면서 버섯에서 물이 나오고 황금색 반점이 생기며 익을 때까지 4~6분 가열한다. 불을 중불로 줄인 다음 셜롯을 넣고 소금을 뿌려 잘 저어가며 부드럽게 익을 때까지 2~3분 더 익힌다. 마늘을 넣고 1분 정도 익히며 향을 낸다.

② 와인을 붓고 팬의 바닥이 갈색이 될 때까지 저어준다. 와인이 날아갈 때까지 1분 정도 익힌다. 육수를 붓고 한소끔 끓인 다음 불을 줄이고 소스가 걸쭉해질 때까지 저으면서 1분 정도 더 익힌다. 버터를 한 번에 한두 조각씩 넣으며 힘차게 저어 잘 섞이고 소스가 걸쭉해지도록 한다. (더 걸쭉한 소스를 만들고 싶다면 남은 갈분 1/2작은술에 물 1/2작은술을 섞어 소스에 더한다. 걸쭉해질 때까지 계속 끓인다)

③ 불을 끄고 맛을 본 다음 소금으로 간한다. 파슬리를 뿌려 낸다.

1회 제공량(2큰술)당: 열량 51칼로리, 단백질 2그램, 탄수화물 3그램, 지방 3그램, 섬유질 1그램

스무디

● **퍼플 매직 셰이크**

응용: 셰이크+달걀 등

이 재미있는 스무디에는 블루 스피룰리니spirulina 가루, 블렉베리, 석류씨의 영양이 가득하다. 아보카도오일과 MCT 오일을 넣어 건강한 지방을 더하고, 유청으로 고품질의 단백질을 추가했다. 하지만 이 스무디의 더 놀라운 점은 진짜 맛있다는 것이다. 크리미한 바닐라와 상큼한 오렌지가 섞인 크림시클

Creamsicle 스무디 같다. 강력한 보랏빛에서는 예상치 못한 맛이다. 그대로 마시거나 아이스크림 틀에 부어 운동 후 쿨다운할 때 간식으로 먹어보자.

준비: 10분, **완성량**: 약 350밀리리터, **분량**: 2회분

잘 익은 중간 크기 아보카도 1/4개
우유 115밀리리터(여기에서는 아몬드 우유를 사용했다)
블루 스피룰리나 가루 2작은술
냉동 블루베리 150그램
석류씨 40그램
오렌지 제스트 2작은술
MCT 오일 1큰술
유청단백질 파우더 2주걱(4큰술)
바닐라 추출물 1작은술
고운 바닷소금 한 꼬집
액상 나한과 또는 스테비아(선택)

아보카도, 우유, 스피룰리나 가루, 블랙베리, 석류씨, 오렌지 제스트, MCT 오일, 단백질 파우더, 바닐라 추출물, 소금을 블렌더에 넣고 부드러워질 때까지 섞는다. 맛을 보고 필요하다면 액상 나한과를 넣어 단맛을 더한다. 유리잔에 부어 바로 마시거나 아이스크림 틀에 부어 얼린다.

1회 제공량당: 열량 305칼로리, 단백질 27그램, 탄수화물 22그램, 지방 13그램, 섬유질 6그램

주 석

들어가며

1 Alyson A. Miller와 Sarah J. Spencer, 「비만과 신경염증: 인지 장애로 가는 경로」, Brain, Behavior, and Immunity, 제42권 (2014년 11월): 10–21, https://doi.org/10.1016/j.bbi.2014.04.001
; Joy Jones Buie, Luke S. Watson, Crystal J. Smith, 그리고 Catrina Sims-Robinson, 「비만 관련 인지 장애: 내피세포 기능 장애의 역할」, Neurobiology of Disease, 제132권 (2019년 12월): 104580, https://doi.org/10.1016/j.nbd.2019.104580.

2 Carol Dweck, 《마인드셋: 성공의 새로운 심리학》, 뉴욕: 발랜타인, 2016, 16쪽.

제1장: 지방 중심 패러다임을 바꾸자

1 "Physical Activity Guidelines Resources(신체 활동 가이드라인 자료)," ACSM_CMS, 2023년 5월 4일 접속, https://www.acsm.org/education-resources/

trending-topics-resources/physical-activity-guidelines.

2 R. R. Wolfe, 「인간에서의 포도당과 지방산 간의 대사적 상호작용」, American Journal of Clinical Nutrition, 제67권, 제3호 (1998년 3월): 519S–526S, https://doi.org/10.1093/ajcn/67.3.519S.

3 Kim A. Sjøberg, Christian Frøsig, Rasmus Kjøbsted, Lykke Sylow, Maximilian Kleinert, Andrew C. Betik, Christopher S. Shaw 외, 「운동은 미세혈관 관류와 분자 신호의 조정된 증가를 통해 인간 골격근의 인슐린 감수성을 높인다」, Diabetes, 제66권, 제6호 (2017년 3월): 1501–1510, https://doi.org/10.2337/db16-1327.

4 Mohsen Mazidi, Ana M. Valdes, Jose M. Ordovas, Wendy L. Hall, Joan C. Pujol, Jonathan Wolf, George Hadjigeorgiou 외, 「식사로 유도된 염증: 1000명의 참가자를 대상으로 한 개인 맞춤형 식이 구성 반응 연구(PREDICT)에서의 식후 통찰」, American Journal of Clinical Nutrition, 제114권, 제3호 (2021년 9월): 1028–1038, https://doi.org/10.1093/ajcn/nqab132.

5 Craig S. Stump, Erik J. Henriksen, Yongzhong Wei, James R. Sowers, 「대사 증후군: 골격근 대사의 역할」, Annals of Medicine, 제38권, 제6호 (2006): 389–402, https://doi.org/10.1080/07853890600888413.

6 Ralph A. DeFronzo, Devjit Tripathy, 「골격근 인슐린 저항성은 제2형 당뇨병의 주요 결함이다」, Diabetes Care, 제32권, 보충 2호 (2009년 11월): S157–S163, https://doi.org/10.2337/dc09-s302.

7 Hong-Kyu Kim, Chul-Hee Kim, 「골격근의 양만큼 질도 중요하다: 심대사 건강에서 근육 지방증(Myosteatosis)의 임상적 함의」, Endocrinology and Metabolism, 제36권, 제6호 (2021년 12월): 1161–1174, https://doi.org/10.3803/enm.2021.1348.

8 M. C. K. Severinsen, B. K. Pedersen, 「근육-기관 간 교차 대화: 마이오카인(Myokine)의 새로운 역할」, Endocrine Reviews, 제41권, 제4호 (2020): 594–609, https://doi.org/10.1210/endrev/bnaa016.

9 Bente Klarlund Pedersen, Thorbjörn C. Åkerström, Anders R. Nielsen, Christian P. Fischer, 「운동과 대사에서 마이오카인의 역할」, Journal of Applied Physiology, 제103권, 제3호 (2007년 9월): 1093–1098, https://doi.org/10.1152/

japplphysiol.00080.2007.

10   Tsubasa Tomoto, Jie Liu, Benjamin Y. Tseng, Evan P. Pasha, Danilo Cardim, Takashi Tarumi, Linda S. Hynan, C. Munro Cullum, Rong Zhang,「1년간의 유산소 운동이 기억상실형 경도인지장애 환자의 경동맥 강직도를 감소시키고 뇌혈류를 증가시켰다」, Journal of Alzheimer's Disease, 제80권, 제2호 (2021년 3월): 841–853, https://doi.org/10.3233/jad-201456.

11   P. Z. Liu, R. Nusslock,「운동 매개성 해마 신경 발생: BDNF를 통한 메커니즘」, Frontiers in Neuroscience, 제12권 (2018년 2월), https://doi.org/10.3389/fnins. 2018.00052.

12   Kirk I. Erickson, Michelle W. Voss, Ruchika Shaurya Prakash, Chandramallika Basak, Amanda Szabo, Laura Chaddock, Jennifer S. Kim 외,「운동 훈련은 해마의 크기를 증가시키고 기억력을 향상시킨다」, Proceedings of the National Academy of Sciences, 제108권, 제7호 (2011년 1월 31일): 3017–3022, https://doi.org/10.1073/pnas.1015950108.

제2장: 질병이라는 훼방꾼

1   "Physical Activity Guidelines Resources," ACSM_CMS, 최종접속일 2023년 5월 4일, https://www.acsm.org/education-resources/trending-topics-resources/physical-activity-guidelines.

2   Pedro L. Valenzuela, Nicola A. Maffiuletti, Gabriella Tringali, Alessandra De Col, Alessandro Sartorio,「비만 관련 근육질 저하: 유병률 및 연령, 성별, 체질량지수와의 연관성」, BMC Musculoskeletal Disorders, 제21권, 논문번호 200 (2020년 3월), https://doi.org/10.1186/s12891-020-03228-y.

3   Eric S. Orwoll, Katherine E. Peters, Marc Hellerstein, Steven R. Cummings, William J. Evans, Peggy M. Cawthon,「근감소성 비만에서 근육량과 지방량의 중요성: D3-크레아틴 근육량과 DXA 제지방량 측정을 이용한 재평가」, Journals of Gerontology: Series A, 제75권, 제7호 (2020년 7월): 1362–1368, https://doi.

org/10.1093/gerona/glaa064.

4 「선천 면역 및 적응 면역 체계」, NCBI, https://www.ncbi.nlm.nih.gov/books/NBK279396/.

5 Rita Polito, Vincenzo Monda, Ersilia Nigro, Antonietta Messina, Girolamo Di Maio, Maria Teresa Giuliano, Stefania Orrù 외, 「건강 상태 개선에 중요한 두 단백질, 아디포넥틴과 오렉신-A의 중요한 역할: 신체 활동에 초점」, Frontiers in Physiology, 제11권 (2020년 4월), https://doi.org/10.3389/fphys.2020.00356.

6 Polito 외, 「건강 상태 개선에 중요한 아디포넥틴과 오렉신-A의 역할」.

7 Neil M. Johannsen, Damon L. Swift, William D. Johnson, Vishwa D. Dixit, Conrad P. Earnest, Steven N. Blair, Timothy S. Church, 「폐경 후 여성에서 다양한 용량의 유산소 운동이 총 백혈구(WBC) 및 WBC 아분획 수에 미치는 영향: DREW 연구 결과」, PLOS ONE, 제7권, 제2호 (2012년 2월): e31319, https://doi.org/10.1371/journal.pone.0031319.

8 Kassem Sharif, Abdulla Watad, Nicola Luigi Bragazzi, Micheal Lichtbroun, Howard Amital, Yehuda Shoenfeld, 「신체 활동과 자가면역 질환: 움직이고 질환을 관리하라」, Autoimmunity Reviews, 제17권, 제1호 (2018년 1월): 53–72, https://doi.org/10.1016/j.autrev.2017.11.010.

9 Luiz Augusto Perandini, Ana Lúcia de Sá-Pinto, Hamilton Roschel, Fabiana Braga Benatti, Fernanda Rodrigues Lima, Eloisa Bonfá, Bruno Gualano, 「자가면역 류마티스 질환에서 염증과 임상 증상을 완화하기 위한 치료적 도구로서 운동」, Autoimmunity Reviews, 제12권, 제2호 (2012년 12월): 218–224, https://doi.org/10.1016/j.autrev.2012.06.007.

10 「세계 암 통계(Global Cancer Facts & Figures)」, American Cancer Society, https://www.cancer.org/research/cancer-facts-statistics/global.html.

11 「식이와 암 예방(Diet and Cancer Prevention)」, Tufts Health & Nutrition Letter, 2020년 12월 1일, https://www.nutritionletter.tufts.edu/special-reports/diet-and-cancer-prevention/.

12 Veronica Wendy Setiawan, Hannah P. Yang, Malcolm C. Pike, Susan E. McCann,

Herbert Yu, Yong-Bing Xiang, Alicja Wolk 외, 「제1형 및 제2형 자궁내막암: 위험 요인이 다른가?」, Journal of Clinical Oncology, 제31권, 제20호 (2013년 6월): 2607–2618, https://doi.org/10.1200/jco.2012.48.2596.

13 Cathrine Hoyo, Michael B. Cook, Farin Kamangar, Neal D. Freedman, David C. Whiteman, Leslie Bernstein, Linda M. Brown 외, 「식도 및 식도-위 접합부 선암과 체질량지수(BMI): 국제 Beacon 컨소시엄 자료를 통한 통합 분석」, International Journal of Epidemiology, 제41권, 제6호 (2012년 11월): 1706–1718, https://doi.org/10.1093/ije/dys176.

14 Yi Chen, Lingxiao Liu, Xiaolin Wang, Jianhua Wang, Zhiping Yan, Jieming Cheng, Gaoquan Gong, Guoping Li, 「체질량지수(BMI)와 위암 위험: 24개의 전향적 연구에서 1,000만 명 이상을 대상으로 한 메타분석」, Cancer Epidemiology, Biomarkers & Prevention, 제22권, 제8호 (2013년 5월): 1395–1408, https://doi.org/10.1158/1055-9965.epi-13-0042.

15 Jeanine M. Genkinger, Donna Spiegelman, Kristin E. Anderson, Leslie Bernstein, Piet A. van den Brandt, Eugenia E. Calle, Dallas R. English 외, 「14개 코호트 연구에서 인체 측정 요인과 췌장암 위험의 통합 분석」, International Journal of Cancer, 제129권, 제7호 (2011년 3월): 1708–1717, https://doi.org/10.1002/ijc.25794.

16 Yanlei Ma, Yongzhi Yang, Feng Wang, Peng Zhang, Chenzhang Shi, Yang Zou, Huanlong Qin, 「비만과 대장암 위험: 전향적 연구의 체계적 검토」, PLOS ONE, 제8권, 제1호 (2013년 1월), https://doi.org/10.1371/journal.pone.0053916.

17 「식이, 영양, 신체 활동과 담낭암」, World Cancer Research Fund, https://www.wcrf.org/wp-content/uploads/2021/02/gallbladder-cancer-report.pdf ; Liqing Li, Yong Gan, Wenzheng Li, Chunmei Wu, Zuxun Lu, 「과체중, 비만과 담낭 및 간외 담관암 위험: 관찰 연구 메타분석」, Obesity, 제24권, 제8호 (2016년 7월): 1786–1802, https://doi.org/10.1002/oby.21505.

18 Andrew G. Renehan, Margaret Tyson, Matthias Egger, Richard F. Heller, Marcel Zwahlen, 「체질량지수와 암 발생률: 전향적 관찰 연구의 체계적 검토 및 메타분석」, The Lancet, 제371권, 제9612호 (2008년 2월): 569–578, https://doi.org/10.1016/

s0140-6736(08)60269-x.

19 Mark F. Munsell, Brian L. Sprague, Donald A. Berry, Gary Chisholm, Amy Trentham-Dietz,「체질량지수와 유방암 위험: 폐경 후 에스트로겐-프로게스틴 사용 및 호르몬 수용체 상태에 따른 분석」, Epidemiologic Reviews, 제36권, 제1호 (2014): 114–136, https://doi.org/10.1093/epirev/mxt010.

20 「난소암과 체형: 47개 역학 연구에서 난소암 환자 25,157명을 포함한 개인 참여자 메타분석」, PLOS Medicine, 제9권, 제4호 (2012년 4월), https://doi.org/10.1371/journal. pmed.1001200.

21 Lee W. Jones, Laurel A. Habel, Erin Weltzien, Adrienne Castillo, Dipti Gupta, Candyce H. Kroenke, Marilyn L. Kwan 외,「전이 없는 유방암 여성에서 운동과 심혈관 사건 위험」, Journal of Clinical Oncology, 제34권, 제23호 (2016년 8월): 2743–2749, https://doi.org/10.1200/jco.2015.65.6603.

22 Michael J. Tisdale,「암 악액질 인자(Cancer Cachectic Factor)'」, Supportive Care in Cancer, 제11권, 제2호 (2003년 2월): 73–78, https://doi.org/10.1007/s00520-002-0408-6.

23 Josep M. Argilés, Sílvia Busquets, Britta Stemmler, Francisco J. López-Soriano,「암 악액질: 분자적 기전 이해」, Nature Reviews Cancer, 제14권, 제11호 (2014년 10월): 754–762, https://doi.org/10.1038/nrc3829.

24 Eric J. Roeland, Kari Bohlke, Vickie E. Baracos, Eduardo Bruera, Egidio del Fabbro, Suzanne Dixon, Marie Fallon 외,「암 악액질 관리: ASCO 가이드라인」, Journal of Clinical Oncology, 제38권, 제21호 (2020년 7월): 2438–2453, https://doi.org/10.1200/jco.20.00611.

25 R. Donato 외,「S100 단백질의 기능」, Current Molecular Medicine, 제13권, 제1호 (2013년 1월): 24–57, https://pubmed.ncbi.nlm.nih.gov/22834835/.

26 Justin P. Hardee, Melissa J. Puppa, Dennis K. Fix, Song Gao, Kimbell L. Hetzler, Ted A. Bateman, James A. Carson,「방사선 용량이 생쥐 골격근 리모델링에 미치는 영향」, Radiology and Oncology, 제48권, 제3호 (2014년 7월): 247–256, https://doi.org/10.2478/raon-2014-0025.

27 Georgios Mavropalias, Marc Sim, Dennis R. Taaffe, Daniel A. Galvão, Nigel Spry, William J. Kraemer, Keijo Häkkinen, Robert U. Newton,「암 악액질을 위한 운동 의학: 메커니즘과 치료 부작용을 상쇄하는 맞춤형 운동」, Journal of Cancer Research and Clinical Oncology, 제148권, 제6호 (2022년 1월): 1389–1406, https://doi.org/10.1007/s00432-022-03927-0.

28 Mitsuharu Matsumoto, Yusuke Kitada, Yuji Naito,「장내 미생물 폴리아민 생성을 유도하여 내피 기능 개선: 무작위 위약 대조 시험」, Nutrients, 제11권, 제5호 (2019년 5월): 1188, https://doi.org/10.3390/nu11051188.

29 Kristin L. Campbell, Kerri M. Winters-Stone, Joachim Wiskemann, Anne M. May, Anna L. Schwartz, Kerry S. Courneya, David S. Zucker 외,「암 생존자를 위한 운동 가이드라인: 국제 다학제 원탁회의 합의문」, Medicine & Science in Sports & Exercise, 제51권, 제11호 (2019년 11월): 2375–2390, https://doi.org/10.1249/mss.0000000000002116.

30 Fatma Alzahraa H. Kamel, Maged A. Basha, Ashwag S. Alsharidah, Amr B. Salama,「췌장암 악액질에서 저항 운동이 이동성, 근력, 제지방량에 미치는 영향: 무작위 대조 시험」, Clinical Rehabilitation, 제34권, 제11호 (2020년 7월): 1391–1399, https://doi.org/10.1177/0269215520941912.

31–32 Mavropalias 외,「암 악액질을 위한 운동 의학」.

33 Manit Saeteaw, Phitjira Sanguanboonyaphong, Jukapun Yoodee, Kaitlyn Craft, Ratree Sawangjit, Nuttapong Ngamphaiboon, Prapimporn Chattranukulchai Shantavasinkul, Suphat Subongkot, Nathorn Chaiyakunapruk,「약리적 악액질 개입의 효능 및 안전성: 체계적 검토 및 네트워크 메타분석」, BMJ Supportive & Palliative Care, 제11권, 제1호 (2020년 11월): 75–85, https://doi.org/10.1136/bmjspcare-2020-002601.

34 Kathryn H. Schmitz, Anna M. Campbell, Martijn M. Stuiver, Bernardine M. Pinto, Anna L. Schwartz, G. Stephen Morris, Jennifer A. Ligibel 외,「종양학에서 운동은 의학이다: 임상의가 환자의 운동을 돕도록 참여시키기」, CA: A Cancer Journal for Clinicians, 제69권, 제6호 (2019년 10월): 468–484, https://doi.org/10.3322/

caac.21579.

35 Martin Prince, Renata Bryce, Emiliano Albanese, Anders Wimo, Wagner Ribeiro, Cleusa P. Ferri,「치매의 전 세계 유병률: 체계적 검토 및 메타분석」, Alzheimer's & Dementia, 제9권, 제1호 (2013년 1월): 63, https://doi.org/10.1016/j.jalz.2012.11.007.

36 Subbiah Pugazhenthi, Limei Qin, P. Hemachandra Reddy,「비만, 당뇨병, 알츠하이머병에서 공통 신경퇴행 경로」, Biochimica et Biophysica Acta (BBA)—Molecular Basis of Disease, 제1863권, 제5호 (2017년 5월): 1037–1045, https://doi.org/10.1016/j.bbadis.2016.04.017.

37 T. Kelly, W. Yang, C.-S. Chen, K. Reynolds, J. He,「2005년 비만의 전 세계 부담과 2030년 전망」, International Journal of Obesity, 제32권, 제9호 (2008년 7월): 1431–1437, https://doi.org/10.1038/ijo.2008.102.

38 Mika Kivimäki, Ritva Luukkonen, G. David Batty, Jane E. Ferrie, Jaana Pentti, Solja T. Nyberg, Martin J. Shipley 외,「체질량지수와 치매 위험: 130만 명 개인 데이터 분석」, Alzheimer's & Dementia, 제14권, 제5호 (2017년 11월): 601–609, https://doi.org/10.1016/j.jalz.2017.09.016.

39 「근감량과 인지 저하 또는 치매: 증거 프로파일」, Risk Reduction of Cognitive Decline and Dementia: WHO Guidelines, https://www.ncbi.nlm.nih.gov/books/NBK542803/.

40 Emily Balcetis, *Clearer, Closer, Better: How Successful People See the World* (New York: Ballantine, 2020).《관점 설계》, 김영사.

CHAPTER 3: 달라지는 몸, 근력으로 무장하자

1 「미국 청소년 당뇨병 증가 관련 새로운 연구」, 미국 질병통제예방센터(CDC), 2021년 8월 24일, https://www.cdc.gov/media/releases/2021/p0824-youth-diabetes.html.

2 Laura Reiley,「USDA, 새로운 엄격한 학교 영양 기준 발표」, Washington Post, 2023년 2월 3일, https://www.washingtonpost.com/business/2023/02/03/school-

meals-dietary-guidelines/.

3   Mark D. Peterson, Peng Zhang, William A. Saltarelli, Paul S. Visich, Paul M. Gordon,「청소년의 심혈관 대사 위험 감지를 위한 근력 최소 기준」, American Journal of Preventive Medicine, 제50권, 제5호 (2016년 5월): 593–599, https://doi.org/10.1016/j.amepre.2015.09.019.

4   Laura D. Brown,「태아 골격근 성장의 내분비 조절: 미래 대사 건강에 미치는 영향」, Journal of Endocrinology, 제221권, 제2호 (2014년 2월): 13–29, https://doi.org/10.1530/joe-13-0567.

5   Marcus Moberg, Malene E. Lindholm, Stefan M. Reitzner, Björn Ekblom, Carl-Johan Sundberg, Niklas Psilander,「운동이 훈련된 근육과 비훈련 근육에서 나타내는 분자 반응의 차이」, Medicine & Science in Sports & Exercise, 제52권, 제8호 (2020년 8월): 1679–1690, https://doi.org/10.1249/mss.0000000000002310.

6   Paul R. Stricker, Avery D. Faigenbaum, Teri M. McCambridge, Cynthia R. LaBella, M. Alison Brooks, Greg Canty, Alex B. Diamond 외,「어린이 및 청소년을 위한 저항 운동」, Pediatrics, 제145권, 제6호 (2020년 6월), https://doi.org/10.1542/peds.2020-1011.

7   Joshua L. Hudson, Jamie I. Baum, Eva C. Diaz, Elisabet Børsheim,「어린이 단백질 필요량: 고려 방법」, Nutrients, 제13권, 제5호 (2021년 5월): 1554, https://doi.org/10.3390/nu13051554.

8   Minghua Tang,「생후 2년 동안의 단백질 섭취와 성장 및 과체중 위험과의 연관성」, International Journal of Environmental Research and Public Health, 제15권, 제8호 (2018년 8월): 1742, https://doi.org/10.3390/ijerph15081742.

9   Masoud Rahmati, John J. McCarthy, Fatemeh Malakoutinia,「골격근 기억에서 근핵의 지속성: 인간 및 동물 연구의 체계적 검토 및 메타분석」, Journal of Cachexia, Sarcopenia and Muscle, 제13권, 제5호 (2022년 8월): 2276–2297, https://doi.org/10.1002/jcsm.13043.

10   Kristian Gundersen,「근육 기억과 근위축 및 비대에 대한 새로운 세포 모델」, Journal of Experimental Biology, 제219권, 제2호 (2016년 1월): 235–242, https://doi.

org/10.1242/jeb.124495.

11 A. A. Sayer, H. Syddall, H. Martin, H. Patel, D. Baylis, C. Cooper, 「사르코페니아의 발달 기원」, Journal of Nutrition Health and Aging, 제12권, 제7호 (2008년 8월): 427–432, https://doi.org/10.1007/bf02982703.

12 Barbara E. Kahn, Robert E. Brannigan, 「비만과 남성 불임」, Current Opinion in Urology, 제27권, 제5호 (2017년 9월): 441–445, https://doi.org/10.1097/mou.0000000000000417.

13 Thibault Sutter, Hechmi Toumi, Antoine Valery, Rawad El Hage, Antonio Pinti, Eric Lespessailles, 「청년 남성에서 근육량, 근력과 국소 골밀도 간의 관계」, PLOS ONE, 제14권, 제3호 (2019년 3월), https://doi.org/10.1371/journal.pone.0213681.

14 W. Ombelet, I. Cooke, S. Dyer, G. Serour, P. Devroey, 「개발도상국의 불임 및 불임 의료 서비스 제공」, Human Reproduction Update, 제14권, 제6호 (2008년 9월): 605–621, https://doi.org/10.1093/humupd/dmn042.

15 A. B. Jose-Miller, J. W. Boyden, K. A. Frey, 「불임」, American Family Physician, 제75권 (2007년 3월): 849–856.

16 E. Silvestris, G. de Pergola, R. Rosania, G. Loverro, 「여성 불임의 교란 요인으로서의 비만」, Reproductive Biology and Endocrinology, 제16권, 제22호 (2018년 3월), https://doi.org/10.1186/s12958-018-0336-z
; L. Currie, 「낙상 및 부상 예방」, R. G. Hughes 편, Patient Safety and Quality: An Evidence-Based Handbook for Nurses (Rockville, MD: Agency for Healthcare Research and Quality, 2008), chap. 10, https://pubmed.ncbi.nlm.nih.gov/21328752/.

17 Laura E. McBreairty, Philip D. Chilibeck, Julianne J. Gordon, Donna R. Chizen, Gordon A. Zello, 「다낭성 난소 증후군이 사르코페닉 비만의 위험 인자임: 사례-대조 연구」, BMC Endocrine Disorders, 제19권, 제70호 (2019년 7월), https://doi.org/10.1186/s12902-019-0381-4.

18 Tara McDonnell, Leanne Cussen, Marie McIlroy, Michael W. O'Reilly, 「다낭성 난소 증후군 여성의 골격근 기능 장애 특성화」, Therapeutic Advances in Endocrinology and Metabolism, 제13권 (2022년 1월), https://doi.org/10.1177/20420188221113140.

19   Solvejg L. Hansen, Pernille F. Svendsen, Jacob F. Jeppesen, Louise D. Hoeg, Nicoline R. Andersen, Jonas M. Kristensen, Lisbeth Nilas 외, 「다낭성 난소 증후군 여성의 근육 내 인슐린 저항성 관련 분자 기전」, Journal of Clinical Endocrinology & Metabolism, 제104권, 제5호 (2018년 12월): 1841–1854, https://doi.org/10.1210/jc.2018-01771.

20   Ulla Kampmann, Sine Knorr, Jens Fuglsang, Per Ovesen, 「임신 중 모체 인슐린 저항성 결정 요인: 최신 개요」, Journal of Diabetes Research, 2019년 11월: 1–9, https://doi.org/10.1155/2019/5320156.

21   「임신성 당뇨병」, American Diabetes Association, https://diabetes.org/diabetes/gestational-diabetes.

22   H. David McIntyre, Patrick Catalano, Cuilin Zhang, Gernot Desoye, Elisabeth R. Mathiesen, Peter Damm, 「임신성 당뇨병」, Nature Reviews Disease Primers, 제5권, 제1호 (2019년 7월), https://doi.org/10.1038/s41572-019-0098-8.

23   Raul Narvaez-Sanchez, Juan C. Calderón, Gloria Vega, Maria Camila Trillos, Sara Ospina, 「임신 대사 증후군에서 골격근의 역할」, Medical Hypotheses, 제126호 (2019년 5월): 26–37, https://doi.org/10.1016/j.mehy.2019.02.049.

24   Narvaez-Sanchez 외, 「골격근」.

25   Yaping Xie, Huifen Zhao, Meijing Zhao, Huibin Huang, Chunhong Liu, Fengfeng Huang, Jingjing Wu, 「임신성 당뇨병 환자에서 저항 운동이 혈당 및 임신 결과에 미치는 영향: 무작위 대조 시험」, BMJ Open Diabetes Research & Care, 제10권, 제2호 (2022년 4월), https://doi.org/10.1136/bmjdrc-2021-002622.

26   Behzad Hajizadeh Maleki, Bakhtyar Tartibian, Mohammad Chehrazi, 「남성 불임에서 운동 훈련의 효과: 체계적 검토 및 네트워크 메타분석」, Sports Health: A Multidisciplinary Approach, 제14권, 제4호 (2021년 11월): 508–517, https://doi.org/10.1177/19417381211055399.

27   Behzad Hajizadeh Maleki, Bakhtyar Tartibian, 「남성 불임에서 저항 운동이 항염 및 항산화 기전을 통해 미치는 영향: 무작위 대조 시험」, Life Sciences, 제203권 (2018년 6월): 150–160, https://doi.org/10.1016/j.lfs.2018.04.039.

28 Nicholas A. Christakis, James H. Fowler, 「32년간 대규모 사회 네트워크에서 비만 확산 연구」, New England Journal of Medicine, 제357권, 제4호 (2007년 7월): 370–379, https://doi.org/10.1056/nejmsa066082.

29 Kirk L. English, Douglas Paddon-Jones, 「노인 입원 시 근육량과 기능 보호」, Current Opinion in Clinical Nutrition and Metabolic Care, 제13권, 제1호 (2010년 1월): 34–39, https://doi.org/10.1097/mco.0b013e328333aa66 ; Mauro Zamboni 외, 「사르코페닉 비만: 노인 비만의 새로운 범주」, Nutrition, Metabolism and Cardiovascular Diseases, 제18권, 제5호 (2008): 388–395.

30 Micah J. Drummond, Jared M. Dickinson, Christopher S. Fry, Dillon K. Walker, David M. Gundermann, Paul T. Reidy, Kyle L. Timmerman 외, 「노인에서 침상 안식이 필수 아미노산에 대한 근육 아미노산 수송체 발현, mTORC1 신호, 단백질 합성에 미치는 영향」, American Journal of Physiology-Endocrinology and Metabolism, 제302권, 제9호 (2012년 5월), https://doi.org/10.1152/ajpendo.00603.2011.

31 David M. Almeida, Jonathan Rush, Jacqueline Mogle, Jennifer R. Piazza, Eric Cerino, Susan T. Charles, 「성인 20년 동안 일상 스트레스의 종단적 변화: National Study of Daily Experiences 결과」, Developmental Psychology, 제59권, 제3호 (2023년 3월): 515–523, https://doi.org/10.1037/dev0001469 ; C. Allen, P. Glasziou, C. Del Mar, 「침상 안식: 더 신중한 평가가 필요한 잠재적 유해 치료」, The Lancet, 제354권, 제9186호 (1999년 10월): 1229–1233, https://doi.org/10.1016/s0140-6736(98)10063-6.

32 Sumito Ogawa, Mitsutaka Yakabe, Masahiro Akishita, 「연령 관련 사르코페니아와 병태생리학적 기초」, Inflammation and Regeneration, 제36권, 제1호 (2016년 9월), https://doi.org/10.1186/s41232-016-0022-5.

33 Nkechinyere Chidi-Ogbolu, Keith Baar, 「에스트로겐이 근골격계 수행과 부상 위험에 미치는 영향」, Frontiers in Physiology, 제9권 (2019년 1월), https://doi.org/10.3389/fphys.2018.01834.

34 William Chen, David Datzkiw, Michael A. Rudnicki, 「노화에서 위성 세포: 사용하지 않으면 잃는다」, Open Biology, 제10권, 제5호 (2020년 5월), https://doi.

org/10.1098/rsob.200048

; Mitsutaka Yakabe, Sumito Ogawa, Masahiro Akishita, 「사르코페니아의 임상 양상과 병태생리」, Biomedical Sciences, 제1권, 제2호 (2015년 7월): 10-17.

35 Chidi-Ogbolu, Baar, 「에스트로겐의 영향」.

36 Chen 외, 「위성 세포」.

37 Currie, 「낙상 및 부상 예방」.

38 Pedro Lopez, Ronei Silveira Pinto, Regis Radaelli, Anderson Rech, Rafael Grazioli, Mikel Izquierdo, Eduardo Lusa Cadore, 「신체적으로 허약한 노인에서 저항 운동의 이점: 체계적 검토」, Aging Clinical and Experimental Research, 제30권, 제8호 (2017년 11월): 889-899, https://doi.org/10.1007/s40520-017-0863-z.

39 M. Sun, L. Min, N. Xu, L. Huang, X. Li, 「노인의 낙상 위험 감소를 위한 운동 개입 효과: 무작위 대조 시험 메타분석」, International Journal of Environmental Research and Public Health, 제18권, 제23호 (2021): 12562, [https://doi.org/10.3390/ijerph

CHAPTER 4: 영양과학 제대로 파헤치기

1 Dariush Mozaffarian, Irwin Rosenberg, Ricardo Uauy, 「현대 영양 과학의 역사—현재 연구, 식이 지침, 식품 정책에 대한 시사점」, BMJ (2018년 6월), https://doi.org/10.1136/bmj.k2392.

2 Arne Astrup, Faidon Magkos, Dennis M. Bier, J. Thomas Brenna, Marcia C. de Oliveira Otto, James O. Hill, Janet C. King 외, 「포화지방과 건강: 재평가 및 식품 기반 권장안 제안」, Journal of the American College of Cardiology, 제76권, 제7호 (2020년 8월): 844-857, https://doi.org/10.1016/j.jacc.2020.05.077.

3 Jeffrey Heydu, 「미국 식품 저항 두 시대의 문화 모델링: 그레이엄주의자(1830년대)와 유기농 옹호가(1960~70년대)」, Social Problems, 제58권, 제3호 (2011년 8월): 461-487, https://www.academia.edu/21735004/Cultural_Modeling_in_Two_Eras_of_U_S_Food_Protest_Grahamites_1830s_and_Organic_Advocates_1960s_70s_.

4 「제2차 세계대전 참전용사 통계」, VA Fact Sheet, https://dig.abclocal.go.com/ktrk/

ktrk_120710_WWIIvetsfactsheet.pdf.

5   Cari Romm,「제2차 세계대전 시기 내장육을 식탁으로 가져오려는 캠페인」, The Atlantic, 2014년 9월 25일, https://www.theatlantic.com/health/archive/2014/09/the-world-war-ii-campaign-to-bring-organ-meats-to-the-dinner-table/380737/.

6   Catherine Price,「괴혈병 시대」, Distillations, 2017년 8월 14일, https://www.sciencehistory.org/distillations/the-age-of-scurvy.

7 「메인주 이혼율과 1인당 마가린 소비량 상관관계 (미국)」, Spurious Correlations, https://www.tylervigen.com/view_correlation?id=1703.

8   Julia Faria,「PepsiCo: 2014~2021년 미국 광고 지출」, Statista, 2023년 1월 6일, https://www.statista.com/statistics/585833/pepsico-ad-spend-usa.

9   Ronald W. Ward,「상품 체크오프 프로그램과 일반 광고」, Choices, 제21권, 제2호 (2006): 55–60, https://www.choicesmagazine.org/2006-2/checkoff/2006-2-02.htm.

10 「연구 및 홍보 프로그램」, USDA, https://www.ams.usda.gov/rules-regulations/research-promotion.

11   Justin McCarthy, Scott DeKoster,「미국 성인 4명 중 거의 1명, 육류 섭취 줄임」, Gallup, 2020년 1월 27일, https://news.gallup.com/poll/282779/nearly-one-four-cut-back-eating-meat.aspx.

12 「가축 및 육류 국내 데이터」, USDA, https://www.ers.usda.gov/data-products/livestock-and-meat-domestic-data/.

13   Florent Vieux, Didier Rémond, Jean-Louis Peyraud, Nicole Darmon,「성인 단백질 섭취의 약 절반은 연령과 성별에 따라 변화를 고려하여 비단백질 영양소 권장 충족을 위해 동물성 단백질이어야 함」, Journal of Nutrition, 제152권, 제11호 (2022년 11월): 2514–2525, https://doi.org/10.1093/jn/nxac150.

14   Joséphine Gehring, Mathilde Touvier, Julia Baudry, Chantal Julia, Camille Buscail, Bernard Srour, Serge Hercberg, Sandrine Péneau, Emmanuelle Kesse-Guyot, Benjamin Allès,「페스코-채식주의자, 채식주의자, 비건의 초가공식품 섭취:

식단 시작 시기 및 기간과의 연관성」, Journal of Nutrition, 제151권, 제1호. (2021년 1월): 120–131, https://doi.org/10.1093/jn/nxaa196.

15 「식품 가용성과 소비」, USDA, https://www.ers.usda.gov/data-products/ag-and-food-statistics-charting-the-essentials/food-availability-and-consumption/.

16 Heather J. Leidy, Peter M. Clifton, Arne Astrup, Thomas P. Wycherley, Margriet S. Westerterp-Plantenga, Natalie D. Luscombe-Marsh, Stephen C. Woods, Richard D. Mattes, 「체중 감량과 유지에서 단백질 역할」, American Journal of Clinical Nutrition, 제101권, 제6호. (2015년 6월): 1320S–1329S, https://doi.org/10.3945/ajcn.114.084038.

17 Zhilei Shan, Colin D. Rehm, Gail Rogers, Mengyuan Ruan, Dong D. Wang, Frank B. Hu, Dariush Mozaffarian, Fang Fang Zhang, Shilpa N. Bhupathiraju, 「1999~2016년 미국 성인의 탄수화물, 단백질, 지방 섭취 및 식단 질 추세」, JAMA, 제322권, 제12호 (2019년 9월): 1178, https://doi.org/10.1001/jama.2019.13771.

18 Stephan van Vliet, James R. Bain, Michael J. Muehlbauer, Frederick D. Provenza, Scott L. Kronberg, Carl F. Pieper, Kim M. Huffman, 「식물성 대체육과 풀을 먹인 육류의 대사체 비교: 영양 성분표는 유사하지만 영양학적 차이 큼」, Scientific Reports, 제11권, 제13828호. (2021년 7월), https://doi.org/10.1038/s41598-021-93100-3.

19 Frédéric Leroy, Fabien Abraini, Ty Beal, Paula Dominguez-Salas, Pablo Gregorini, Pablo Manzano, Jason Rowntree, Stephan van Vliet, 「동물성 식품의 건강, 지속 가능성, 윤리적 식단에서 역할—식품 시스템 내 가축 제한에 대한 반대 논거」, Animal, 제16권, 제3호. (2022년 3월): 100457, https://doi.org/10.1016/j.animal.2022.100457.

20 C. Biltekoff, Eating Right in America: The Cultural Politics of Food and Health (Durham, NC: Duke University Press, 2013); Frédéric Leroy, Adele H. Hite, 「식이 정책에서 육류의 위치: 동물/식물 구분 탐색」, Meat and Muscle Biology, 제4권, 제2호. (2020년 7월), https://doi.org/10.22175/mmh.9456.

21 Frédéric Leroy, 「육류를 약(Pharmakon)으로: 육류 소비의 생사회적 복합성 탐구」, Advances in Food and Nutrition Research, 제87권, 편집자 Fidel Toldrá (Cambridge, MA: Academic Press, 2019), 409–446.

22 Maria Chiorando, 「식물성 브랜드 Oatly, 귀리 잔여물 돼지농장 판매 논란 대응」, Plant Based News, 2020년 10월 1일, https://plantbasednews.org/lifestyle/plant-based-oatly-addresses-controversy-selling-oat-residue-pig-farm/.

23 Frank Mitloehner, 「가축이 기후 변화에 미치는 영향: 사실과 허구」, University of California, https://cekern.ucanr.edu/files/256942.pdf.

24 Robin R. White, Mary Beth Hall, 「미국 농업에서 동물 제거 시 영양 및 온실가스 영향」, Proceedings of the National Academy of Sciences, 제114권, 제48호 (2017년 11월): E10301–E10308, https://doi.org/10.1073/pnas.1707322114.

25 「미국 온실가스 배출 및 흡수량 목록」, 환경보호청(EPA), https://www.epa.gov/ghgemissions/inventory-us-greenhouse-gas-emissions-and-sinks.

26 White, Hall, 「영양 및 온실가스 영향」.

27 White, Hall, 「영양 및 온실가스 영향」.

28 W. R. Teague, 「사료작물 및 목초 심포지엄: 가축 생산에서 피복작물 활용—토양 건강과 농장 생계 회복을 위한 전체 시스템 접근」, Journal of Animal Science, 제96권, 제4호 (2018년 2월): 1519–1530, https://doi.org/10.1093/jas/skx060.

29 R. Lal, 「토양 침식이 농업 생산성과 환경 품질에 미치는 영향」, Critical Reviews in Plant Sciences, 제17권, 제4호 (1998년 7월): 319–464, https://doi.org/10.1080/07352689891304249.

30 「온실가스 배출원」, 환경보호청(EPA), https://www.epa.gov/ghgemissions/sources-greenhouse-gas-emissions.

31 Lal, 「토양 침식 영향」.

32 「성인 비만 관련 사실」, 미국 질병통제예방센터(CDC), https://www.cdc.gov/obesity/data/adult.html.

33 Viktor E. Frankl, Ilse Lasch, Harold S. Kushner, and William J. Winslade, Man's Search for Meaning (Boston: Beacon, 2019). 《죽음의 수용소에서》, 청아출판사.

1   Donald K. Layman, 「성인 단백질 필요에 대한 새로운 이해를 반영해야 하는 식
    이 지침」, Nutrition & Metabolism, 제6권, 제17 (2009년 3월): 12, https://doi.
    org/10.1186/1743-7075-6-12.

2   M. C. Devries, A. Sithamparapillai, K. S. Brimble, L. Banfield, R. W. Morton, S. M.
    Phillips, 「건강한 성인이 고단백, 저단백, 일반 단백질 식이를 섭취할 때 신장 기능
    변화 차이 없음: 체계적 검토 및 메타분석」, Journal of Nutrition, 제148권, 제11호
    (2018): 1760–1775, https://doi.org/10.1093/jn/nxy197.

3   M. E. Van Elswyk, C. A. Weatherford, S. H. McNeill, 「무작위 대조 시험과 관찰 연구
    에서 미국 권장 일일 단백질 섭취량 이상 섭취가 건강한 개인의 신장 건강에 미치
    는 영향에 대한 체계적 검토」, Advances in Nutrition, 제9권, 제4호 (2018): 404–418,
    https://doi.org/10.1093/advances/nmy026.

4   Jess A. Gwin, David D. Church, Robert R. Wolfe, Arny A. Ferrando, Stefan M.
    Pasiakos, 「필수 아미노산, 단백질, 단백질 포함 혼합식 섭취가 근육 단백질 합성
    과 전신 단백질 회전율에 미치는 영향: 에너지 결핍 고려」, Nutrients, 제12권, 제8호
    (2020년 8월): 2457, https://doi.org/10.3390/nu12082457.

5   Louise A. Berner, Gabriel Becker, Maxwell Wise, Jimmy Doi, 「미국 노인의 식이
    단백질 특성: 양, 동물성 출처, 식사 패턴」, Journal of the Academy of Nutrition
    and Dietetics, 제113권, 제6호 (2013년 6월): 809–815, https://doi.org/10.1016/
    j.jand.2013.01.014.

6   Ulrika J. Gunnerud, Cornelia Heinzle, Jens J. Holst, Elin M. Östman, Inger M.
    Björck, 「식전 단백질 및 아미노산 음료가 이후 복합식 섭취 시 혈당 및 대사 반응에
    미치는 영향」, PLOS ONE, 제7권, 제9호 (2012년 9월), https://doi.org/10.1371/journal.
    pone.0044731.

7   Ralf Jäger, Chad M. Kerksick, Bill I. Campbell, Paul J. Cribb, Shawn D. Wells, Tim M.
    Skwiat, Martin Purpura 외, 「국제 스포츠 영양학회 입장문: 단백질과 운동」, Journal
    of the International Society of Sports Nutrition, 제14권, 제1호 (2017년 1월), https://
    doi.org/10.1186/s12970-017-0177-8.

8   Mathijs Drummen, Lea Tischmann, Blandine Gatta-Cherifi, Tanja Adam, Margriet Westerterp-Plantenga, 「비만 및 동반 질환과 관련한 식이 단백질과 에너지 균형」, Frontiers in Endocrinology, 제9권 (2018년 8월), https://doi.org/10.3389/fendo.2018.00443.

9   Heather J. Leidy, Richard D. Mattes, Wayne W. Campbell, 「체중 감량 중 급성 및 만성 단백질 섭취가 대사, 식욕, 그렐린에 미치는 영향」, Obesity, 제15권, 제5호 (2007): 1215–1225, https://doi.org/10.1038/oby.2007.143.

CHAPTER 6: 탄수화물과 식이 지방: 달콤한 영양과학의 오해와 진실

1   David S. Ludwig, Cara B. Ebbeling, 「비만의 탄수화물-인슐린 모델」, JAMA Internal Medicine, 제178권, 제8호 (2018년 8월): 1098, https://doi.org/10.1001/jamainternmed.2018.2933.

2   Shan 외, 「미국 성인의 탄수화물, 단백질, 지방 섭취 추세」.

3   Mary C. Gannon, Frank Q. Nuttall, 「아미노산 섭취와 포도당 대사—리뷰」, IUBMB Life, 제62권, 제9호 (2010년 9월): 660–668, https://doi.org/10.1002/iub.375.

4   S. Sonia, F. Witjaksono, R. Ridwan, 「조리된 백미 냉각이 저항성 전분 함량과 혈당 반응에 미치는 영향」, Asia Pacific Journal of Clinical Nutrition, 제24권, 제4호 (2015): 620–625, https://doi.org/10.6133/apjcn.2015.24.4.13.

5   M. Leeman, E. Ostman, I. Björck, 「감식초 드레싱과 감자 냉장 보관이 건강한 사람의 식후 혈당 및 인슐린 반응 저하에 미치는 영향」, European Journal of Clinical Nutrition, 제59권, 제117 (2005년 11월): 1266–1271, https://doi.org/10.1038/sj.ejcn.1602238.

6   Kitt Falk Petersen, Sylvie Dufour, David B. Savage, Stefan Bilz, Gina Solomon, Shin Yonemitsu, Gary W. Cline 외, 「대사증후군 병인에서 골격근 인슐린 저항성 역할」, Proceedings of the National Academy of Sciences, 제104권, 제31호 (2007년 7월): 12587–12594, https://doi.org/10.1073/pnas.0705408104.

7   Stuart M. Phillips, Douglas Paddon-Jones, Donald K. Layman, 「카타볼릭 건강

상태에서 성인 단백질 섭취 최적화」, Advances in Nutrition, 제11권, 제4호 (2020): S1058–S1069, https://doi.org/10.1093/advances/nmaa047.

8   Maximilian Andreas Storz, Alvaro Luis Ronco, 「저탄수화물 식이의 영양소 섭취와 2020~2025 미국 식이 지침 비교: 단면 연구」, British Journal of Nutrition, 제129권, 제6호 (2023): 1023–1036, https://doi.org/10.1017/S0007114522001908.

9   Mark Cucuzzella, Adele Hite, Kaitlyn Patterson, Laura Saslow, Rory Heath, 「제2형 당뇨 관해를 위한 입원 저탄수화물 식이의 임상 가이드: 표준 진료 프로토콜 지향」, Diabetes Management, 제9권, 제1호 (2019): 7–19.

10   Paula Byrne, Maryanne Demasi, Mark Jones, Susan M. Smith, Kirsty K. O'Brien, Robert DuBroff, 「저밀도 지단백 콜레스테롤 감소와 스타틴 치료의 상대적·절대 효과 연관 평가: 체계적 검토 및 메타분석」, JAMA Internal Medicine, 제182권, 제5호 (2022년 5월): 474–481, https://doi.org/10.1001/jamainternmed.2022.0134.

11   Cara B. Ebbeling, Janis F. Swain, Henry A. Feldman, William W. Wong, David L. Hachey, Erica Garcia-Lago, David S. Ludwig, 「체중 감량 유지 중 식이 구성 성분이 에너지 소비에 미치는 영향」, JAMA, 제307권, 제24호 (2012): 2627–2634, https://doi.org/10.1001/jama.2012.6607.

12   Andrew P. DeFilippis, Laurence S. Sperling, 「오메가-3 이해하기」, American Heart Journal, 제151권, 제3호 (2006년 3월): 564–570, https://doi.org/10.1016/j.ahj.2005.03.051.

13   Chris McGlory, Philip C. Calder, Everson A. Nunes, 「건강, 무활동, 질병 상태에서 오메가-3 지방산이 골격근 단백질 회전에 미치는 영향」, Frontiers in Nutrition, 제6권 (2019년 8월), https://doi.org/10.3389/fnut.2019.00144.

14   Artemis Simopoulos, 「오메가-6/오메가-3 지방산 비율 증가가 비만 위험 증가와 관련」, Nutrients, 제8권, 제3호 (2016년 3월): 128, https://doi.org/10.3390/nu8030128.

15   Frank M. Sacks, Alice H. Lichtenstein, Jason H. Y. Wu, Lawrence J. Appel, Mark A. Creager, Penny M. Kris-Etherton, Michael Miller 외, 「식이 지방과 심혈관 질환: 미국심장협회 대통령 자문」, Circulation, 제136권, 제3호 (2017년 7월), https://doi.org/10.1161/cir.0000000000000510.

16 R. Micha, J. L. Peñalvo, F. Cudhea, F. Imamura, C. D. Rehm, D. Mozaffarian, 「미국에서 식이 요인과 심장병, 뇌졸중, 제2형 당뇨병 사망률 간 연관성」, JAMA, 제317권, 제9호 (2017): 912–924, https://doi.org/10.1001/jama.2017.0947.

17 Gay Hendricks, The Big Leap: 숨은 두려움을 극복하고 삶을 한 단계 높이 끌어올리기 (뉴욕: HarperCollins, 2010).

CHAPTER 7: 라이언 프로그램 식단

1 Alex Leaf and Jose Antonio, "과잉 섭취가 체성분에 미치는 영향: 다량영양소 구성의 역할—서사적 검토," International Journal of Exercise Science 10, no. 8 (2017년 12월).

2 Leroy 외, "Animal Board Invited Review."

3 A. P. Simopoulos, H. A. Norman, J. E. Gillaspy, "인간 영양에서의 쇠비름과 세계 농업에서의 잠재력," World Review of Nutrition and Dietetics 77 (1995): 47–74, https://doi.org/10.1159/000424465.

4 T. van Vliet, M. B. Katan, "양식 어류의 n-3 대 n-6 지방산 비율이 야생 어류보다 낮음," American Journal of Clinical Nutrition 51, no. 1 (1990년 1월): 1–2, https://doi.org/10.1093/ajcn/51.1.1.

5 A. P. Simopoulos, N. Salem, "유아 수유에서 난황이 장쇄 다가불포화지방산의 공급원으로서 역할," American Journal of Clinical Nutrition 55, no. 2 (1992년 2월): 411–414, https://doi.org/10.1093/ajcn/55.2.411.

6 Stuart M. Phillips, Stéphanie Chevalier, Heather J. Leidy, "권장섭취량(RDA) 이상의 단백질 요구량: 건강 최적화에 대한 의미," Applied Physiology, Nutrition, and Metabolism 41, no. 5 (2016년 5월): 565–572, https://doi.org/10.1139/apnm-2015-0550.

7 Juergen Bauer 외, "노인 최적 단백질 섭취를 위한 근거 기반 권고: PROT-AGE 연구 그룹 입장문," Journal of the American Medical Directors Association 14 (2013), https://doi.org/10.1016/j.jamda.2013.05.021.

8   R. Jäger 외, "국제 스포츠 영양학회 입장문: 단백질과 운동," Journal of the International Society of Sports Nutrition 14, no. 20 (2017), https://doi.org/10.1186/s12970-017-0177-8.

9   Eric R. Helms, Alan A. Aragon, Peter J. Fitschen, "자연 보디빌딩 대회를 위한 근거 기반 권고: 영양 및 보충제," Journal of the International Society of Sports Nutrition 11, no. 1 (2014년 8월), https://doi.org/10.1186/1550-2783-11-20.

10 Helms 외, "Evidence-Based Recommendations."

11 Chad M. Kerksick 외, "국제 스포츠 영양학회 입장문: 영양 섭취 시기," Journal of the International Society of Sports Nutrition 14, no. 1 (2017년 8월), https://doi.org/10.1186/s12970-017-0189-4.

12 Abdullah Alghannam, Javier Gonzalez, James Betts, "근육 글리코겐 및 기능적 능력 회복: 운동 후 탄수화물과 단백질 공동 섭취의 역할," Nutrients 10, no. 2 (2018년 2월): 253, https://doi.org/10.3390/nu10020253.

13 Matthew Morrison 외, "수면, 생체리듬, 골격근 상호작용: 대사 건강에 대한 시사점," Sleep Medicine Reviews 66 (2022년 12월): 101700, https://doi.org/10.1016/j.smrv.2022.101700.

14 Alan Aragon, Flexible Dieting: 최적의 체형, 수행능력, 건강 달성을 위한 과학 기반 실전 방법 (Las Vegas, NV: Victory Belt Publishing, 2022).

CHAPTER 8: 기본 평가: 지금 나는 어디쯤 있을까?

1   "체중 및 건강 위험 평가," 미국 국립심폐혈액연구소(National Heart, Lung, and Blood Institute), 국립보건원(NIH), 최종접속일 2023년 5월 2일, https://www.nhlbi.nih.gov/health/educational/lose_wt/risk.htm.

2   "체중 및 건강 위험 평가."

3   R. Ross, I. J. Neeland, S. Yamashita 외, "임상 실무에서 허리둘레를 중요한 지표로 사용: IAS 및 ICCR 내장비만 작업 그룹 합의문," Nature Reviews Endocrinology 16 (2020년 2월): 177–189, https://doi.org/10.1038/s41574-019-0310-7.

4   Ross 외, "허리둘레."

5   M. Ashwell, P. Gunn, S. Gibson, "성인 심혈관 대사 위험 요소 선별 도구로서 허리/
     신장 비율이 허리둘레와 BMI보다 우수: 체계적 검토 및 메타분석," Obesity Reviews
     13, no. 3 (2012년 3월): 275–286, https://doi.org/10.1111/j.1467-789X.2011.00952.x.

6   Margaret Ashwell, Sigrid Gibson, "'조기 건강 위험' 지표로서 허리/신장 비율: BMI
     와 허리둘레 기반 매트릭스보다 단순하고 예측력이 높음," BMJ Open 6, no. 3 (2016):
     e010159, https://doi.org/10.1136/bmjopen-2015-010159.

7   Richard A. Dickey 외, "비만 예방, 진단, 치료에 관한 AACE/ACE 입장문(1998 개정),"
     Endocrine Practice 4, no. 5 (1998): 297–350.

8   Fanny Buckinx 외, "근육량 측정의 함정: 기준 표준 필요성," Journal of Cachexia,
     Sarcopenia and Muscle 9, no. 2 (2018년 1월): 269–278, https://doi.org/10.1002/
     jcsm.12268.

9   M. A. Czeck 외, "NCAA 디비전 I 여자 소프트볼 선수의 전체 및 부위별 체성분,"
     International Journal of Sports Medicine 40, no. 10 (2019년 9월): 645–649,
     https://doi.org/10.1055/a-0962-1283; T. A. Bosch 외, "디비전 I 대학 미식축구
     선수의 체성분 및 골밀도: 대학 선수 연구 컨소시엄," Journal of Strength and
     Conditioning Research 33, no. 5 (2019년 5월): 1339–1346, https://doi.org/10.1519/
     JSC.0000000000001888; K. Y. Cheng 외, "보정된 생체전기저항분석으로
     평가한 골격근량에 의한 근감소증 진단, DXA로 검증," Journal of Cachexia,
     Sarcopenia and Muscle 12, no. 6 (2021년 12월): 2163–2173, https://doi.org/10.1002/
     jcsm.12825; R. N. Baumgartner 외, "뉴멕시코 노인의 근감소증 역학," American
     Journal of Epidemiology 147, no. 8 (1998년 4월): 755–763, https://doi.org/10.1093/
     oxfordjournals.aje.a009520, erratum American Journal of Epidemiology 149,
     no. 12 (1999년 6월):1161; D. Gallagher 외, "사지 골격근량: 연령, 성별, 민족별 영
     향," Journal of Applied Physiology 83, no. 1 (1997년 7월): 229–239, https://doi.
     org/10.1152/jappl.1997.83.1.229.

10   Pablo Esteban Morales 외, "근육 지질 대사: 지질 방울과 페릴리핀의 역할," Journal
     of Diabetes Research 2017 (2017년 6월): 1–10, https://doi.org/10.1155/2017/1789395.

11 William E. Kraus 외, "운동량과 강도가 혈장 지질에 미치는 영향," New England Journal of Medicine 347, no. 19 (2002년 11월): 1483–1492, https://doi.org/10.1056/nejmoa020194.

12 "고콜레스테롤의 원인," 미국 심장협회, https://www.heart.org/en/health-topics/cholesterol/causes-of-high-cholesterol.

13 Gina Wood 외, "HIIT는 혈중 지질 개선에서 중등도 지속 유산소 운동(MICT)보다 우수하지 않음: 체계적 검토 및 메타분석," BMJ Open Sport & Exercise Medicine 5, no. 1 (2019년 12월), https://doi.org/10.1136/bmjsem-2019-000647.

14 David J. Jenkins, "콜레스테롤 저하 식품 포트폴리오 vs. 로바스타틴이 혈중 지질 및 CRP에 미치는 영향," JAMA 290, no. 4 (2003년 7월): 502, https://doi.org/10.1001/jama.290.4.502.

15 Giuseppe Pilia 외, "6,148명 사르데냐인에서 심혈관 및 성격 특성의 유전력," PLOS Genetics 2, no. 8 (2006년 8월), https://doi.org/10.1371/journal.pgen.0020132.

16 Elisa Fabbrini, Shelby Sullivan, Samuel Klein, "비만과 비알코올성 지방간 질환: 생화학적, 대사적, 임상적 함의," Hepatology 51, no. 2 (2009년 2월): 679–689, https://doi.org/10.1002/hep.23280.

17 Christoph Gasteyger 외, "식이 유도 체중 감량이 비만자의 간 효소에 미치는 영향," American Journal of Clinical Nutrition 87, no. 5 (2008년 5월): 1141–1147, https://doi.org/10.1093/ajcn/87.5.1141.

18 Jaimy Villavicencio Kim, George Y. Wu, "보디빌딩과 아미노트랜스퍼레이스 상승: 검토," Journal of Clinical and Translational Hepatology 8, no. 2 (2020): 161, https://doi.org/10.14218/JCTH.2020.00005.

19 Omair Yousuf 외, "고감도 CRP와 심혈관 질환," Journal of the American College of Cardiology 62, no. 5 (2013년 7월): 397–408, https://doi.org/10.1016/j.jacc.2013.05.016.

20 Shari S. Bassuk, Nader Rifai, Paul M. Ridker, "고감도 CRP," Current Problems in Cardiology 29, no. 8 (2004년 8월): 439–493, https://doi.org/10.1016/j.cpcardiol.2004.03.004.

21 Yousuf 외, "고감도 CRP."

22 Joseph W. Beals 외, "비만이 영양 및 운동에 대한 근육 단백질 합성 반응을 변화시킴," Frontiers in Nutrition 6 (2019년 6월), https://doi.org/10.3389/fnut.2019.00087.

23 Paul M. Ridker, "Jupiter 연구," Circulation: Cardiovascular Quality and Outcomes 2, no. 3 (2009년 8월): 279–285, https://doi.org/10.1161/circoutcomes.109.868299.

24 "혈당(당) 검사," Cleveland Clinic, https://my.clevelandclinic.org/health/diagnostics/12363-blood-glucose-test.

25 Melissa L. Erickson 외, "식사 후 운동: 식후 혈당 목표 달성," Frontiers in Endocrinology 8 (2017년 9월), https://doi.org/10.3389/fendo.2017.00228.

26 Lluis Campins 외, "근육 소실 및 근감소증과 관련된 경구 약물: 검토," Pharmacology 99, nos. 1–2 (2016년 8월): 1–8, https://doi.org/10.1159/000448247.

27 Edward R. Laskowski, "정상 안정 심박수는?" Mayo Clinic, https://www.mayoclinic.org/healthy-lifestyle/fitness/expert-answers/heart-rate/faq-20057979.

CHAPTER 9: 운동: 최소 노력으로 최대 효과를

1 Jinger S. Gottschall, Joshua J. Davis, Bryce Hastings, Heather J. Porter, "운동 시간과 강도: 얼마나 지나치면 과한가?" International Journal of Sports Physiology and Performance 15, no. 6 (2020년 2월): 808–815, https://doi.org/10.1123/ijspp.2019-0208.

2 Jozo Grgic, Luke C. McIlvenna, Jackson J. Fyfe, Filip Sabol, David J. Bishop, Brad J. Schoenfeld, Zeljko Pedisic, "유산소 운동이 저항 운동과 동일한 골격근 비대 효과를 가져오는가? 체계적 검토 및 메타분석," Sports Medicine 49, no. 2 (2018년 10월): 233–254, https://doi.org/10.1007/s40279-018-1008-z.

3 Gottschall 외, "운동 시간과 강도."

4 Gottschall 외, "운동 시간과 강도."

5 Brian G. Sutton, NASM Essentials of Personal Fitness Training (Burlington, MA:

Jones & Bartlett Learning, 2022). 《NASM 퍼스널 피트니스 트레이닝》, 한미의학.

6   Julien Robineau, Nicolas Babault, Julien Piscione, Mathieu Lacome, André X. Bigard, "유산소와 근력 운동 병행 시 특정 훈련 효과는 회복 기간에 따라 달라진다," Journal of Strength and Conditioning Research 30, no. 3 (2016년 3월): 672–683, https://doi.org/10.1519/jsc.0000000000000798.

7   Paul T. Reidy, Ziad S. Mahmassani, Alec I. McKenzie, Jonathan J. Petrocelli, Scott A. Summers, Micah J. Drummond, "노화에서 운동 훈련이 골격근 인슐린 저항성에 미치는 영향: 근육 세라마이드 중심," International Journal of Molecular Sciences 21, no. 4 (2020년 2월): 1514, https://doi.org/10.3390/ijms21041514.

8   Kelly McGonigal, The Upside of Stress: Why Stress Is Good for You, and How to Get Good at It (New York: Avery, 2016). 《스트레스의 힘》, 21세기북스.

찾아보기

포에버 스트롱